薬学テキストシリーズ

物理薬剤学・製剤学

寺田勝英
内田享弘
………編著

芝田信人
竹内洋文
戸塚裕一
西田孝洋
麓　伸太郎
山下親正
吉田　都
…………著

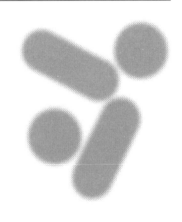

朝倉書店

●編著者

寺 田 勝 英　　高崎健康福祉大学薬学部・教授

内 田 享 弘　　武庫川女子大学薬学部・教授

●執筆者 (五十音順)

芝 田 信 人　　同志社女子大学薬学部・教授

竹 内 洋 文　　岐阜薬科大学薬学部・教授

戸 塚 裕 一　　大阪薬科大学薬学部・教授

西 田 孝 洋　　長崎大学大学院医歯薬学総合研究科・教授

麓 伸 太 郎　　長崎大学大学院医歯薬学総合研究科・准教授

山 下 親 正　　東京理科大学薬学部・教授

吉 田　　都　　武庫川女子大学薬学部・准教授

ま え が き

　社会的要請に応えられる薬剤師，薬学研究者の育成を目指し，知識教育，技能教育，態度教育を組み込んだ「薬学教育モデル・コアカリキュラム，薬学教育実務実習・卒業実習カリキュラム」を基本に6年制薬学教育が行われてきた．本カリキュラムをもとに教育を受けた薬学生がすでに数多く社会に輩出されるとともに，各大学の現状や関係団体などからのカリキュラムの見直しに対する要望を踏まえ，「薬剤師として求められる基本的な資質」として改正案がまとめられた．ここに示された内容は「A　基本事項」，「B　薬学と社会」，「C　薬学基礎」，「D　衛生薬学」，「E　医療薬学」，「F　薬学臨床」，「G　薬学研究」に分類され，これまでのモデル・コアカリキュラムの再構成とスリム化が行われた．そして，ここに示された内容を基本に取り入れるとともに各大学がそれぞれの教育理念に合った大学独自のカリキュラムを設定し，大学が主体的で実効性のある薬学教育を展開し，6年制薬学教育の質の向上を目指している．

　製剤化のサイエンスは，「E　医療薬学」に含まれ，「薬理，病態，薬物治療，医薬品情報，患者情報，薬物動態，製剤」について基本的な知識，技能，態度を修得するためのカリキュラムと位置づけられている．具体的には，「E5　製剤化のサイエンス」では，一般目標を製剤化の意義と製剤の性質を理解するために，「(1) 製剤の性質」，「(2) 製剤設計」，および「(3) 薬物送達システム」に関する基本的事項を修得することとされている．また，到達目標もそれぞれの中で体系化され，とてもわかりやすくまとめられた．すなわち，「(1) 製剤の性質」では，薬物と製剤材料の物性，「(2) 製剤設計」では，製剤の種類，製造，品質，「(3) 薬物送達システム」では，薬物の投与形態や薬物体内動態の制御方法などを工夫したDDSの基礎を修得することになる．

　さて，製剤学は，製剤の品質を保証する上で日本薬局方との関わりが大きい．日本薬局方は，通例5年ごとに改定される．現在は，第17改正日本薬局方第一追補改定された．そこで本書も最新の日本薬局方の製剤総則，製剤通則，参考情報などを見直し，最新の薬局方に合わせて内容を改正した．

　本書の執筆にあたっては，簡潔で平易な記述と図表を多用し，初学者が修得しやすいように心がけた．また，各章末には練習問題を掲載し，薬剤師国家試験対策にも十分に役立つように配慮している．学習者が主体の教育を目指したカリキュラムの趣旨に則って作成された本書を学生諸氏が日常に活用し，製剤化のサイエンスだけでなく関連科目との関わりについても体系的に修得できることを心から願う次第である．

　本書の刊行にあたっては，朝倉書店編集部の方々に多大なるご尽力をいただいた．ここに記して感謝の意を表する次第である．

2018年2月

編著者

寺 田 勝 英

内 田 享 弘

目　　　次

1章　製剤の性質 ……………………………………………………………………………1

> **GIO**　薬物と製剤材料の物性に関する基本的事項を修得する.

1.1　粉体の性質 ……………………………………………………〔寺田勝英〕　1
　1.1.1　粉体の性質 ………………………………………………………………1
　1.1.2　粒子内での分子配列 ……………………………………………………7
　1.1.3　結晶多形，溶媒和物，非晶質の確認方法 …………………………10
1.2　固形材料の溶解 ………………………………………………〔寺田勝英〕　12
　1.2.1　溶液の濃度 ……………………………………………………………12
　1.2.2　理想溶液と実在溶液 …………………………………………………13
　1.2.3　希薄溶液と束一的性質 ………………………………………………14
　1.2.4　膜透過速度 ……………………………………………………………17
　1.2.5　溶解度と溶解速度 ……………………………………………………18
　1.2.6　弱酸性および弱塩基性医薬品の溶解 ………………………………21
　1.2.7　固形材料の溶解度や溶解速度を高める製剤的手法 ………………23
1.3　界面の性質 ……………………………………………………〔内田享弘〕　24
　1.3.1　界面現象 ………………………………………………………………24
　1.3.2　ぬ　れ …………………………………………………………………30
　1.3.3　界面活性剤 ……………………………………………………………32
1.4　分　散　系 ……………………………………………………〔内田享弘〕　38
　1.4.1　分散系の分類 …………………………………………………………38
1.5　流動と変形 …………………………………………………………〔吉田　都〕　44
　1.5.1　レオロジー ……………………………………………………………44
　1.5.2　弾　性 …………………………………………………………………44
　1.5.3　粘　性 …………………………………………………………………45
　1.5.4　流　動 …………………………………………………………………46
　1.5.5　粘弾性 …………………………………………………………………48
　1.5.6　レオロジー特性値の測定 ……………………………………………49
　1.5.7　製剤のレオロジーの評価 ……………………………………………51
1.6　高　分　子 …………………………………………………………〔吉田　都〕　52

	1.6.1　高分子の分類 …………………………………………………………	52
	1.6.2　高分子の構造 …………………………………………………………	53
	1.6.3　高分子溶液の性質 ……………………………………………………	53
	1.6.4　高分子の溶解 …………………………………………………………	53
	1.6.5　高分子電解質溶液の性質 ……………………………………………	54
	1.6.6　高分子ゲル ……………………………………………………………	55
	1.6.7　製剤への応用 …………………………………………………………	55
	1.6.8　製剤用高分子 …………………………………………………………	56

1.7　薬物の安定性 …………………………………………………〔芝田信人〕 58
 1.7.1　薬物の安定性や安定性に影響を及ぼす因子 ………………………… 59
 1.7.2　薬物の安定性を高める代表的な製剤手法 …………………………… 71

2章 製 剤 設 計 …………………………………………………………… 80

> **GIO**　製剤の種類，製造，品質などに関する基本的事項を修得する．

2.1　製剤化の概要と意義 …………………………………………〔山下親正〕 80
2.2　代表的な製剤 …………………………………………………〔山下親正〕 83
 2.2.1　経口投与する製剤の種類・特性 ……………………………………… 88
 2.2.2　注射により投与する製剤の種類と特性 ……………………………… 93
 2.2.3　粘膜に適用する製剤の種類と特性 …………………………………… 97
 2.2.4　皮膚などに適用する製剤の種類と特性 ……………………………… 102
 2.2.5　その他の製剤（透析に用いる製剤，生薬関連製剤）の種類と特性 ………… 105
2.3　代表的な医薬品添加剤の種類・用途・性質 …………………〔戸塚裕一〕 108
 2.3.1　経口投与剤（錠剤，カプセルなど）で用いられる添加剤 …………… 108
 2.3.2　注射剤や薬剤で用いられる添加剤 …………………………………… 110
2.4　製剤化の単位操作，製剤機械，製剤の具体的な製造工程 ……〔戸塚裕一〕 111
 2.4.1　代表的な単位操作 ……………………………………………………… 112
 2.4.2　単位操作の組み合せによる代表的製剤の作成 ……………………… 119
2.5　汎用される容器，包装の種類や特徴 …………………………〔戸塚裕一〕 122
2.6　製剤に関する試験法 …………………………………………〔竹内洋文〕 124
 2.6.1　局方に規定される試験法 ……………………………………………… 124
 2.6.2　固形製剤に関する試験法・測定法 …………………………………… 124
 2.6.3　固形製剤に関連するその他の特性の評価法 ………………………… 132
 2.6.4　注射剤，点眼剤などの無菌製剤に関する試験法 …………………… 133
 2.6.5　皮膚に適用する製剤の試験 …………………………………………… 137
 2.6.6　吸入剤の特性評価試験法 ……………………………………………… 140
2.7　製剤の特性と生物学的同等性 …………………………………〔芝田信人〕 140
 2.7.1　製剤の薬物放出特性 …………………………………………………… 140

目　次　　v

　　2.7.2　製剤に共通する評価試験 ………………………………………………… 147
　　2.7.3　生物学的同等性試験 …………………………………………………… 151

3章　DDS（Drug Delivery System：薬物送達システム）……………………… 159

GIO　薬物の投与形態や薬物体内動態の制御法などを工夫したDDSに関する基本的事項を修得する.

　3.1　DDS の概念・有用性 ……………………………………………〔竹内洋文〕159
　　3.1.1　薬物の体内への送達と DDS ……………………………………………… 159
　　3.1.2　薬物放出制御による薬物送達 …………………………………………… 160
　　3.1.3　ターゲティング ……………………………………………………………… 161
　3.2　コントロールドリリースの概要と意義 ……………………………〔竹内洋文〕163
　　3.2.1　放出制御型製剤の設計 …………………………………………………… 163
　　3.2.2　除放性製剤設計の手法 …………………………………………………… 168
　3.3　ターゲティング（標的指向化）………………………………………〔西田孝洋〕172
　　3.3.1　ターゲティングの概要・意義 ……………………………………………… 172
　　3.3.2　薬物キャリアーによるターゲティング …………………………………… 173
　　3.3.3　投与部位ごとの代表的なターゲティング技術・特性 ………………………… 175
　　3.3.4　ターゲティング技術を適用した代表的な医薬品 ……………………………… 176
　　3.3.5　遺伝子治療における DDS ………………………………………………… 181
　3.4　吸 収 改 善 ………………………………………………………〔西田孝洋〕185
　　3.4.1　吸収改善の概要・意義 …………………………………………………… 185
　　3.4.2　投与部位ごとの代表的な吸収改善技術・特性 ……………………………… 185
　　3.4.3　吸収改善技術を適用した代表的な医薬品 ………………………………… 186
　3.5　プロドラッグ ……………………………………………………〔麓伸太郎〕188
　　3.5.1　プロドラッグの概要・意義 ………………………………………………… 188
　　3.5.2　代表的なプロドラッグ …………………………………………………… 188

索　　引 …………………………………………………………………………… 201

1 製 剤 の 性 質

GIO 薬物と製剤材料の物性に関する基本的事項を修得する.

1.1 粉 体 の 性 質

SBO E5(1)①1 粉体の性質について説明できる.
　　　　　2 結晶（安定形および準安定形）や非晶質，無水物や水和物の性質について説明できる.

1.1.1 粉体の性質

　医薬品を製剤化する際には，粉体を扱うことがきわめて多い．これは，医薬品製剤の中では固形製剤の占める割合が高く，また，最終製剤が注射剤のような液体，あるいは軟膏剤のような半固形剤であっても，その原料は粉体であるものが少なくないからである．

　粉体の特性を把握することの重要性は従来から認められてきたが，日局 17 の一般試験法では，「3. 粉体物性試験法」として，「3.01 かさ密度及びタップ密度測定法」，「3.02 比表面積測定法」，「3.03 粉体の粒子密度測定法」，「3.04 粒度測定法」が規定されている．

　粉体とは，粉のことであるが，その 1 粒 1 粒をさす場合も，その粒の集まり全体を言う場合もある．前者のことを特に**粒子**と呼び区別することもある．したがって，粉体の性質もこの個々の粒子の性質（1 次物性）と集合体としての性質（2 次物性）に分けて考えることができる．

a. 粒子の大きさ

　粒子の大きさは，最も重要な粉体特性の 1 つである．日局の製剤各条には「1.3 顆粒剤」，「1.4 散剤」などが規定されている．また，「6.03 製剤の粒度の試験法」により顆粒剤のうち 18 号ふるいを全量通過し，30 号ふるいに残留するのが 10％以下のものを細粒剤と称することができると規定している．大きさが異なると後に述べるように集合体としての特性が異なり，製剤操作に大きな影響を及ぼす．さらに，粒子の大きさは錠剤を調製する際の造粒特性，圧縮成形性にも影響することが知られている．

　通常使用される粉体は同一の物質でも全く大きさが同じ粒子の集合体であることはなく，大きさにはある程度のばらつきがある．したがって，粉体の大きさを表すときはその平均値と分布で表現することが多い．この平均粒子径と分布をあわせて粉体の**粒度**という．**平均粒子径**については表 1.1 に示すように種々の定義があるが，定義が異なると算出される平均粒子径の値は変化する．平均粒子径の定義は用いた粒度測定法によって決まる場合も多く，平均粒子径を示す場合にはその測定法を明記するのが一般的である．

b. 粒度測定法

　日局 17 に示された粒度測定法では，第 1 法として光学顕微鏡法，第 2 法としてふるい分け法が規定されている．他にも，沈降法，比表面積法，あるいは最近汎用されているレーザー回折法（参考情報 G. 2物性関連 レーザー回折法による粒子径測定法）など様々な方法が知られているが，

表 1.1 平均粒子径の定義

長さ平均径	arithmetic mean diameter	$D_1 = \dfrac{\sum n_i d_i}{\sum n_i}$
面積長さ平均径	surface length mean diameter	$D_2 = \dfrac{\sum n_i d_i^2}{\sum n_i d_i}$
体面積平均径	volume surface mean diameter	$D_3 = \dfrac{\sum n_i d_i^3}{\sum n_i d_i^2}$
質量平均径	weight mean diameter	$D_4 = \dfrac{\sum n_i d_i^4}{\sum n_i d_i^3}$
面積平均径	surface mean diameter	$D_S = \sqrt{\sum n_i d_i^2 / \sum n_i}$
体積平均径	volume mean diameter	$D_V = \sqrt[3]{\sum n_i d_i^3 / \sum n_i}$
調和平均径	harmonic mean diameter	$D_h = \dfrac{\sum n_i}{\sum (n_i / d_i)}$

それぞれの特徴を中心に以下に説明する．

1) 顕微鏡法 顕微鏡などで拡大画像を撮り，直接的にその大きさを測る方法である．日局17では光学顕微鏡のみが示されているが，粒子の大きさによっては走査型電子顕微鏡も汎用される．本測定においては，形が不規則である粒子の大きさを一つひとつ測定する必要があることから，粒子径の大きさに関する定義が必要になる．図1.1には代表的な定義を示す．なお，表中の長さ平均径は，個数平均径，あるいは算術平均径ともいわれる．正しい粒度分布を測定するには数百個の粒子に関する測定が必要であるといわれている．以下の例題で平均粒子径の計算方法の基本を確認しよう．なお，最近では画像から直接に粒度分布までを計測処理する画像解析装置を利用できるようになっている．

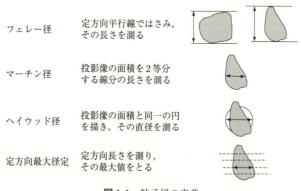

図 1.1 粒子径の定義

【例題】 顕微鏡法により粉体の粒子径を測定して，総数520個の粒子について以下の表に示すような結果を得た．この結果に基づいて計算された長さ平均径（μm）はいくつか．

区分	代表粒子径：d（μm）	個数：n	$d \cdot n$
1	10.0	50	500
2	30.0	100	3000
3	50.0	200	10000
4	70.0	150	10500
5	90.0	20	1800

[解答]　49.6 μm

2）ふるい分け法　　ふるいの目の大きさは，日局ではふるい番号（号数）で表される．号数が大きいほど目の大きさ（目開き）は小さい．号数の大きいふるいの上に目的の個数のふるいを重ね，最上段のふるいに試料を乗せ振動を加える．その後，各篩に残った粒子の質量を測定して粒度分布を得る．振動は，回転・上下の組み合せ，電磁振動，音波などの機構を備えた篩い分け機を利用できる．手ぶるいも可能である．

3）沈降法　　液体中で粒子を自然沈降させると粒子はその大きさに依存して沈降速度が異なる．ストークス式に示されるように，沈降速度は粒子径の2乗に比例する．この関係を利用して，沈降速度から粒度を求めることができる．粒子の沈降速度 v は，

$$v = \frac{(\rho - \rho_0)d^2 g}{18\,\eta_0}$$

ここで，d は粒子径，η_0 は分散媒の粘度，ρ は粒子密度，ρ_0 は分散媒の密度，g は重力加速度である．

アンドレアゼンピペット，沈降天秤などの器具，測定機を用いて測定する．アンドレアゼンピペットを用いた測定では，液面から一定の深さでサンプリングを繰り返し，沈降のために減少する懸濁粒子濃度を測定し，粒度を求める．一方，沈降天秤はそこに沈降してきた粒子の重量を経時的に測定し，粒度を求める．

4）比表面積法　　単位質量あたりの表面積を比表面積という．粉体が同一の大きさの球であると仮定すると，n 個の粒子の表面積，質量を計算することにより，比表面積 Sw を表すことができる．

$$Sw = \frac{\pi \cdot d^2 \cdot n}{\rho \cdot \dfrac{\pi}{6} \cdot d^3 \cdot n} = \frac{6}{\rho\,d}$$

ここで，d は粒子径，ρ は粒子密度．したがって，比表面積を測定することにより，粒子密度がわかっていれば平均粒子径を算出できる．

比表面積の代表的測定法として，空気透過法，吸着法がある．日局17においては，「3.02 比表面積測定法」として，気体吸着法が規定されている．気体吸着法では，単分子吸着したときの吸着分子個数とその吸着分子の断面積との積により比表面積を算出する．その際，吸着した気体量と吸着平衡にある吸着気体の圧力の関係を示す**BET式**を利用する．なお，吸着分子個数は吸着量をモルで考えれば容易にわかる．吸着気体としては，窒素の他，クリプトンなどの不活性ガスを利用する．

空気透過法は一定圧下で粉体層に空気を透過させ，その透過速度を求める．粉体層内の粒子の大

きさにより透過抵抗が異なり，透過速度が変化する．この関係を示す**コゼニーカーマンの式**を用いることにより平均粒子径を算出できる．空気透過法は，吸着法に比べると操作は簡単で短時間で行える．なお，空気透過法，吸着法いずれの方法でも粒度分布を求めることができない欠点がある．

【例題】 ある粉体試料について窒素ガス吸着実験の結果，窒素ガスの単分子層吸着量は $10\,\mathrm{mL/g}$（標準状態）であった．この粉体試料の比表面積を求めよ．ただしアボガドロ数を 6.0×10^{23}，窒素ガス分子の分子断面積を $1.6\times10^{-19}\mathrm{m}^2$ とする．

[解答] $42.9\,\mathrm{m}^2/\mathrm{g}$

5）コールターカウンター法 ガラス製アパチャーの細孔を電解質溶液に懸濁させた粒子を吸引法により透過させ，細孔内の電気抵抗値の変化を測定する．電気抵抗値が粒子の通過により変化し，また，その変化が粒子の大きさに依存することから粒子の大きさを計測できる．通過させた，1つひとつの大きさを全数測定できることが特徴である．粒子を透過させる細孔径により，最適な測定粒子径の範囲が定められており，適切な細孔を選択する必要がある．

6）レーザー回折，散乱法 液体中に分散させた粒子にレーザー光を照射し，そのときに起こるレーザー光の回折現象，散乱現象が粒子径に依存することを利用し，結果をコンピュータで解析し粒度分布に変換する．通常，平均粒子径まで計測器が自動的に算出するようにできている．近年は，空気中にも粒子をうまく分散させる機能が付加され，乾式で粒子径が瞬時に測定できるようになっている．回折法によって測定できる粒子径は，通常 $1\,\mu\mathrm{m}$ 以上であるが，散乱法を組み合わせてより小さい粒子径の測定にも対応できるようになっている機種もある．

7）動的光散乱法 液体中に分散したコロイド粒子（おおよそ $1\,\mu\mathrm{m}$ 以下）にレーザー光を照射して，ブラウン運動をしている粒子による散乱現象をコンピュータで解析して粒度分布に変換する．通常，平均粒子径まで計測器が自動的に算出するように出来ている．ブラウン運動をしない粗大粒子の測定は出来ない．

c. 粉体の密度

密度の定義は，単位体積あたりの質量である．粉体でも同様であるが，粉体の体積は真の体積と空隙を含んだ見かけの体積があるため，それぞれ**真密度，かさ密度（見かけ密度）**となり，これらを目的によって使い分ける必要がある．真密度は通常の固体としての密度と同じであるが，粉体の調製過程で，粒子内に閉鎖系の空隙ができるとその空隙は粉体の体積に含まれる．したがって，粉体の真の体積は本来の体積よりは多少大きな値となり，結果として求まる真密度は多少小さい値となる．このような場合を考慮して，粉体に関して真密度は**粒子密度**と呼ぶ場合が多い．粒子内に空隙が無ければ真密度と一致する．なお，日局17においては粒子密度の用語を採用している．

日局17においては，**かさ密度，タップ密度**が規定されている．かさ密度はゆるやかに充填された状態の密度であり，タップ密度はゆるやかに充填した状態からタッピングを行った後にかさ体積（見かけ体積）を求め算出される密度である．いずれの場合もメスシリンダーを用いて一定質量の粉体のかさ体積を求める定質量法（第1法），専用容器に一定体積を充填して質量を測定する定容量法（第2法）の2つの方法が規定されている．

粉体の真の体積を測定するには専用の機器（空気比較式比重計，ヘリウム置換式密度計等）を使用する．原理は，一定体積容器内では，粉体により排除された分だけ圧力が変化するあるいは圧力が変化しないようにするには封入できる気体の量を変えることによって粉体のみの体積を算出する．また，日局17には「3.03 粉体の粒子密度測定法」も規定されている．規定ではヘリウムを用

いること，単位としては，通例 g/cm³ を使うことが示されている．

製剤プロセスにおいては，真密度（粒子密度），かさ密度あるいはタップ密度の値から容器内に入れた粉体層の空隙率を算出したり，あらかじめ測定した見かけ密度と臼体積から錠剤の質量を算出したりする．図 1.2 に示すこれらの関係を理解しておこう．

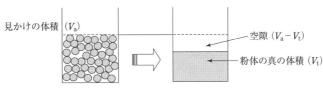

図 1.2 かさ密度と空隙率

【例題】 粒子密度を ρ_p，かさ密度を ρ_b とすると，粉体層の空隙率 ε は以下の式で表せることを示せ．

$$\varepsilon = 1 - \frac{\rho_b}{\rho_p}$$

[解答] 空隙率をまず，粉体層の見かけの体積，真の体積で表してみよう．

【例題】 真密度 $1.6\,\mathrm{g/cm^3}$ で，空隙率 0.20 の特性を持つ粉末医薬品がある．いまこれを $1280\,\mathrm{g}$ 秤量し，容器に移し替えたい．粉体の見かけ体積の 10% 増を容器内の体積として余分に見込むとすると，必要最低限の容器の内容積はいくらか．ただし，容器での充填状態は，空隙率測定時の状態と同じとする．

[解答] $1.1 \times 10^3 \,\mathrm{cm^3}$

d．流動性，充填性

粉体がさらさらしている程度を流動性といい，代表的な粉体 2 次物性である．この流動性の指標としては，**安息角**（angle of repose）がある．安息角の定義は図 1.3 に示すとおりであるが，流動性に優れる粉体はこの値が小さくなる．また，一定量の粉体をオリフィスを通過させてその時間を計測して，**オリフィス通過時間**として流動性を表すこともできる．その他の流動性の評価方法を組み合わせ，総合的に粉体の流動性を数値化する **Carr の指標**が知られている．

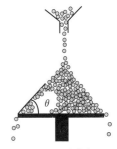

図 1.3 安息角

メスシリンダーに粉体を緩やかに充填して，タッピングをすると見かけの体積は減少する．さらにタッピングを続けるとやがて一定値を示す．この現象を解析すると粉体の流動性，充填性を定量的に評価することができる．川北の式による評価を図 1.4 に示す．かさ減り度 C のタッピング回数による変化をプロットすると図（1）のようになる．このプロットは分数式（式1）で近似することができ，変形すると川北式となる．パラメータ a, b は川北式に基づいてプロットすると図的に求めることができる．a の値は最終タッピング時のかさ減り度を示し，この値が小さい，すなわち，タッピングしても体積変化が小さい粉体は流動性が良い粉体といえる．また，b の値が大きい

と，より速やかに充填されていくことが図 (1) から読み取ることができる．

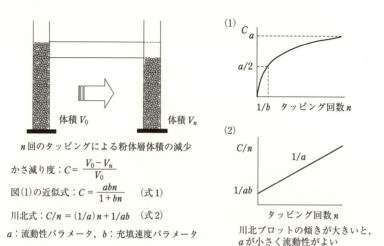

図1.4 タッピング充填試験

e. ぬれ性

粉体が，液体，特に水になじみやすいか否かは製剤設計をする際に重要な特性である．したがって，粉体のぬれ性を正しく評価する手法を理解する必要がある．

固体表面のへの液体の親和性は以下の**ヤング Young の式**に基づいた解析により，**接触角**によって表される（図1.5）．接触角が小さいことはぬれやすいことを，大きいことはぬれにくいことを示している．また，ぬれには表1.2に示す3種のぬれが知られており，それぞれ接触角（θ）と関連づけることができる．

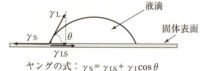

ヤングの式：$\gamma_S = \gamma_{LS} + \gamma_L \cos\theta$
 γ_S：固体の表面張力
 γ_L：液体の表面張力
 γ_{LS}：液体/固体界面表面張力
 θ：接触角

図1.5 ヤングの式と接触角によるぬれの評価

表1.2 3種のぬれ

分類	状態	接触角
拡張ぬれ	表面で広がり続ける	$\theta = 0$
浸漬ぬれ	毛細管を液体が移動する	$\theta \leq 90°$
付着ぬれ	固体表面に液体が付着する	$\theta \leq 180°$

粉体層への接触角を直接測定するには，粉体を成形して平面を作る必要がある．一方，粉体のままぬれ性を評価する方法として，**ウォッシュバーン Washburn 式**の利用が知られている．これは，図1.6（a）に示すように細管に粉体を充填して，その空隙を液体が上昇する速さを測定する手法である．例えば，ぬれ性の異なる2種の粉体 A，B を比較すると図1.6（b）に示すような結果が得られる．なお，粉体がその液体に溶解しないこと，拡張ぬれあるいは浸漬ぬれが起こることが必要である．

f. 吸湿性

製剤化において，あるいは，保存時に医薬品添加剤が大気中の水分を吸うと質量が変化して製剤

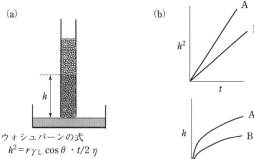

図1.6 ウォシュバーンの式によるぬれ性の評価

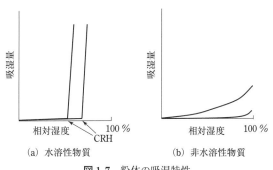

図1.7 粉体の吸湿特性

の均一性が失われたり，活性成分の分解が危惧されたりする．したがって，製剤設計をする際の粉体の吸湿性には十分留意する必要がある．

吸湿性を評価するには，一定の湿度（相対湿度）下に試料を保存して，その重量変化から吸湿量を算出する．一般に，湿度の上昇に伴って吸湿量は増大するが，図1.7に示すように，物質が水溶性であるか，非水溶性であるかによってそのプロファイルが大きく異なる．水溶性である場合は，ある湿度に到達すると急激に吸湿量の増大を示す．そのとき，粉体は潮解する．水溶性の医薬品関連物質としては，多くの糖類，尿素 などがある．一方，非水溶性である場合は，水分子は粉体表面に付着して吸湿量が増大し，潮解現象を示さないので急激な吸湿量の増大は認められない．非水溶性の医薬品関連物質としてはデンプン，結晶セルロース，ステアリン酸マグネシウムなどがある．

水溶性物質が潮解により急激に吸湿量が増大するときの湿度を**臨界相対湿度**（critical relative humidity：CRH）という．上述のように非水溶性物質にはCRHは存在しない．CRHを有するA，B 2種の物質を混合すると，混合物のCRC$_{AB}$ はA，BそれぞれのCRHの積で推定できる．

$$CRH_{AB} = CRH_A \times CRH_B$$

この関係を**エルダーElderの仮説**という．定性的には，混合物はそれぞれの単独の場合より吸湿しやすくなる．また，3種類以上になっても同様にして混合物のCRHを推定できる．

1.1.2 粒子内での分子配列

粒子内部をミクロな観点で眺めると,原子,分子が規則的,あるいは不規則に配列している.固体中での原子,分子の凝集力の違いによりイオン性結晶,共有結合性結晶,金属結晶,分子結晶に大きく分けることができる.また,このように分類された結晶は,それぞれで特徴的な機械的性質,熱的性質,電気的性質を有する.多くの薬物は有機化合物であり,分子結晶に分類される.分子結晶(molecular crystal)の分子間結合力は,主にファンデルワールス力(Wan der Waals force)による.また,しばしば分子間の水素結合が結晶を安定化させている.これら分子結晶は,一般に融点が低く,柔らかく機械的に弱い.

a. 結晶多形

同一の薬物が結晶化するとき,結晶中で分子の三次元的配列の仕方が異なって結晶化したものを結晶多形(polymorph)という.結晶多形を有する薬物には,バルビタール,インドメタシン,カルバマゼピン等,数多く存在する.結晶多形が重要なのは,結晶多形間で溶解度が異なるためにバイオアベリラビリティーが大きく異なる場合があることである.その典型的な例としてパルミチン酸クロラムフェニコールがある.パルミチン酸クロラムフェニコールは,溶解性の大きな準安定形の割合が増すほど血中濃度が高くなることが知られている.USPには,製剤中のパルミチン酸クロラムフェニコールの準安定形の割合が一定以上であることを確認する方法が規定されている.

b. 水和物・溶媒和物

結晶中に溶媒を一定の化学量論比で含有する化合物を溶媒和物と呼び,特に水を含む場合を水和物という.溶媒和物といっても安全性を考慮する必要があるので水和物が多い.水和物を有する薬物には,アンピシリン3水和物,テオフィリン1水和物,カルバマゼピン1水和物などがある.一般に,水への溶解度は,水和物よりも無水物の方が高いためバイオアベイラビリティも優れている.無水物は保存条件により,また水中で徐々に水和物に転移する.図1.8には,テオフィリン無水物の水への溶解性について示した.テオフィリン無水物は初期に高い溶解性を示すが,水中で徐々に水和物に転移するため溶解性が低下する.

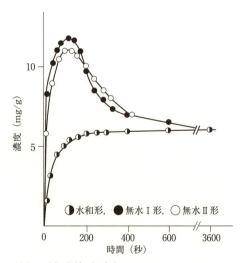

図1.8 テオフィリンの水に対する溶解曲線(25℃)(E. Suzuki ら:*Chem. Pharm. Bull.* **32**・493, 1989 より)

c. 非晶質

固体中で分子の三次元配列に一定の規則性を持たないものを非晶質という．結晶は通常，融点において融解熱を吸収して液体となる．この液体を急激に冷却すると融点において結晶化しないで過冷却液体となることがある．この場合，さらに冷却していくと粘度が急激に増大し分子運動の凍結が起こる．このとき，体積やエンタルピーを測定すると図1.9のような折れ曲がりを生ずる．この点をガラス転移点と呼び，それ以下の状態をガラス状態という．ガラス状態は構造的には完全に非晶質の状態にある．非晶質はエネルギー的に高い状態にあるため溶解性に優れているが，熱力学的に非平衡の状態にあるため，不安定であり，ほとんどの場合，保存中に結晶化することが知られている．

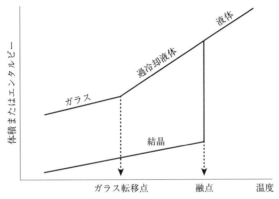

図1.9 ガラス転移における体積やエンタルピーの模式図

d. 相転移

一定の温度，圧力条件下で化学ポテンシャルが最も低いエネルギー状態の結晶を安定形，それよりも高いエネルギー状態の結晶を準安定形という．結晶多形を有する薬物は，置かれた条件により，多形間で転移が起きることがある．図1.10には2種類の結晶多形，A形，B形の化学ポテンシャルと温度との関係の模式図を示した．この場合，t_p よりも低温ではA形が安定であり，t_p より高温ではB形が安定となる．なお，mp_A，mp_B はそれぞれの融点である．

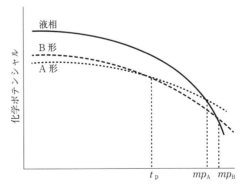

図1.10 結晶多形の温度と化学ポテンシャルとの関係

結晶多形A，Bの絶対温度に対する溶解度を S_A，S_B とすると，それぞれの溶解度は，次式で示

される．

$$\frac{d\ln S_A}{dT} = \frac{\varDelta H_A}{RT^2}$$

$$\frac{d\ln S_B}{dT} = \frac{\varDelta H_B}{RT^2}$$

ここで，$\varDelta H_A$，$\varDelta H_B$ はそれぞれ A 形，B 形の溶解熱である．溶解熱が測定温度範囲で一定ならば，$\ln S$ と $1/T$ の関係は直線となり，その交点は転移温度を示し，勾配の差は転移熱を表す．

【例題】 ある薬物の結晶多形について，各温度における水への溶解度から結晶多形のⅠ形の溶解熱が 32.5 kJ/mol，Ⅱ形の溶解熱が 25.8 kJ/mol と求められた．どちらの結晶が熱力学的に安定か．

[解答] Ⅰ形がⅡ形よりも安定．

解説：溶解熱は，融解熱（正確には昇華熱）と溶媒との混合熱の和である．混合熱は，同一の薬物ならば結晶形が異なっても同じであるから，融解熱の大きな方が安定形である．よって，溶解熱の大きなⅠ形が熱力学的に安定である．

1.1.3　結晶多形，溶媒和物，非晶質の確認方法

結晶多形や溶媒和物は，固有の融点，融解熱，密度，溶解度を持っており，その確認には，粉末 X 線回折測定，熱分析，IR（赤外線吸収スペクトル），固体 NMR などが用いられる．薬物により特性が異なるため，通常は複数の方法で確認する．ここでは，粉末 X 線回折法，熱分析法，赤外吸収スペクトルについて述べる．

a. 粉末 X 線回折法

局方の一般試験法に収載されており，粉末試料に X 線を照射すると，薬物を構成している原子の電子により回折現象が生じる．粉末 X 線回折測定法は，回折強度を各回折角について測定する方法である．X 線回折は，ブラッグの条件を満たすときにだけ生じる．

図 1.11 にはインドメタシンの結晶多形の粉末 X 線回折図を示す．各結晶多形の粉末 X 線回折パ

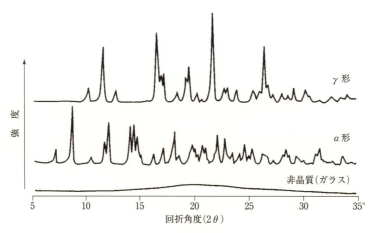

図 1.11　インドメタシン結晶多形の粉末 X 線回折図

ターンは，それぞれ固有な回折ピークとなり，結晶中での分子配列の仕方が異なることがわかる．また，非晶質の粉末X線回折測定のパターンは，固体中で薬物分子が規則的に配列していないために固有な回折ピークを表わさず，散漫性のハローパターンを示す．また，水和物が存在する場合，水和物は結晶格子中に水分子が化学量論的に結晶格子内に水が含まれるため，無水物結晶とは異なる回折パターンとなる．

b. 熱分析法

局方の一般試験法に収載されており，物質の温度を一定の温度プログラムにしたがって変化させながら，その物理的性質を温度または時間の関数として測定する方法を熱分析法という．熱分析法としてよく用いられるのは，示差熱分析法（Differential Thermal Analysis：DTA），示差走査熱量測定（Differential Scanning Calorimetry：DSC），熱重量測定法（Thermogravimetry：TG）である．DTA，DSCは結晶多形や溶媒和物の融点や転移温度の測定をするときに用い，TGは溶媒和物の溶媒脱離温度やその溶媒量を測定するために用いる．また，非晶質は，特に融解ピークを示さないのが特徴であるが，不安定のため昇温中に結晶化のピークを認めることもある．図1.12にインドメタシンの結晶多形および非晶質のDSC曲線を示す．結晶多形は，それぞれ異なる融点を持つ．準安定形のγ形は融解後に安定形のα形に転移するためにこのようなパターンを示す．また，非晶質状態のインドメタシンは融点を持たない．

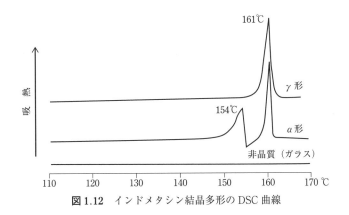

図1.12 インドメタシン結晶多形のDSC曲線

c. 赤外吸収スペクトル法

赤外吸収スペクトルは，主として薬物中の官能基の振動スペクトルを測定するものである．分子に含まれる官能基，例えば水酸基，カルボニル基などが存在すると，特定の波長領域にそれらの基に特有な吸収が認められる．その吸収は結晶中の分子配列の仕方，分子間相互作用の仕方の違いにより吸収ピークが異なるため，結晶多形の同定が可能である．酢酸コルチゾン，プレドニゾロンには結晶多形が存在するが，これらの確認試験の1つに，標準品と測定試料の赤外吸収スペクトルの一致が必要であることが示されている．図1.13にテガフールの結晶多形のIRスペクトルを示す．α形と他の結晶形では，特にN-H振動領域およびC=O振動領域に違いが認められる．

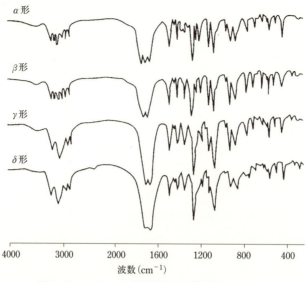

図1.13 テガフール結晶多形の赤外吸収スペクトル

1.2 固形材料の溶解

> **SBO E5(1)①3** 固形材料の溶解現象（溶解度，溶解平衡など）や溶解した物質の拡散と溶解速度について説明できる．(C2(2)【①酸・塩基平衡】1 および【②各種の化学平衡】2 参照)
> 4 固形材料の溶解に影響を及ぼす因子（pH や温度など）について説明できる．
> 5 固形材料の溶解度や溶解速度を高める代表的な製剤的手法を列挙し，説明できる．

1.2.1 溶液の濃度

溶液濃度の表し方には，いろいろな方法がある．以下にそれぞれの定義を示す．分子量 M_B の溶質 n_B（mol）を分子量 M_A の n_A（mol）の溶媒（密度 d_A：g/mL）に溶解して体積 V（mL），密度 d（g/mL）の溶液を調製したとき，溶液濃度の定義と表し方は，それぞれ以下のようになる．

・**容量モル濃度**（c, mole/L, molarity）：溶液1L中に含まれる溶質のモル数をいう．

$$m = \frac{1000 n_B}{V} \quad (\text{mol/L}) \tag{1.1}$$

・**質量モル濃度**（m, molality）：溶媒1000gに含まれる溶質のモル数をいう．

$$m = \frac{1000 n_B}{n_A M_A} \quad (\text{mol/kg}) \tag{1.2}$$

・**モル分率**（X, mole fraction）：溶液中の溶質あるいは溶媒の割合をいう．

溶媒のモル分率
$$X_A = \frac{n_A}{n_A + n_B} \tag{1.3}$$

溶質のモル分率
$$X_B = \frac{n_B}{n_A + n_B} \tag{1.4}$$

ここで，$V = (n_A M_A + n_B M_B)/d$ なので，c と m より n_A, n_B を消去すると

$$\frac{c}{m} = d - 0.001 M_\mathrm{B} \cdot c \tag{1.5}$$

$$\frac{m}{x_\mathrm{B}} = m + \frac{1000}{M_\mathrm{A}} \tag{1.6}$$

希薄溶液のとき，$c/m = d_\mathrm{A}$ とおくと（水では 25℃ のとき 0.997 なので，$d_\mathrm{A} \fallingdotseq 1$），近似的に以下のように表される.

$$\frac{m}{x_\mathrm{B}} = \frac{1000}{M_\mathrm{A}} \tag{1.7}$$

$$\frac{c}{x_\mathrm{B}} = \frac{1000}{M_\mathrm{A}} \cdot d_\mathrm{A} \tag{1.8}$$

1.2.2 理想溶液と実在溶液

理想溶液とは，それぞれの成分を混合したときに発熱も吸熱もなく体積変化を生じない溶液である. すなわち，分子レベルでみると溶液内での分子間引力が，同一成分と異種成分で全く同じであることを示している. 理想溶液における成分 i の化学ポテンシャルは，式 (1.9) で示される.

$$\mu_i = \mu_i^* + RT \ln x_i \tag{1.9}$$

ここで，μ_i：純液体の化学ポテンシャル，x_i：成分 i のモル分率. 一方，非理想溶液の場合は次式で示される.

$$\mu_i = \mu_i^* + RT \ln a_i \qquad a_i = \gamma_i x_i \tag{1.10}$$

ここで，a_i：活量，γ_i：活量係数. 活量は，実在溶液が理想溶液からのずれに対する補正項である. いま，成分 A，B を含む理想溶液がその蒸気と平衡にあるとき，熱力学的にはラウールの法則が成り立つ. ラウールの法則では，一定温度において溶液中の各成分の蒸気圧が同温度の純成分の蒸気圧と溶液中の成分のモル分率に等しい. 例えば，A，B の 2 成分からなる理想溶液の蒸気圧は，それぞれの成分についてラウールの法則が成立し，それぞれの蒸気圧の分圧は (1.11) 式，(1.12) 式で示される. ここで，p_A^*，p_B^* は，成分 A および成分 B の純成分の蒸気圧，X_A および X_B は，モル分率である.

$$p_\mathrm{A} = X_\mathrm{A} p_\mathrm{A}^* \tag{1.11}$$

$$p_\mathrm{B} = X_\mathrm{B} p_\mathrm{B}^* \tag{1.12}$$

したがって，溶液の全蒸気圧 (p) は，

$$p = p_\mathrm{A} + p_\mathrm{B} = X_\mathrm{A} p_\mathrm{A}^* + X_\mathrm{B} p_\mathrm{B}^* = X_\mathrm{A} p_\mathrm{A}^* + (1 - X_\mathrm{A}) p_\mathrm{B}^* \tag{1.13}$$

となり，図 1.14 のようになる.

実在溶液は，ラウールの法則をそのまま適用することはできない. 図 1.15 に示すように溶質が十分に少量であれば，溶媒のモル分率は 1 に近似できるので，溶媒の分圧はラウールの法則で近似できる. これに対し，溶質については，ヘンリーの法則が成り立つ. ヘンリーの法則とは，希薄溶液の溶質の蒸気圧 (p_B) が溶質のモル分率 (X_B) に比例するという法則であり式 (1.14) のように示される. ここで k は比例定数である.

$$p_\mathrm{B} = k X_\mathrm{B} \tag{1.14}$$

希薄溶液では，個々の溶質分子が溶媒分子に取り囲まれているため，個々の溶質分子は溶媒との間で均一な相互作用を受けるため，溶質分子の分圧 (p_B) が溶質のモル分率 (X_B) に比例する.

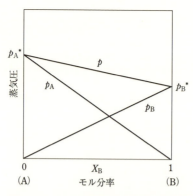

図1.14 二成分系理想溶液の蒸気圧曲線

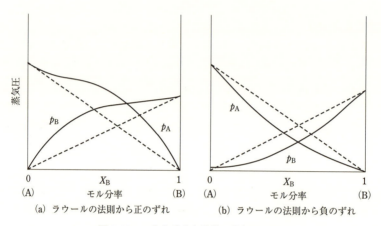

(a) ラウールの法則から正のずれ　　(b) ラウールの法則から負のずれ

図1.15 二成分系実在溶液の蒸気圧曲線

1.2.3 希薄溶液と束一的性質

希薄溶液は，溶質分子が溶媒分子に囲まれて存在するので，溶質分子間の相互作用については無視できるため，理想溶液のように扱うことができる．そして，希薄溶液の場合には，蒸気圧降下，凝固点降下，沸点上昇，浸透圧などは，溶液中に存在する溶質の種類に関係なく溶質分子の数のみによって一元的に決まる．このように溶けている溶質分子の数によって決まる性質を束一的性質という．

a. 蒸気圧降下

溶媒（A）に不揮発性の溶質（B）を溶かすと $p_B^* = 0$ となるので全圧は $P = p_A$ となる．その結果，溶けている溶質分子数が多いほど気相中の溶媒分子数が減少し，蒸気圧を低下させる．この現象を蒸気圧降下という．

希薄溶液の溶媒の分圧（p_A）にはラウールの法則が成り立つ．

$$p_A = X_A p_A^* \tag{1.15}$$

ここで，$X_B = 1 - X_A$ とおくと

$$\frac{p_A^* - p_A}{p_A^*} = X_B \tag{1.16}$$

蒸気圧降下は $\Delta p = p_A^* - p_A$ なので

$$\Delta p = p_A^* \cdot X_B \tag{1.17}$$

希薄溶液では,

$$\Delta p = p_A^* \cdot \frac{M_A}{1000} \cdot m = K_V \cdot m \tag{1.18}$$

と表すことができる. K_V は比例定数である.

b. 沸点上昇

　液体の蒸気圧が外圧に等しくなるような温度をその液体の沸点という. 図 1.16 に示すように純溶媒の蒸気圧曲線 (A–B) において, 蒸気圧が 1 atm となる温度 (T_b) が溶媒の沸点である. この溶媒に不揮発性の溶質を溶かしたときの蒸気圧曲線 (C–D) はラウールの法則に従って曲線 (A–B) の下となる. したがってこの溶液の沸点は T となり, 純溶媒の沸点よりも高くなる. この T_b と T の差を沸点上昇という. 沸点付近の蒸気圧曲線は, 微少な値なので平行な直線で近似できる.

$$\Delta p = p^* - p \qquad \Delta T = T_b - T \tag{1.19}$$

とおくと $\Delta p/\Delta T$ は溶媒の蒸気圧曲線の沸点付近の勾配を表す. 純溶媒の蒸気圧曲線の勾配は, Clausius-Clapeyron の式で与えられるので, 沸点における溶媒のモル蒸発熱を L_b, 蒸気および液体の 1 モルあたりの体積を V_g, V_l とすると次式となる.

$$\frac{\Delta p}{\Delta T} = \frac{dp}{dT} = \frac{L_b}{(V_g - V_l)T_b} \tag{1.20}$$

蒸気を理想気体と仮定すると

$$\frac{\Delta p}{\Delta T} \approx \frac{L_b}{V_g T_b} = \frac{p^* L_b}{R T_b^2} \tag{1.21}$$

これより

$$\Delta T = \frac{R T_b^2}{L_b} \cdot \frac{\Delta p}{p^*} \tag{1.22}$$

溶質のモル分率を x として $\Delta p/p^*$ にラウールの法則を利用すると次式となる.

$$\Delta T = \frac{R T_b^2}{L_b} \cdot x = K_b \cdot x \tag{1.23}$$

ここで, K_b は, モル沸点上昇定数である.

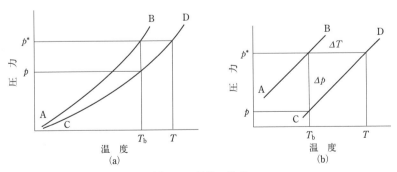

図 1.16 溶液の沸点

c. 凝固点降下

　液体の凝固点は, 蒸気圧と関連させて説明することができる. 図 1.17 に示すように純溶媒の気

体－液体平衡である蒸気圧曲線を AO とする．温度を下げて点 O で凝固し始めたとすると T_m が凝固点，それ以下の曲線 OB は固体－気体の平衡系であり昇華圧曲線という．凝固点は，液体の蒸気圧と固体の昇華圧が等しくなる温度である．次に，溶媒に溶質を溶かした溶液の蒸気圧曲線を曲線 CO' する．この溶液を冷却した時に点 O' で凝固したとすると固相が析出する温度は，溶液の蒸気圧と純溶媒の固相の昇華圧が等しくなる温度 T である．溶液の蒸気圧曲線が溶媒の蒸気圧曲線よりも低ければ，T は T_m よりも低いことになる．この温度差を凝固点降下という．

希薄溶液を考えると，蒸気圧曲線と昇華圧曲線を直線で近似でき，溶媒と溶液の蒸気圧曲線が平行であるとすると以下の式が成り立つ．

$$O'E = \Delta T = T_1 - T \quad OD = \Delta p = p_1^* - p_1 \quad DE = \Delta p' \tag{1.24}$$

$$\left(\frac{dp}{dT}\right)_s = \frac{\Delta p + \Delta p'}{\Delta T} \tag{1.25}$$

$$\left(\frac{dp}{dT}\right)_l = \frac{\Delta p'}{\Delta T} \tag{1.26}$$

$$\frac{\Delta p}{\Delta T} = \left(\frac{dp}{dT}\right)_s - \left(\frac{dp}{dT}\right)_l \tag{1.27}$$

この式に Clausius-Clapeyron の式を適用すると

$$\frac{\Delta p}{\Delta T} \approx \frac{L_s - L_b}{V_g T_1} = \frac{p_1^*(L_s - L_b)}{RT_1^2} \tag{1.28}$$

$L_s - L_b$ は融解熱なので L_f とおくと次式となる．

$$\Delta T = \frac{RT_1^2}{L_f} \cdot \frac{\Delta p}{p_1^*} = K_f \cdot x \tag{1.29}$$

ここで，K_f はモル凝固点降下定数である．

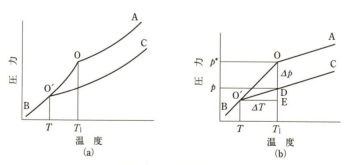

図 1.17 溶液の凝固点

d. 浸透圧

半透膜をへだてて溶液と溶媒を接触させると，溶媒分子が膜を拡散し，最終的には均一な溶液となる．この流れを阻止するために必要な圧力が浸透圧である．溶液の浸透圧 (π) は，部分モル体積 (V_A)，純溶媒の分圧 (p_A^*)，溶液中の溶媒の分圧 (p_A) とすると

$$\pi V_A = -RT \ln \frac{p_A}{p_A^*} \tag{1.30}$$

となる．溶媒に関してラウールの法則を適用すると

$$\pi V_\mathrm{A} = -RTX_\mathrm{A} = -RT\ln(1-X_\mathrm{B}) \tag{1.31}$$

となり，希薄溶液では，

$$\ln(1-X_\mathrm{B}) = -V_\mathrm{B} \qquad X_\mathrm{B} = \frac{n_\mathrm{B}}{n_\mathrm{A}} \tag{1.32}$$

したがって，次式となる．

$$\pi V_\mathrm{A} = \left(\frac{n_\mathrm{B}}{n_\mathrm{A}}\right) RT \tag{1.33}$$

溶媒の容積 ($n_\mathrm{A}V_\mathrm{A}$) は溶液の溶液に近似できるので，容積モル濃度 (c) を用いると次式

$$\pi = \frac{n_\mathrm{B}}{V}\cdot RT = cRT \tag{1.34}$$

となる．この式は，van't Hoff の式であり，希薄溶液では浸透圧が濃度に比例することを示している．

1.2.4 膜透過速度
a. Fick の拡散方程式

溶液の一定方向に濃度勾配がある場合，溶質は濃度の高い方から低い方に拡散する．単位時間 (t) に単位断面積 (S) を移動する物質の量 (M) は，濃度勾配に比例する．これを Fick の第一法則といい，流束 (J) は次式で表される．

$$J = \frac{1}{S}\cdot\frac{\partial M}{\partial t} = -D\frac{\partial C}{\partial x} \tag{1.35}$$

ここで，D は拡散係数．

図 1.18 に示すように溶質分子は時間が経つにつれ徐々に拡散して全体に広がっていく．時間による濃度変化を求めるため，$\varDelta x$ の領域における $\varDelta t$ 時間の物質収支を考えると x の面から流入する量と $x+\varDelta x$ の面から流出する量の差となるので次式で示すことができる．

$$\frac{\partial C}{\partial t} = \frac{\partial J}{\partial x} \tag{1.36}$$

この式に Fick の第一法則を代入すると次式となる．この式を **Fick の第二法則**という．

$$\frac{\partial C}{\partial t} = D\frac{\partial^2 C}{\partial x^2} \tag{1.37}$$

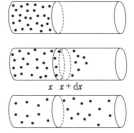

図 1.18 分子が x 軸方向に拡散していくモデル

b. 薬物の膜透過速度

図 1.19 に示すように薬物が膜で制御された放出を考えたとき，膜で隔たれたドナー側 (1) の濃度を c_1，アクセプター側 (2) の濃度を c_2 とする．膜内の単位面積における単位時間の薬物の透過量は Fick の第一法則から次式で示される．

$$J = \frac{1}{S} \cdot \frac{\partial M}{\partial t} = -D \frac{c_1 - c_2}{h} \tag{1.38}$$

薬物溶液の膜との分配平衡を考えると分配係数は次式となる．

$$K = \frac{c_1}{c_d} = \frac{c_2}{c_r} \tag{1.39}$$

式 (1.38) と式 (1.39) より次式が得られる．

$$\frac{dM}{dt} = \frac{D \cdot K \cdot (c_1 - c_2)}{h} \tag{1.40}$$

ここで，DK/h を膜透過係数という．

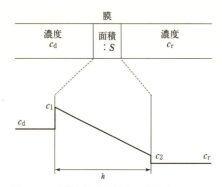

図 1.19 分子が膜を拡散して移動するモデル

1.2.5 溶解度と溶解速度

溶解現象は，溶解していく過程の溶解速度を取り扱う過程と平衡に達した状態の溶解度を取り扱う場合がある．熱力学的には，固体医薬品が溶媒に溶解していく過程は系の自由エネルギーが減少していく過程であり，いわゆる $\Delta G < 0$ となる間は自発的に進行する．そして固体の化学ポテンシャルと溶液の化学ポテンシャルが等しくなるとき，すなわち，$\Delta G = 0$ となるとき，医薬品が溶ける速度と析出する速度が等しくなり平衡状態に達する．この平衡状態にあるときの溶液を飽和溶液といい，このときの溶液の濃度を溶解度という．

a. 溶解度

固体医薬品が溶媒に溶解した状態を考えたとき，理想溶液とは，[溶媒-溶媒間]，[溶質-溶質間]，[溶媒-溶質間] の分子間力が同じ程度の物質では，混合時に熱の吸収や発生は伴わず，エントロピーの増大のみによって均一な溶液を形成する．このような溶液を形成する場合には，固体医薬品の溶解度は次式のように示される．

$$-\ln(x_B) = \frac{\Delta H_f}{R} \left(\frac{1}{T} - \frac{1}{T_f} \right) \tag{1.41}$$

ここで，x_B：モル分率で表した固体医薬品 B の溶解度，T_f：融点，ΔH_f：融解熱．したがって，固

体医薬品の融点と融解熱がわかれば $T < T_f$ の範囲で B の溶解度が求められる．また，$\Delta H_f > 0$（吸熱反応）であるときには，以下のことがわかる．

①固体医薬品の溶解度は，温度が上昇すれば増加する．

②融点がほぼ同じ医薬品を溶かしたときには，融点が低い医薬品の方がよく溶ける．

③融解熱がほぼ同じ医薬品を同じ溶媒に溶かしたときには，融点の低い医薬品の方がよく溶ける．

しかし，実際の溶液では，溶質-溶媒間に何らかの相互作用が働くため理想溶液として扱うことはできない．実在溶液の場合には，溶解度を溶解熱を用いて次のように表すことができる．

$$\ln \frac{m_2}{m_1} = -\frac{\Delta H_{\text{soln}}}{R}\left(\frac{1}{T_2} - \frac{1}{T_1}\right) \quad (1.42)$$

ここで，m_1，m_2：T_1 および T_2 における溶解度．ΔH_{soln}：溶解熱．ΔH_{soln} が一定となる温度範囲では，図 1.20 のような直線関係が得られる．

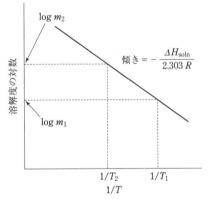

図 1.20 絶対温度の逆数と溶解度の対数プロット
$\Delta H_{\text{soln}} > 0$：吸熱反応，$\Delta H_{\text{soln}} < 0$：発熱反応

b. 溶解速度

1) 表面積一定条件下での溶解速度　固体医薬品からの溶解過程が拡散律速として表される場合には，溶解速度は，実験的に Noyes-Whitney の式に従う．

$$\frac{dC}{dt} = kS(C_S - C) \quad (1.43)$$

ここで，k：見かけの溶解速度定数，S：有効表面積，C_S：固体の溶解度，C：時間 t における溶液濃度．この式は実験式であるが，図 1.21 に示すような拡散層を仮定し，固体医薬品の溶解の推進力が濃度勾配に比例するものと仮定すると Fick の拡散式より理論的に導かれる．

$$\frac{dC}{dt} = \frac{D \cdot S}{\delta \cdot V}(C_S - C) \quad (1.44)$$

ここで，D：拡散係数，V：溶液の体積，δ：拡散層の厚さ．$D/\delta \cdot V$ が一定となる条件で測定すれば，定数 K で置き換えることができるので Noyes-Whitney の式と同一の式となる．

溶解速度定数は，図 1.22 に示すような回転円盤法，静止円盤法などの固体の表面積が一定となる条件で実験を行うと KS が定数として扱えるので，初期条件（$t=0$ のとき $C=0$）を考慮してこの

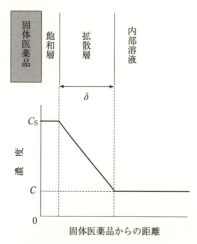
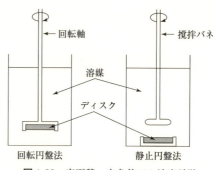

δ：拡散層の厚さ
C_S：固-液界面における飽和溶液層中溶質濃度
C：内部溶液中の溶質濃度

図 1.21　拡散律速の溶解過程を表すモデル

図 1.22　表面積一定条件での溶出試験

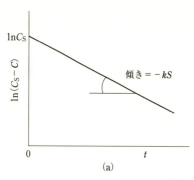
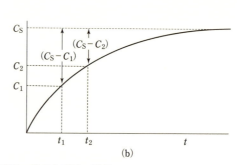

図 1.23　溶出する医薬品の濃度と時間の関係

式を積分すると次式を得る．

$$\ln(C_S - C) = -KSt + \ln C_S \tag{1.45}$$

あるいは

$$C = C_S(1 - C^{-KSt}) \tag{1.46}$$

(1.45) 式あるいは (1.46) 式で表したときの溶解量と時間との関係は図 1.23 のようになる．溶解過程の初期や溶解した溶質を系外に除去するような条件，すなわちシンク条件では，$C_S \gg C$ なので，(1.43) 式は次のように表される．

$$\frac{dC}{dt} = KSC_S \tag{1.47}$$

2）溶解に伴い表面積が変化する場合の溶解速度　同一粒子径の医薬品粉末がシンク条件で溶解するときには，Hixson-Crowell の式（立方根則）が成り立つ．

$$W_0^{1/3} - W^{1/3} = kt \tag{1.48}$$

ここで，W_0：初期 t_0 の医薬品質量，W：時間 t 後の医薬品質量．これは，溶解による粒子径の変化を質量変化として扱ったもので，医薬品粒子はすべて同じ粒子径の球からなり，各粒子は等方的

に溶解していくとして（1.43）式から導かれる．シンク条件を満足する溶解初期においては，図 1.24 に示すように $W_0^{1/3} - W^{1/3}$ と t との間に直線関係が得られ，その傾きより溶解速度定数が求められる．ここで k は，見かけの溶解速度 [質量$^{1/3}$・時間$^{-1}$] の時限を持つ．

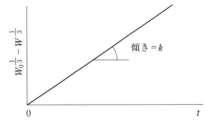

図 1.24 ヒクソン・クロウェルの式でプロットしたときの溶出量と時間の関係

1.2.6 弱酸性および弱塩基性医薬品の溶解

a. 解離平衡と pH

弱電解質医薬品は，溶液の pH がイオン解離に影響を受けるので，その溶解度は非電解質とは異なり溶液の pH に依存する．弱酸性医薬品（HA）および弱塩基性医薬品（HB）を水に溶かすとそれぞれ次のような溶解平衡が成り立つ．

弱酸性医薬品：HA → H$^+$ + A$^-$

$$K_a = \frac{[H^+][A^-]}{[HA]} \tag{1.49}$$

弱塩基性医薬品：BH$^+$ → H$^+$ + B

$$K_a = \frac{[B][H^+]}{[BH^+]} \tag{1.50}$$

ここで，K_a は解離定数．これらの式に pH=$-\log$ [H$^+$] および pK_a=$-\log K_a$ を代入すると，Henderson-Hasselbalch の式が得られる．

弱酸性医薬品：

$$pH = pK_a + \log \frac{[A^-]}{[HA]} \tag{1.51}$$

弱塩基性医薬品：

$$pH = pK_a + \log \frac{[B]}{[BH^+]} \tag{1.52}$$

b. 溶解度と pH

弱電解質医薬品の溶解度は，分子形とイオン形の溶解度の和として表すことができる．医薬品の溶解度を C_S とすると，弱酸性医薬品および弱塩基性医薬品の溶解度は，それぞれ次式で示される．

弱酸性医薬品の溶解度：

$$C_S = [HA] + [A^-] = [HA]\left(1 + \frac{K_a}{[H^+]}\right) \tag{1.53}$$

弱塩基性医薬品の溶解度：

$$C_S = [B] + [BH^+] = [B]\left(1 + \frac{[H^+]}{K_a}\right) \tag{1.54}$$

ここで，分子形の濃度を S_0 とし，$K_a = 10^{-pK_a}$ および [H$^+$] $= 10^{-pH}$ をそれぞれの式に代入すると弱電解質の溶解度は次式で示される．

弱酸性医薬品の溶解度：$C_S = S_0(1 + 10^{pH-pK_a})$ (1.55)

弱塩基性医薬品の溶解度：$C_S = S_0(1 + 10^{pK_a-pH})$ (1.56)

図 1.25 に分子形の溶解度は一定なので，弱酸では低い pH で一定であり，弱塩基では高い pH で一定の値となる．また，弱酸では pH の増大とともにイオン形の溶解度が増大し，弱塩基では減少する．pH＝pK_a において分子形とイオン形の医薬品の溶解度が等しくなり，$C_S=2S_0$ となる．

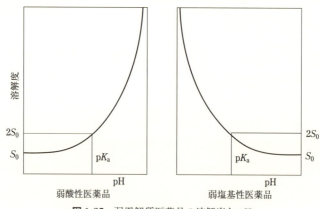

図 1.25 弱電解質医薬品の溶解度と pH

また，医薬品の総濃度に対するイオン形分率（解離度）および分子形分率の関係は次のようになり，pK_a と pH だけで示すことができる．

・イオン形分率

弱酸性医薬品：$\dfrac{[A^-]}{[HA]+[A^-]} = \dfrac{1}{1+10^{pK_a-pH}}$ (1.57)

弱塩基性医薬品：$\dfrac{[BH^+]}{[B]+[BH^+]} = \dfrac{1}{1+10^{pH-pK_a}}$ (1.58)

・分子形分率

弱酸性医薬品：$\dfrac{1}{1+10^{pH-pK_a}}$ (1.59)

弱塩基性医薬品：$\dfrac{1}{1+10^{pK_a-pH}}$ (1.60)

弱酸性医薬品および弱塩基性医薬品の pH と分子形分率の割合は図 1.26 のようになる．弱酸性医薬品の分子形分率は pH に対して逆シグモイド型曲線となり，塩基性医薬品の分子形分率は pH に対して逆シグモイド型曲線となる．pH＝pK_a において分子形医薬品とイオン形医薬品の割合は等しくなる．イオン形の割合は，全く逆の関係となる．

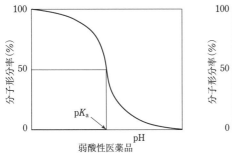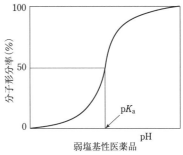

図 1.26 弱電解質医薬品の分子形分率と pH

1.2.7 固形材料の溶解度や溶解速度を高める製剤的手法

難溶性薬物の溶解性を改善するためには，結晶多形，可溶性塩，可溶性プロドラッグなどとして薬物に対して処理を施す方法，溶解補助剤を用いる方法，固体分散体として高分子中に薬物を分散させる方法，混合溶媒，界面活性剤などを用いて可溶化する方法がある．

a. 結晶多形，無水物，非晶質による溶解改善

結晶多形は，同一の化合物であっても結晶は配列の違いから融点や溶解度が異なり，融点が相対的に高く溶解度が低いものを安定形，融点が低く溶解度が大きいものを準安定形と呼ぶ．また，一般に水和物を有する薬物は，無水物の方が水和物よりも溶解度が大きい．さらに薬物を非晶質にすると結晶に比べ著しく溶解度が大きくなる．ただし，溶液中で薬物はより安定な結晶形に転移するため，時間の経過とともに結晶多形は安定形，無水物は水和物，非晶質は結晶となる．

b. 固体分散体

非晶質は，結晶に比べ溶解度が大きいが，化学ポテンシャルが大きく物理的に不安定なため結晶に転移する．そこでヒドロキシプロピルセルロース，PVP などの水溶性の高分子と固体分散体とすることで，薬物の溶解度を改善し，比較的に物理的に安定な状態を保つことができる．固体分散体の調製には溶媒留去法，噴霧乾燥法，凍結乾燥法などがある．

c. 可溶性塩

難溶性の薬物が弱酸性，あるいは弱塩基性などの弱電解質の場合は塩を形成することで水溶液中におけるイオン形の薬物濃度を高めて溶解度を増大することができる．例えばフェノバルビタール，トルブタミドはナトリウム塩にすることで溶解度が増大する．また塩基性薬物は塩酸塩，硫酸塩などにすることで溶解度が増大する．また，同じ薬物でも塩の選択により溶解度が異なる．ジフェンヒドラミンは塩酸塩よりもタンニン酸塩のほうが溶解度は低い．

d. プロドラッグ

薬物の化学構造を修飾して溶解度を改善し，消化管からの吸収後に酵素的あるいは非酵素的にもとの薬物に変換されて薬理効果を示すように工夫されたものをいう．ヒドロコルチゾンコハク酸エステルナトリウム，デキサメタゾンリン酸ナトリウムは水溶性を増大したプロドラッグである．

e. 混合溶媒

単独の溶媒による溶解度よりも混合溶媒とすることで薬物の溶解度を増大することがある．この現象をコソルベンシーという．これは，薬物が溶媒と相互作用した状態でさらに他の溶媒に溶解するためといわれている．水に難溶性の薬物を水に可溶性のエタノール，マクロゴールなどの有機溶

媒と水とのコソルベントとすることで薬物の溶解度を増大することができる場合がある．

f. 界面活性剤

　界面活性剤がミセルを形成するとミセル内に難溶性薬物を可溶化させることができる．脂溶性ビタミン類を非イオン性界面活性剤のポリソルベートを用いて可溶化させることができる．

g. 溶解補助剤

　難溶性薬物と分子間相互作用により水溶性の複合体を形成し，溶解度を高める物質を溶解補助剤といい，これまで多くの例が知られている．その例を表1.3に示す．

表1.3　溶解補助剤の例

難溶性医薬品	溶解補助剤	製剤名
アミドトリド酸	メグルミン	アミドトリド酸ナトリウムメグルミン注射液
アロプロスタジル	α-シクロデキストリン	アルプロスタジルアルファデクス
カフェイン	安息香酸ナトリウム	安息香酸ナトリウムカフェイン
テオフィリン	エチレンジアミン	アミノフィリン
ヨード	ヨウ化カリウム	ヨードチンキ

1.3　界面の性質

> **SBO E5(1)③1　界面の性質（界面張力，分配平衡，吸着など）や代表的な界面活性剤の種類と性質について説明できる．(C2(2)【②各種の化学平衡】4. 参照)**

　物質は気体・液体・固体の三態で存在する．これらの互いに混じり合わない2つの相phaseが接している境界面を界面interfaceという．界面には気体-液体，気体-固体，液体-液体，液体-固体，固体-固体の5種類がある．相の一方が気体（通常は空気）のとき，界面を表面surfaceと呼ぶ．製剤は通常単一相からなるものは少なく，2相以上が混合された不均一相heterogeneous phaseからなり，界面が持つ性質は製剤の特性に大きく影響を及ぼしている．

　界面で生じる現象を扱う界面化学は，乳化，分散，ぬれ，界面電気現象，洗浄，張力，接着，付着，吸着，透過などに関連し，薬学のみならず工学，理学，医学および農学を含む多分野に関連する科学といえる．薬学の製剤学分野での錠剤を例にあげれば主薬，賦形剤，結合剤などの固体から構成されており，それら固体が接するところにも界面が存在する．錠剤から薬物分子が放出されるためには，液が錠剤表面をぬらし，粒子間の間隙に浸透して錠剤を崩壊させることが必要であるが，これらはすべて界面の存在に関わる現象である．また，ドラッグ・キャリアーとして応用研究や実用化がされているマイクロカプセル，ナノスフェア，リポソーム，マイクロエマルションなどは界面現象を利用して調製されている．界面の基礎を学び理解することは重要である．

1.3.1　界面現象

a. 表面張力

　気-液界面を例にあげる．液体内部の分子および表面に存在する分子に作用する力を図1.27に模式的に示す．液体内部の分子（A）は周囲の分子と均等に相互作用し合っている．一方，表面に存在する分子（B）は，隣接する液体内の分子および表面分子と相互作用している．気相にある分

子とは相互作用しているものの距離が遠く，また，その数も少ないためにその力はわずかである．したがって，表面に存在する分子は液体内部方向の力を受ける．つまり，液体表面は常に縮もうとしているのである．これにより，気-液表面に平行に働く表面を縮めようとする力が想定される．この力を表面張力 surface tension と呼び，その単位は SI 単位系では mN・m^{-1}，cgs 単位系では dyn・cm^{-1} である．また，表面張力は，液体内部から表面に分子を移動させて表面を 1 m^2 だけ拡張するのに必要な仕事であるから，表面自由エネルギーとも呼ばれる．この場合の単位は，SI 単位系では mJ・m^{-1}，cgs 単位系では erg・m^{-1} である．一般的に，温度の上昇とともに表面張力は小さくなる（表 1.4）．これは分子間力は温度に依存しないが，温度が上昇すれば液体の凝集力に対する分子の熱運動エネルギーは大きくなり，表面張力は小さくなるからである．表 1.5 には代表的な各種液体の表面張力および水との界面張力の値を示した．

液体の表面張力は分子間の相互作用力に起因するものであるから，分子の化学構造と深く関係す

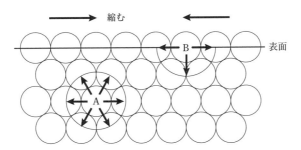

図 1.27 表面張力の概念
[日本化学会 編：現代界面コロイド化学の基礎，第 2 版，p. 8，丸善，2002]

表 1.4 温度表面張力の関係

温度 (℃)	水の表面張力 (dyn/cm)
0	75.62
20	72.75
40	69.55
100	58.84

表 1.5 各種液体の表面張力と水との界面張力（20℃，dyn/cm）

液体	表面張力	水との界面張力	液体	表面張力	水との界面張力
水	72.8	——	n-デカン	23.9	52.3
エタノール	22.3	——	エチルエーテル	17.1	10.7
グリセリン	63.4	——	二硫化炭素	31.4	
クロロホルム	27.1	32.8	n-オクタノール	27.5, 26.5	8.5
四塩化炭素	26.7	45.0	カプリル酸	——	8.2
ベンゼン	28.8	35.0	オレイン酸	32.5	15.6
n-ヘキサン	18.4, 18.0	51.1, 50.8	ヒマシ油	39.0	——
n-ヘプタン	20.3, 19.7		流動パラフィン	33.1	
n-オクタン	21.8	50.8, 51.7	水銀	485.0, 476	375.0, 428

る．たとえば水素結合で強く相互作用する水の表面張力は約 72 mN·m^{-1} であるが，ベンゼンの約 28，アセトンの約 23 と順に小さくなり，ヘキサンでは約 18 mN·m^{-1} となる．また，系の温度を上げると，分子運動が激しくなるため表面に分子を移動させるために必要な仕事は小さくなる．つまり，表面張力は小さくなる．

b. 表面張力の測定法

表面張力の測定法には毛細管上昇法，円環法，滴重法（液滴法），滴数法，泡圧法，垂直板法などがあり，いずれも表面張力の正確な値を出すために補正が必要である．以下に代表的測定法について説明する．

1) 毛細管上昇法 capillary rise method　図 1.28（a）のように液体中に毛細管を立てたとき，上昇した液面の高さから表面張力を求める方法である．毛細管の液面が平衡に達したときの高さを h，毛細管の半径を r，液体の密度を ρ，表面張力を γ，重力定数を g，接触角 contact angle を θ とすると次式が成立する．

$$\gamma = \frac{rh\rho g}{2\cos\theta} \tag{1.61}$$

2) 円環法 ring method　デュ・ヌイ du Noüy の表面張力計を用いる方法で，図 1.28（b）のように白金線のリングを液体表面に浮かべ，静かに垂直に引き上げる．液面からリングが引き離されるときの力を f，リングの半径を r とすると次式が成立する．f はリングの内外に 2 つの界面があるので，$2\pi r\gamma$ の 2 倍に等しい．

$$\gamma = \frac{f}{4\pi r} \tag{1.62}$$

3) 滴重法 drop weight method　図 1.15（c）のように外径 $2r$ の管の下端から液体を滴下する際の滴量の重量 W を測定する方法で，次式により γ が求められる．ここで，f は補正係数である．

$$\gamma = \frac{fW}{2\pi r} \tag{1.63}$$

この方法の装置としてはトラウベ Traube の滴数計があり，一定重量の液体の滴数から γ を求めることができる．

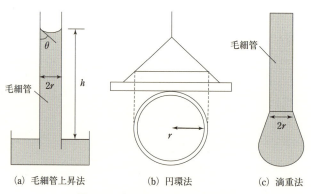

(a) 毛細管上昇法　　(b) 円環法　　(c) 滴重法

図 1.28 表面張力の測定法の原理

1.3 界面の性質

c. 界面張力とその測定法

2つの混じり合わない液相の界面でも上記と同様な力が働くが，これを界面張力 interfacial tension という．この力も上記と同様，単位面積あたりの自由エネルギーと考えることができ，SI 単位系では mN・m^{-1}，cgs 単位系では dyn・cm^{-1} である．界面張力は表面張力より小さく，これは界面を形成している2液相間の付着力が液相と気相が対しているときより大きいからである．

液-液における界面張力は水と油のような2相の接触界面における張力で，水の表面張力をγ_1，他の液の表面張力をγ_2とすると界面張力γは両者の差で表される．

$$\gamma = |\gamma_1 - \gamma_2| \tag{1.64}$$

実際には両液間には相互溶解が存在するから，それぞれの飽和溶液の表面張力（γ_1'とγ_2'）を用いなければならない．

$$\gamma = |\gamma_1' - \gamma_2'| \tag{1.65}$$

これをアントノフ Antonoff の規則という．

d. 界面への吸着（現象）

不安定な状態にある界面の分子，原子は自らを安定させるために，他相の分子，原子と相互作用する傾向を持つ．その結果，界面近傍で他相構成分子，原子の濃度が高くなり，吸着 adsorption が生じる．吸着とは「界面における物質の濃度がバルク層の濃度と異なる」ことをさし，分子間力によって生じる物理吸着と化学反応を伴う化学吸着とがある．以下に主に物理吸着について述べる．

1）固体表面への吸着　固体の界面も液体と同様に界面張力を持ち，固体を構成する分子，原子間の相互作用が液体のそれよりも大きいことから，その値は液体の界面張力よりも大きい．たとえば気相-固相界面では，気体分子が強く引きつけられて吸着される．吸着される物質を吸着質 adsorbate，吸着する固体を吸着媒もしくは吸着剤 adsorbent と呼ぶ．薬物の誤飲中毒への対応として活性炭の経口投与があるが，これは多くの細孔と広い表面積を持つ活性炭の大きな吸着性能を利用した最も安全かつ簡便な処置法として知られている．

固体表面への気体の吸着量はその圧力と関係し，圧力の増大につれ最初は単分子層吸着が，さらに圧力が高くなると多分子層吸着が生じると理想的には考えられるが，実際には表面の均一さ，細孔の存在とその径などに依存して，圧力と吸着量の関係はさまざまである．たとえば，表面が不均一であれば，固体表面をすべて単分子層で覆う前に，部分的に多分子層吸着が生じる．その評価には，図1.29 に示すように，温度一定で気体の圧力と吸着量の関係をプロットした吸着等温線が利用される．

　　タイプⅠ：気体の吸着量が圧力の増加につれて一定値に近づく．非常に細かな（直径2 nm 以下）の孔を有する固体でのみ観察される．

　　タイプⅡ：固体表面と気体分子との相互作用が強く，また表面が不均一な固体への吸着がこのタイプを示す．多分子層吸着が起こっており，後述する BET 型とも呼ばれる．

　　タイプⅢ：Ⅱと同様に，不均一な固体表面への多分子層吸着の場合である．ただし，固体表面と気体分子との相互作用は弱い．

　　タイプⅣ：固体に多くの細孔（直径2〜50 nm）がある場合で，固体表面と気体との相互作用が強く働くとき，このタイプとなる．特徴としては，圧が飽和に達する直前に吸着量の急激な増大が生じること，ヒステリシスが観察されることである．

タイプⅤ：固体表面が不均一であり，Ⅱ，Ⅳと同様に固体表面と気体分子との相互作用が強く，固体に多くの細孔（直径2～50 nm）がある場合に見られる．ヒステリシスが観察される．

タイプⅥ：固体表面が均一である理想的な系で観察される特徴的な階段状吸着等温線であり，多分子層吸着で吸着層が一層ごとに順次完成されていく．

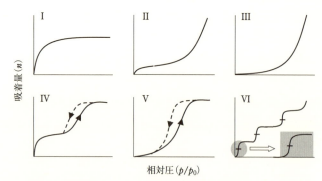

図1.29 固体表面への気体吸着におけるさまざまなパターン
[日本化学会 編：現代界面コロイド化学の基礎，第2版，p. 18，丸善，2002]

2) 吸着等温式による吸着の評価 固体表面への気体分子の吸着を評価するために，多くの実験式や理論式が提案されているが，ここでは単分子層吸着 monolayer adsorption，多分子層吸着 multilayer adsorption のそれぞれに対して最も有名な吸着等温式を紹介する．

①**単分子層吸着**：図1.29のグラフⅠに対応する単分子吸着を想定した．すなわち単分子層吸着に対する吸着等温式は，吸着サイトには1つの吸着質分子しか吸着しない，吸着媒表面に吸着サイトが均一に存在する，吸着した分子は他の分子の吸着には影響しないという仮定のもとにラングミュア Langmuir によって導かれた．この式は化学吸着の場合，またファンデルワールス van der Waals 力によってのみ吸着が生じる場合に，よく適応できる．

$$\text{ラングミュア式}\quad \frac{P}{V} = \frac{1}{V_m \cdot a} + \frac{P}{V_m K P} \tag{1.66}$$

ここで，V は粉体単位重量あたりの圧力 P における気体吸着量（$cm^3 \cdot g^{-1}$），K は定数，V_m は単分子吸着量（$cm^3 \cdot g^{-1}$），a は定数，P は測定温度における平衡圧力である．

液相もしくは気相中で分子やイオンを吸着させ，ラングミュア式や後述のBET式を使用して飽和吸着量を求め，粉体の比表面積，粒子径（表面積相当径）を算出する方法があり，日局17では一般試験法に「比表面積判定法」として記載されている．

②**多分子層吸着**：図1.29のグラフⅡに対応する多分子吸着を想定した．多分子層吸着にはBET式が利用される．ラングミュア式の導出条件に，吸着は無限に生じる，2層目以上の吸着熱は凝集熱に等しい，という仮定を加えて3人の研究者（Brunauer, Emmett, Teller）によって提案された．

$$\text{BET式}\quad \frac{P}{V(P_0-P)} = \frac{1}{V_m C} + \frac{C-1}{V_m C} \cdot \frac{P}{P_0} \tag{1.67}$$

ここで，P_0 は測定温度における飽和蒸気圧である．C は $\exp((E_1-E_L)/RT)$，E_1 は第1層吸着エ

ネルギー，E_L は液化熱である．

BET 式は相対圧（P/P_0）が 0.05～0.3 の範囲で実験データとよく一致する．以上の 2 式についての実際の実験結果についてプロットしたグラフを図 1.30 に示した．

3）液体表面への吸着 液体表面への吸着は，固体表面へのそれと比較して液体内部からの溶質分子の吸着が重要である．溶液の表面張力は純溶媒の表面張力とは異なり，溶質，溶媒の種類とその濃度に依存する．溶質濃度と表面張力との関係を図 1.30 に示す．Ⅰの現象は塩化ナトリウムのような無機塩の水溶液で観察され，界面における溶質濃度はバルクにおける濃度よりも低くなっている．この現象を負吸着 negative adsorption と呼ぶ．Ⅱ，Ⅲでは逆に界面における濃度は高くなる通常の吸着であるが，負

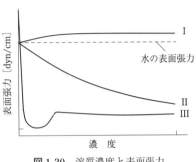

図 1.30 溶質濃度と表面張力

吸着に対して正吸着 positive adsorption と呼ぶ．Ⅱはエタノールなどの低分子有機化合物の水溶液で観察される．低濃度側での急激な表面張力の低下が特徴的なⅢは界面活性剤 surface active agent，surfactant の水溶液で観察される．

e．拡張係数 spreading coefficient

オレイン酸を水面上に 1 滴滴下すると，オレイン酸分子と水分子との異分子間の付着力がオレイン酸分子どうしの凝集力よりも大きいとオレイン酸は水面上を広がる．一方，同一分子による凝集力のほうが異分子間の付着力よりも大きいときには，オレイン酸は水面上で球状をなし，接触面を少なくしようとする．

付着仕事 work of adhesion は異種分子間引力を引き離すエネルギーである．いま，図 1.31 のようにいずれも断面積 1 cm^2 の異種分子が互いに接触している液体どうしを引き離す付着仕事 W_a は

$$\text{仕事} = \text{表面張力} \times \text{単位面積変化}$$

であるから，なされた仕事は新しくできた表面張力（γ_L と γ_S）から破壊された界面張力 γ_{LS} を引いたものに等しくなるので，一般には次式で表される．

$$W_a = \gamma_L + \gamma_S - \gamma_{LS} \tag{1.68}$$

一方，凝集仕事 work of cohesion は同種の分子どうしを引き離すエネルギーである．図 1.32 に示すように断面積 1 cm^2 の同種分子が互いに接触していて，液体どうしを引き離す仕事 W_c は（1.69）式で表される．

$$W_c = 2\gamma_L \tag{1.69}$$

いま，水面上に滴下された油が水表面上に広がろうとする状態は，付着仕事が凝集仕事より大きいときに起こる．すなわち，$W_a - W_c > 0$ のときに油は水面上を広がる．この不等式の左辺 $S = W_a - W_c$ を拡張係数 spreading coefficient といい，（1.70）式で表される．

$$\begin{aligned} S &= W_a - W_c \\ &= (\gamma_L + \gamma_S - \gamma_{LS}) - 2\gamma_L \\ &= \gamma_S - \gamma_L - \gamma_{LS} = \gamma_S - (\gamma_L + \gamma_{LS}) \end{aligned} \tag{1.70}$$

図 1.33 のように水面上に滴下した油がレンズ状に収まったときに働く表面（あるいは界面）張力は γ_L，γ_S，γ_{LS} の 3 つである．したがって，油の広がりを表面張力で説明すると，（$\gamma_L + \gamma_{LS}$）が γ_S より大きいと，すなわち $S < 0$ であると油は球体あるいは図 1.33 に示されるようなレンズの形

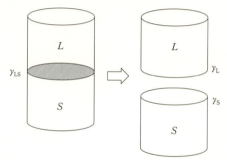

図 1.31 断面積 1 cm² の異種分子が互いに接触している液体どうしを引き離す付着仕事

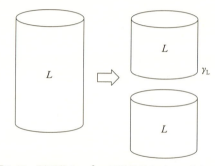

図 1.32 断面積 1 cm² の同種分子が互いに接触している液体どうしを引き離す凝集仕事

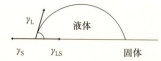

図 1.33 固体上に滴下した液体に働く各種の表面張力

になる．この場合，当然のことながら油は水表面上に広がることはできない．一方，その逆 ($S > 0$) では，油は水表面上を容易に広がる．一般に，油の極性が高いと S が大きくなり，非極性では S は小または負となるので油は水面上を広がらない．このような場合，界面活性剤を添加することにより γ_{LS} を小さくし，その結果 S を大きくすることで，油は水面上を広がることができる．

　溶質濃度を変化させた際の表面張力と表面における溶質濃度との関係は，次のギブスの吸着等温式 Gibbs adsorption isotherm によって表されている．

$$\Gamma = -\frac{1}{RT} \cdot \frac{d\gamma}{d \ln C} \tag{1.71}$$

ここで，R は気体定数，T は絶対温度，γ は溶液の表面張力，C はモル濃度である．Γ は表面過剰量 surface excess amount と呼ばれる．単位面積あたりのモルで表現した溶質の吸着量である．ただし，解離する溶質の場合は解離を考慮した係数 n が入った次式が用いられる．

$$\Gamma = -\frac{1}{nRT} \cdot \frac{d\gamma}{d \ln C} \tag{1.72}$$

1.3.2　ぬ　　れ

　固体と液体との親和性を取り扱うことは薬剤学的にきわめて重要であり，たとえば固形製剤の崩壊・分散・溶解・吸収性などに関係している．個体表面に滴下した液体が広がらずにある角度 θ で接触しているときに，この点におけるそれぞれの液滴の釣り合い状態を図 1.34 に示す．紙面に向かって左右の力の釣り合いから

$$\gamma_S = \gamma_{LS} + \gamma_L \cos\theta \tag{1.73}$$

が成り立つ．ここで γ_S および γ_L はそれぞれ固体および液体の表面張力を表し，γ_{LS} は固体-液体間の界面張力を，また θ は接触角 contact angle と呼ばれる固体表面と液体のなす角度である．この式は Young の式として知られている．接触角が大きいほどぬれにくいことは図 1.34 から明らかである．

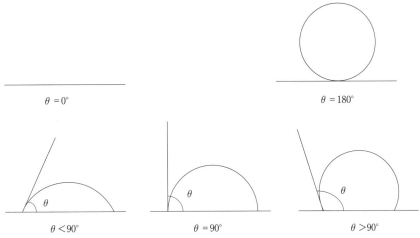

図 1.34 固体上に滴下した接触角とぬれの様子

固液界面においても液-液界面と同様に拡張係数 S は，
$$S = \gamma_S - \gamma_L - \gamma_{LS} \tag{1.74}$$
なる関係式が成立することが知られている．ここに用いられている記号は Young の式で用いられたものと同様である．固体と液体の付着力が液体の凝集力よりも大きいとき固体はぬれやすい．一方，液体の凝集力のほうが固体と液体の付着力よりも大きいときには固体はぬれにくい．

a. ぬれの種類

　1) **拡張ぬれ**　　拡張仕事 W_s は固体表面に広がった液体の薄膜を単位表面積だけ元に戻すのに必要な仕事であり，
$$W_s = \gamma_S - \gamma_L - \gamma_{LS} = \gamma_L(\cos\theta - 1) \tag{1.75}$$
で表される．$\theta = 0°$，すなわち $W_s = 0$ のとき拡張ぬれが自然に起こり，$\theta \neq 0°$ のときは $W_s < 0$ となって拡張ぬれは起こらない．

　2) **浸漬ぬれ**　　浸漬仕事 W_i は固体の毛細管内に浸透した液体を単位表面積だけ元に戻すのに必要な仕事であり，
$$W_i = \gamma_S - \gamma_{LS} = \gamma_L \cos\theta \tag{1.76}$$
で表される．$\theta \leq 90°$ のとき，$W_i \geq 0$ となるので浸漬ぬれが起こる．たとえば，デンプンは水に対して $\theta = 80 \sim 86°$ の値を示すので，錠剤を作る際にデンプンを使用すると水が浸漬して崩壊しやすくなる．

　3) **付着ぬれ**　　付着仕事 W_a は固体表面上の液滴を単位表面積だけ取り去るのに必要な仕事であり，
$$W_a = \gamma_S + \gamma_L - \gamma_{LS} = \gamma_L(1 + \cos\theta) \tag{1.77}$$
で表される．$\theta \leq 180°$ のとき，$W_a \geq 0$ となるので付着ぬれが起こる．図 1.35 に拡張ぬれ，浸漬ぬれおよび付着ぬれの様子を示す．

b. ぬれの測定

　毛管法は図 1.36 に示されるように試料を適当な太さの管に充填し，一方から液体を浸透させてその上昇速度から Washburn の式（p.7 参照）を用いて接触角 θ を計算する方法である．

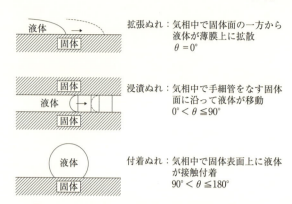

図1.35 拡張ぬれ，浸漬ぬれおよび付着ぬれの様子

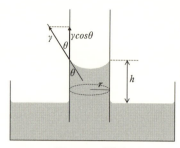

図1.36 毛管法
h：時間 t における液体上昇の高さ，r：液体層内の毛細管空隙の半径，γ：液体の表面張力，η：液体の粘度．

$$h^2 = \frac{r\gamma t \cos\theta}{2\eta} \quad (1.78)$$

ここで，h は時間 t における液体上昇の高さ，r は液体層内の毛細管空隙の半径，γ は液体の表面張力，η は液体の粘度である．

　液滴法は平滑表面の固体のぬれの測定に用いられ，表面上に液滴をのせて接触角を直接に測定する方法である．また，湿潤熱測定法は固体表面が消失し，固-液界面が生じることにより発生する熱量を測定する．この場合，熱量が大きいほどぬれは良い．液相分配法は互いに混じり合わない2種の液体間に粉末を加え，粉末の分配状態から判断する方法である．

1.3.3　界面活性剤

　溶液と他の相が接する界面に特異的に吸着する界面活性剤は乳化剤，可溶化剤，洗浄剤，分散剤，湿潤剤，発泡剤，消泡剤などとして使用され，製剤分野においても乳剤，懸濁シロップ剤などの製造に使用されている．

a. 界面活性剤野の分類

　界面活性剤は1分子内に親水基 hydrophilic group と親油基（疎水基）lipophilic group を有する化合物であり，親水基と疎水性の結合様式により種々の形状をとり（図1.37），一般の有機化合物とは異なった性質を示す．代表的な親水基および親油基を表1.6に示す．表中のHLB基数につい

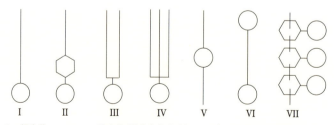

○：親水基，　―：疎水基（鎖状炭化水素），　⬡：疎水基（芳香族炭化水素）

図1.37　親水基，疎水基の結合様式による界面活性剤の分類
[竹内節：界面活性剤，p. 18，米田出版，1999を改変]

1.3 界面の性質

ては後述する.

界面活性剤は，水中でのイオン解離の有無により
イオン性界面活性剤 ionic surface active agent と非
イオン性界面活性剤 non-ionic surface active agent
に大別される．さらにイオン性界面活性剤は陰イオ
ン（アニオン）性 anionic，陽イオン（カチオン）性
cationic，両性 ampholytic 界面活性剤に分類される
（表 1.7，表 1.8）.

1）陰イオン性界面活性剤　陰イオン性界面活
性剤は最も広く使用されており，石けん soap とし
て発達してきた.

ⅰ）石けん：石けん類は脂肪酸の金属塩で，
$R\text{-}COO^-M^+$ の構造を有する．M^+ の種類より，アル

表 1.6 代表的な親水基，親油基とその HLB 基数

	基	基数
親水基	$-OSO_3Na$	38.7
	$-COOK$	21.1
	$-COONa$	19.1
	$-N$（三級アミン）	9.4
	エステル（ソルビタン環）	6.8
	エステル	2.4
	$-COOH$	2.1
	$-OH$	1.9
	$-O-$	1.3
	$-OH$（ソルビタン環）	0.5
	$-(C_2H_4O)$	0.3
親油基	$-CH\diagdown$，$-CH_3$	-0.457
	$-CH_2-$，$=CH-$	-0.457
	$-(C_3H_6O)-$	-0.15

表 1.7 イオン性界面活性剤の分類

分　類		例
アニオン性	カルボン酸塩（石けん）$R-COO^-$	可溶性石けん（アルカリ石けん）	ナトリウム塩　$R-COO^-Na^+$（ステアリン酸ナトリウム塩） カリウム塩　　$R-COO^-K^+$（ステアリン酸カリウム塩）
		金属石けん	ステアリン酸カルシウム ステアリン酸マグネシウム モノステアリン酸アルミニウム
		有機アミン石けん	オレイン酸トリエタノールアミン ステアリン酸トリエタノールアミン
	硫酸エステル塩　$R-OSO_3^-$		ラウリル硫酸ナトリウム（SLS） $C_{12}H_{25}-OSO_3^-Na^+$
	スルホン酸塩　　$R-SO_3^-$		$C_8H_{17}OOC-CH-SO_3^-Na^+$ $C_8H_{17}OOC-CH$
	リン酸エステル $R-PO^-(OH)_2$		アルキルポリエーテルモノエステル類 $\quad\quad\quad\quad\quad\quad OH\ OH$ $R-O-(CH_2CH_2O)_n-P=O$
カチオン性	四級アンモニウム塩（逆性石けん） $\begin{bmatrix} R_1 & R_3 \\ N & \\ R_2 & R_4 \end{bmatrix}^+$		塩化ベンザルコニウム $\left[\langle\bigcirc\rangle-CH_2N^+-R \begin{matrix}CH_3\\ \\CH_3\end{matrix}\right]Cl^-$ 塩化ベンゼトニウム
両性	アミノ酸型 $R-NHCH_2COOH$		ラウリルアミノプロピオン酸　$C_{12}H_{25}NHCH_2COOH$
	ベタイン型 （アミノ酸の N-トリアルキル置換体）		レシチン $\quad\quad\quad CH_2OCOR$ $R'COOCH\quad\quad O$ $\quad\quad\quad CH_2O-P-O-CH_2CH_2N^+(CH_3)_3$ $\quad\quad\quad\quad\quad\quad\ \|$ $\quad\quad\quad\quad\quad\quad O$

34 1 製剤の性質

表 1.8 非イオン性界面活性剤の分類

分　類		例	
多価アルコール脂肪酸エステル	ステアリン酸グリセリンエステル系	モノステアリン酸グリセリン（Arlacel 165）	$CH_2-O-CO-C_{17}H_{35}$ $CH-OH$ CH_2-OH
	Span 系（ソルビタン脂肪酸エステル）	Span 20 monolaurate (C12) Span 40 monopalmitate (C14) Span 60 monostearate (C16)	$H_2C\overset{O}{\diagup}CH\cdot CH_2COOR$ $HOHC\diagdown CHOH$ HOH
	ソルビタンアシルエステル	セスキオレイン酸ソルビタン（Arlacel） Span 系 monooleate および dioleate	
ポリオキシエチレン系	ポリオキシエチレン・アルコールエーテル	ラウロマクロゴール $CH_3(CH_2)_{11}O(CH_2CH_2O)_nH$	
	ポリオキシエチレン・アシルエステル	ステアリン酸ポリオキシル 40 $H(CH_2OCH_2)_nOCOC_{17}H_{35}$ （$n \fallingdotseq 40$）	
	Tween 系（ポリオキシエチレン・ソルビタンアシルエステル）	ポリソルベート 80 $\quad$ $H(OCH_2CH_2)_{n_3}O\underset{O(CH_2CH_2O)_{n_2}H}{\overset{O\quad CH_2COOR}{\diagup\quad\diagdown O(CH_2CH_2O)_{n_1}H}}$	

カリ石けん，金属石けん，有機アミン石けんに分類される．

① アルカリ石けんはアルキル鎖の長さと二重結合の存在によって性質に影響を受ける．脂肪酸としてはステアリン酸，パルミチン酸，ラウリン酸などが主である．オレイン酸の石けんは起泡性はよくないが軟質である．

② 金属石けんは水に難溶性で界面活性作用は小さく，カルシウム塩やマグネシウム塩はおもに滑沢剤（錠剤製造時の顆粒の流動性を改善するための添加剤）に，アルミニウム塩は賦形剤（製剤の形を整えるための添加剤），乳化補助材，油溶性界面活性剤に利用される．

ⅱ）硝酸エステル塩：$R\text{-}OSO_3^-Na^+$ の構造を有する高級アルコールの硫酸エステル塩である．代表的なものとして，ラウリル硫酸ナトリウム（SLS）が知られている．

ⅲ）スルホン酸塩：$R\text{-}SO_3^-Na^+$ の構造を有する．家庭用，工業用洗剤として大量に生産されており，アルキルベンゼンスルホン酸塩（ABS）が代表的なもので，ほかにアルキルアリルスルホン酸塩がある．

2）陽イオン性界面活性剤　陽イオン性界面活性剤は四級アンモニウム塩型とアミン型に大別される．四級アンモニウム塩は逆性石けんとも呼ばれ，界面活性剤としてではなく殺菌消毒剤として用いられている．その代表例として塩化ベンザルコニウムと塩化ベンゼトニウムがある．塩化ベンザルコニウム液は手指には 0.05〜0.1%，手術部には 0.1%，点眼剤には 0.25%，局所感染症には 0.01〜0.05% 程度のものが用いられる．

3）両性界面活性剤　分子内にカチオン部とアニオン部を有する界面活性剤で，一般に毒性が低いのが特徴である．代表例として，アミノ酸型のラウリルアミノプロピオン酸やベタイン型のレシチンがあげられる．レシチンはリン酸アニオンと四級アンモニウムがカチオンを有しており，食品，坐剤，乳剤に広く用いられる．

4) 非イオン性界面活性剤 イオン性の基を持たない界面活性剤であり，その親水基の構成により分類される．その親水基は—OH，—CH$_2$OCH$_2$—またはそれらの組合せからなり，疎水性部分は高級脂肪酸または高級アルコールの残基である鎖状炭化水素である．これらの親水基と疎水基を組み合わせることにより，次で述べる親水性－親油性のバランス（HLB）を変えることができる．

薬剤学的にはソルビタンエステル類 sorbitan esters とポリソルベート類 polysorbates が重要である．これらはそれぞれ Span 系および Tween 系とも呼ばれる．Span 系はソルビタン（ソルビトール sorbitol の環状脱水物）と高級脂肪酸とのエステルである．Tween 系は Span 系のエステル化されない遊離の—OH 基にポリオキシエチレン基がエーテル結合したものである．Span 系，Tween 系は，その脂肪酸残基の種類により，20 (laurate)，40 (palmitate)，60 (stearate)，80 (oleate) などの番号を付して呼ばれる．

b. 界面活性剤の性質

1) 親水性と親油性のバランス 界面活性剤はその分子構造に親水基と親油基を持っているので，両者のバランスで界面活性剤の親水性と親油性が異なる．この親水性と親油性を表す尺度として HLB (hydrophile-lipophile balance) 値がグリフィン Griffine らにより考案された．

HLB 値は界面活性剤の特性値として経験的に求められたもので，非イオン性界面活性剤について，最も親水性のものを 20，最も親油性のものを 1，親水性と親油性の等しいものを 7 として表した（図 1.38）．その後，非イオン性界面活性剤のみならずイオン性界面活性剤にも，またその数値の範囲も拡大されるようになった．デイビス Davies は界面活性剤の種々の親水基と親油基に化学量論的な基数 group number を定め（表 1.9），次の式により HLB 値を求めることを提案した．

$$\text{HLB} = 7 + \Sigma(\text{親水基の基数}) - \Sigma(\text{親油基の基数}) \tag{1.79}$$

2 種類以上の界面活性剤を混合した場合，HLB 値には相加性が成り立ち，次のように計算できる．

$$\text{HLB} = \frac{W_a \text{HLB}_a + W_b \text{HLB} + \cdots}{W_a + W_b + \cdots} \tag{1.80}$$

ここで，おのおのの界面活性剤の温度を W_a，W_b，HLB 値を HLB_a，HLB とする．界面活性剤の

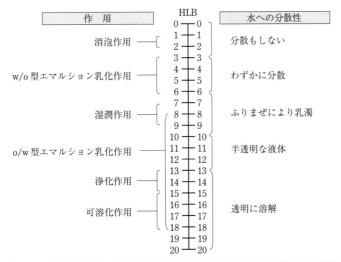

図 1.38 界面活性剤の水に対する分散性および作用の HLB 値による変化

表1.9 Span系およびTween系界面活性剤のHLB値

	界面活性剤	HLB値
Span系	sorbitan trioleate	1.8
	sorbitan tristearate	2.1
	sorbitan monooleate	4.3
	sorbitan monostearate	4.7
	sorbitan monopalmitate	6.7
	sorbitan monolaurate	8.6
Tween系	polyoxyethylene sorbitan monooleate	15.0
	polyoxyethylene sorbitan monopalmitate	15.6
	polyoxyethylene sorbitan monolaurate	16.7

HLB値と，水への分散性の関係は図1.38のようになる．

2) 界面活性剤の溶解とミセル形成 HLB値の大きい界面活性剤を水に溶解すると，濃度上昇につれて表面張力が低下し続け，ある濃度からはほぼ一定になる．界面活性剤の水溶液中での様子と表面張力，濃度との関係を図1.39に示す．濃度の低い範囲で界面活性剤の一部が溶液中に単分散溶解しており，残りが界面に吸着し，平衡状態にある．界面活性剤濃度が徐々に高まると，溶液中および吸着した界面活性剤分子は平衡を保ちながら増加するが，ある界面活性剤濃度で界面において飽和し，それ以後の温度では界面に吸着できない分子が疎水基を内側に向けて疎水結合 hydrophobic bonding し，会合体（ミセル，micelle）を形成する．このときの濃度を臨界ミセル濃度 critical micelle concentration (cmc) と呼ぶ．さらに濃度が増すと，ミセルは棒状，板状へとその形状を変える（図1.40）．ミセル形成の要因が水への界面活性剤の溶解性に依存していることから，疎水基の炭化水素鎖が長くなるとcmcは小さくなり，イオン性界面活性剤の場合は，無機塩の添加により親水基間の電気的反発が弱まってcmcが小さくなるなど，おのおのの界面活性剤に特徴的な値であると同時に，溶液環境によっても影響を受ける．

なお，界面活性剤水溶液のさまざまな物理化学的性質の濃度依存性はcmcを境にして大きく変化する．この概略を図1.41に示す．

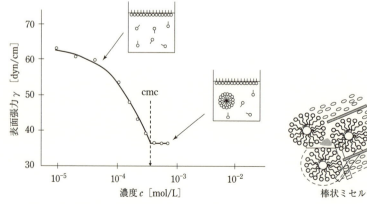

図1.39 濃度に伴う表面張力変化と界面活性剤の水溶液中での状態

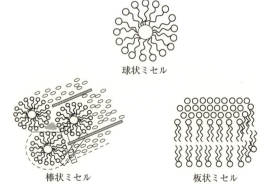

図1.40 さまざまなミセルの形状

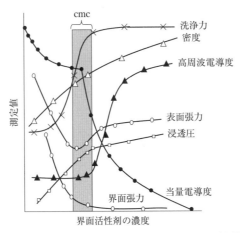

図 1.41 界面活性剤濃度と水溶液の物理化学的性質
[大塚昭信,近藤保 編:改稿版 薬学生のための物理化学, p. 258, 廣川書店, 1985 を改変]

界面活性剤の多くの利用において,界面に吸着可能な十分な単分散溶解した分子の存在,もしくはミセルの存在が必要となる.ここで,重要で特異な存在である溶媒,水に対する界面活性剤の溶解性について説明しておく.

3) イオン性界面活性剤の水への溶解 会合体であるミセル形成現象は,見方を変えれば相分離現象である.イオン性界面活性剤では,圧力一定で図 1.42 に示すような相図が得られている.図中の三重点 K はクラフト点 Krafft point と呼ばれ,この温度以上ではイオン性界面活性剤はミセルを形成して急激にその溶解度が上がる.炭素数 10 のアルキルスルホン酸ナトリウム,ドデシル硫酸ナトリウムのクラフト点はそれぞれ,約 20℃,約 10℃ である.

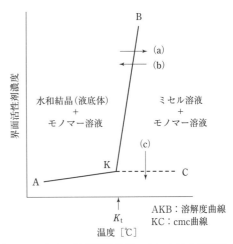

図 1.42 イオン性界面活性剤の水における溶解度の温度変化とクラフト点 (K_t) の関係模式図

4) 非イオン性界面活性剤の水への溶解 非イオン性界面活性剤の水への溶解性は,イオン性界面活性剤と大きく異なっている.クラフト点に相当する温度が非イオン性界面活性剤では 0℃ 以下であり,室温以下の温度でよく溶けるが,高温での溶解性が悪い.非イオン性界面活性剤のミセル溶液の温度を徐々に上げるとミセルを形成する分子数が最初は徐々に増加するが,ある温度付近で急激に増加し,界面活性剤相が分離する.この温度は曇り点 cloud point と呼ばれている.非イオン性界面活性剤の親水基は水との水素結合によってその親水性を維持しているが,温度上昇による熱運動の激化で水和水が離脱し,親水基の親水性が減じてこの相分離が生じる.

c. 界面活性剤の作用

1) 可溶化 solubilization 水に溶解しない油状物質も界面活性剤溶液には少量溶解する.この現象は可溶化と呼ばれている.これはミセル内に存在する疎水基集合体の液状疎水領域が油状物

質を取り込む現象であるが，最近は非可溶化物質のミセル内での存在位置に関して研究が進み，非可溶化物質の極性などに依存して図1.43に示すような位置が考えられている．可溶化を目的とする界面活性剤は，とくに可溶化剤 solubilizing agent と称する．

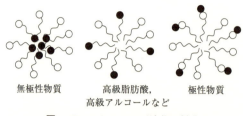

無極性物質　　高級脂肪酸，　　極性物質
　　　　　　高級アルコールなど

図1.43　ミセルへの可溶化の様式

2）乳化 emulsification　　液相に他相が粒子状態で分散している系は分散液 dispersion と呼ばれ，粒子は分散質 dispersed phase，粒子が分散している媒質を分散媒 dispersion medium という．分散液は，分散質が液体の場合はエマルション（emulsion，乳剤），固体の場合はサスペンション（suspension，懸濁剤）と呼ばれる．安定な乳濁液，すなわちエマルション化することを乳化と呼ぶ．乳剤については型を含め後述する．

3）湿潤 wetting　　湿潤作用とは，固体表面に吸着膜や被膜を作り，ぬれを増す作用である．疎水表面を持つ固体は水にぬれにくく，その微粒子を水に分散しようと試みても凝集して分散できない．界面活性剤を添加すると，疎水基を固体界面に，親水基を水に向けて吸着し，固体表面をぬれやすくする．この作用を湿潤という．液体が固体表面に対して浸漬ぬれ（1.3.2項a参照）を生じるまでぬれやすくなれば，微粒子であっても液体に分散可能である．

4）分散 dispersion　　吸着した界面活性剤による保護作用や電気二重層形成によりコロイド粒子の分散性は増強する．

1.4　分　　散　　系

> SBO　E5(1)③2　代表的な分散系（分子集合体，コロイド，乳剤，懸濁剤など）を列挙し，その性質について説明できる．
> 　　　　　　　3　分散した粒子の安定性と分離現象（沈降など）について説明できる．
> 　　　　　　　4　分散安定性を高める代表的な製剤的手法を列挙し，説明できる．

1.4.1　分散系の分類

　分散系は連続または分散媒中に粒子 dispersed particle が分散している系のことをいう．分散している粒子の大きさによって分子分散系，コロイド colloidal 分散系，粗大 coarse 分散系に分けられる（表1.10）．

　分子分散系は1 nm 以下の低分子が分散したもので，粒子は電子顕微鏡でも見えず，限外沪過用沪紙や半透膜を通過する．コロイド分散系は，高分子のように1個の分子がコロイド次元である分子コロイド，界面活性剤の会合粒子のようなミセルコロイド，分散媒中にコロイド次元（約0.5 μm ～約1 nm 程度）の集合粒子が分散する分散コロイドとに分けられる．粗大分散系はさらに大きい粒子が浮遊した系で，乳剤や懸濁剤が含まれる．

1.4 分 散 系

表 1.10 分散系の粒子径による分類と特徴

	分子分散系	コロイド分散系	粗大分散系
粒子径	1 nm 以下	1 nm〜0.5 μm	0.5 μm 以上
特　徴	顕微鏡で目視不可，半透膜・限外沪過膜を通過	電子顕微鏡で目視可，光学顕微鏡で目視不可，半透膜は通過しない．沪紙は通る	光学顕微鏡で目視可，沪紙，半透膜を透過しない
例	ブドウ糖溶液，電解質溶液	AgI コロイド，高分子ミセル	赤血球，エマルション，粉体など

a. コロイドの種類 （表 1.11）

1) 疎液性コロイド　　コロイド粒子と分散媒との相互作用が弱い系を疎液性 lyophobic （溶媒を嫌う）コロイドという．親液性コロイドとは異なり，粒子の周りには溶媒層がほとんど存在しない．このような例としては金，銀，イオウ，硫化ヒ素，ヨウ化銀があげられる．

2) 親液性コロイド　　コロイド粒子が分散媒と強く相互作用する系を親液性 lyophilic （溶媒を好む）コロイドという．ゼラチンやアラビアゴムの水溶液は親液性コロイドの例である．これらの粒子は水分子と強く相互作用をし，粒子表面には水和層が形成されるので親水性コロイドと呼ばれる．ゴムやポリスチレンは，非水の有機溶媒中で親液性コロイドを形成する．これは親油性コロイドと呼ばれる．

表 1.11 コロイドの性質の比較

	疎液性コロイド	親液性コロイド	
	分散コロイド	分子コロイド	会合コロイド
熱力学的安定性	不安定	安　定	安　定
調製法	特殊な調製法が必要	自発的に膨潤，溶解する（高分子）	cmc 以上で自発的にミセルを形成する
添加塩の影響	少量の電解質で凝析しやすくなる（DLVO 理論）	高濃度の電解質で脱水，沈殿（塩析）	電解質の添加でミセルができやすくなる（cmc の低下）
例	水酸化鉄コロイド，AgI コロイド，エマルション，サスペンションなど	カルメロースナトリウム，ポビドン，ゼラチンなどの水溶液	ラウリル硫酸ナトリウムのミセル，Tween80 のミセルなど

3) 会合コロイド　　界面活性剤などの両親媒性物質は，ある濃度範囲を超えると分子どうしが会合 association し凝集体（ミセル）を形成する．この分散系を会合コロイド，またはミセル micelle コロイドという．

b. 分散系の安定性

1) 安定性の要因　　液中に浮遊している粒子が，いつまでもその大きさを変えず，沈降もせず浮かんでいる場合このコロイド溶液は安定であるという．コロイド分散系の安定性は，コロイド粒子の荷電状態，粒子表面に結合する溶媒層の比重，粘度により決まる．コロイド分散は**ブラウン運動**[*1] Brownian movement により互いに反発し動き回っている．その際，凝集によって粒子どうしが集合しあえば，粒子は大きくなり沈殿する．実際に安定なコロイド粒子は同じ荷電を持っており，そのため互いに反発しあって安定化に役立っている．

親水性コロイドと疎水性コロイドは電気的条件が異なっているため，安定化の条件が異なる．親水性コロイドはその親水性によって水分子と結びつき水和しているために安定な分散系を形成する．疎水性コロイドは不安定であり，その表面に存在する電荷のみにより安定性が保たれている．少量の電解質を添加すると電荷は中和され，その結果，粒子間の電気的反発力が低下し粒子は凝集 coagulation を起こす．

2) 電気二重層 コロイド粒子の表面は解離基や吸着したイオンにより荷電している．これを中和するため分散媒中の反対電荷のイオン（対イオン）counter-ion が粒子表面に引き寄せられ電気二重層を形成している．この電気二重層は，対イオンが粒子表面に固定されている部分（固定層）とそれに続く層，すなわちイオンが自由に運動している拡散層とからなっている．粒子表面からの距離に対する電位の変化を図 1.44 に示す．分散粒子の示す電気現象は界面動電現象 interfacial electrokinetic phenomena という．粒子が分散媒中を運動するときのずり面はこの固定層外縁と近似的に等しいと考え，その電位のことを界面動電位 electrokinetic potential あるいは**ゼータ電位**[*2] ζ potential という．ゼータ電位は**電気泳動**[*3]や**流動電位**[*4]法などにより求めることができる．

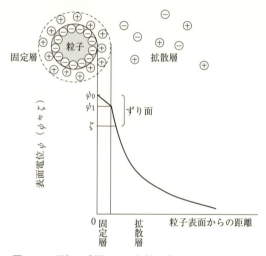

図 1.44 電気二重層モデルと粒子表面からの電位変化

3) DLVO 理論 疎水性コロイドの安定性については DLVO 理論（Derjaguin, Landau, Verwey, Overbeek の 4 人の研究者の頭文字をとった）が知られている．コロイド粒子間には静電的な反発力と普遍的な引力ファンデルワールス力が働いている．このために粒子どうしが接近する場合，その間に働くポテンシャルエネルギー V_T は，静電的反発力 V_R と引力 V_A の和として表される．

$$V_T = V_R + V_A \tag{1.81}$$

[*1] **ブラウン運動**：気体中あるいは低粘性の液体中に浮遊する微粒子に見られる不規則な運動．
[*2] **ゼータ電位**：界面動電位ともいう．固体と液体の界面電位のうち，2 相の相対運動に基づく電位をいう．
[*3] **電気泳動**：荷電粒子を含む溶液に直流電圧を加えるとき，粒子がどちらかに移動する現象．
[*4] **流動電位**：静止している固体壁に対して液体を流すとき，固体との界面に電気二重層が生じ，流れる液体が荷電して電位を生じる．

そのポテンシャルエネルギーと2つの粒子間の距離の関係を図1.45に示す．原点近くに深い引力のポテンシャルの谷が存在し，中ほどに反発力の高いポテンシャルの山が存在している．すなわち，粒子どうしが接近するためには大きな斥力ポテンシャルの山を越えなければならない．V_Rが大きいほど凝集は起こらず，コロイドは安定である．

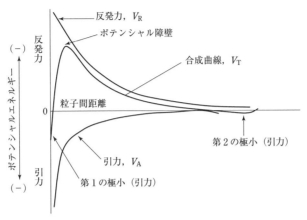

図1.45 懸濁液中の粒子についての，ポテンシャルエネルギーと粒子間距離の関係

4）コアセルベーション 正と負の電荷を帯びた親水性コロイドを混合すると，静電気的相互作用によりコロイドに富んだ濃厚な相が形成される．この分離現象をコアセルベーション coaservation といい，このコロイドに富んだ相をコアセルベート coaservate という．たとえば親水性の高分子コロイドであるゼラチン溶液中に，エタノールのような脱水性の溶媒を添加すると，コロイドに富む高濃度溶液相とコロイドに乏しい希薄な溶液相の2相に分離しコアセルベーションが起こることになる．

c．乳　剤

乳剤は溶け合わない2種の液体の一方が小球状をなし分散した状態で，他方の液体中に分散したものである．分散している相を分散相 dispersion phase または不連続相，内相 internal phase，他方を分散媒または連続相 continuous phase，外相 external phase という．

乳剤には2つの型があり，水が分散媒で油が分散相である水中油 o/w 型乳化剤と，この逆で油が分散媒で水が分散相である油中水 w/o 型乳剤がある．o/w 型乳剤が一般的に内服用製剤，注射剤に用いられているが，最近では経口投与製剤，筋注製剤などに w/o/w 型多重乳剤 multiple emulsion が持続性製剤として用いられている．乳剤の型を決定する因子には，水と油の容積比，温度，乳化の際の機械的条件，乳化用溶液の親疎水性，乳化剤 emulsifying agent の種類と濃度などがある．

乳剤は通常は不安定系である．熱力学的には界面積が小さいほど分散系は安定であり，2相間の界面積が非常に広いことを特徴とする乳剤は不安定である．この状態を維持するには両者間の界面張力を極力小さくする必要があり，界面活性剤を乳化剤として一般に使用する．乳化剤には界面活性剤が主に用いられる．界面活性剤を用いる場合，乳剤の型の決定には界面活性剤の HLB 値が重要な因子となる．すなわち，親水性の大きい乳化剤が o/w 型の，親油性の大きい乳化剤が w/o 型の乳剤となり，一般に乳化剤の溶けやすい液が乳剤の連続相になりやすい．これをバンクロフト

Bancroftの経験則という．また，乳化方法，撹拌方法，使用する容器の壁への親和性，温度，2相の量比も生成乳剤の型に影響する因子である．

乳剤の型の判別法は以下の通りである．

①**希釈法**：乳剤はその外相と親和性を有する液体とは混合しやすい．o/w型乳剤は水で希釈すると自由に混じり合い，w/o型乳剤は油と徐々に混ざり合う．

②**電気伝導度法**：o/w型乳剤は電流が流れやすく，w/o型乳剤はほとんど流れない．

③**色素法**：w/o型乳剤には油溶性色素（スダンⅢ）を，o/w型には水溶性色素（メチルオレンジ，メチレンブルーなど）を少量添加すると分散媒中に広がり，着色される．

1）乳化剤　界面活性剤のほかに主な乳化剤として，高分子電解質のアラビアゴム，ゼラチン（いずれもo/w型）が使われる．これらは油-水界面に吸着膜を形成し，保護コロイドとして安定化に役立つ．ただし，界面張力の低下は示さない．親水性高分子であるトラガント，メチルセルロース（MC），カルメロースナトリウム（CMC-Na）などは補助乳化剤として用いられている．ベントナイトは微粉末として界面に吸着し乳化を助ける．作成には少量であれば乳鉢と乳棒を用いるが，電気ミキサー，ホモジナイザー，コロイドミル，超音波乳化機なども用いられている．

2）乳剤の安定性　乳剤の不安定性は転相，凝集とクリーミング，合一と破壊，物理的と化学的変化に分類できる．乳剤の不安定化の経路を図1.46に示す．

①**転相** phase inversion：乳剤の型がw/o⇔o/wのように変化することを転相という（図1.47）．転相は主に乳剤の性質が外的因子によって変化する場合に起こる．水溶性の非イオン性界面活性剤により作製したo/w型乳剤の温度を上げると，ある温度でw/o型乳剤に変化する．この温度を転相温度 phase inversion temperature（PIT）と呼ぶ．これは，非イオン性界面活性剤は温度が上がると親水性から親油性に変わるためである．

②**クリーミング** creaming：分散媒と分散相の比重の違いにより分散相粒子が浮上するか沈降する現象で，クリーム分離ともいう（図1.46）．この速度にはストークス Stokes の式が適用される．

$$v = \frac{d^2(\rho - \rho_0)g}{18\eta_0} \tag{1.82}$$

ここで，vは沈降速度，dは粒子径，ρおよびρ_0は分散相および分散媒の密度，η_0は分散媒の粘度，

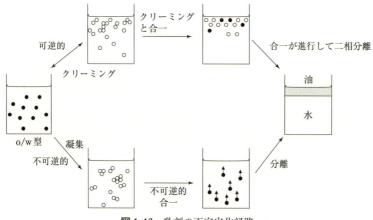

図1.46 乳剤の不安定化経路

g は重力の加速度である．分散媒の粘度を大きくし，粒子径を小さく，かつ均一にするとクリーミングは起こりにくくなる．クリーミングしたものは振とうにより再びもとの乳剤に戻る．しかし，そのまま放置すると凝集，合一し，乳剤系は破壊される．したがって，沈降速度 v を小さくすることが乳剤の安定化をもたらす．

③**合一** coalescence と **破壊** break：乳剤の破壊は分散粒子の周囲に存在する乳化剤などの吸着膜が破壊されて分散粒子の合一を起こすために生じる（図 1.46）．クリーミングの場合と違って，単なる振とうでは再びもとの乳剤には戻らない．

d. 懸濁剤

コロイド次元よりも大きな微粒子（$0.1\ \mu m$）を液体中に均一に分散させた不均一製剤を懸濁剤と呼び，通常はゾルの状態をいう．固体粒子の分

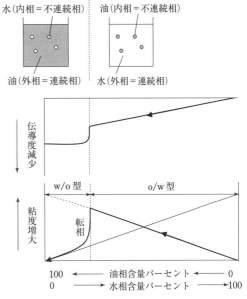

図 1.47 乳剤の転相と物理化学的性質の変化

散状態を維持するために添加される物質を懸濁化剤 suspending agent という．懸濁化剤には固-液界面張力を低下させ固体のぬれを良くする界面活性剤や，固-液界面に吸着させ静電的な反発力を与える電解質（ヘキサメタリン酸カルシウムやクエン酸ナトリウムなど），ショ糖，グリセリン，MC，CMC-Na などのように分散媒の粘性を高めるものなどがある．

1) 懸濁剤の安定性　懸濁剤の安定性は，懸濁粒子の沈降 sedimentation の状態によって評価される．沈降速度 v（cm/s）は，ストークスの式（式（1.82））で表される．ストークスの式は，粒子の沈降が層流状態にあり，ほかの粒子の影響を受けない，自由沈降のときに成立する．

理想の懸濁剤は分散粒子の沈降が遅いこと，再分散が容易であることが必要である．分散粒子の粒子半径が大きい場合は重力が優位に働き，粒子は沈降し堆積層を形成する．堆積層の自重により粒子間距離が短くなり引力が働くと，この堆積層は結合体となり，再び粒子を均一に分散させることが困難になる．このような堆積層の形成をケーキング caking という．

e. ゲ ル

コロイド次元を持つ高分子の溶液はゾル sol と呼ばれているが，液の中にコロイド粒子の数が多くなると，粒子が互いにつながったり，それらの作る網目の中に液体が介在するような状態を作り，液全体が半固形となる．これらをゲル gel と総称するが，大量の液体を含み固化したものはゼリー jelly，液体の大部分を分離したものはコロイド沈殿 coagel，乾燥した寒天のようなものは乾燥ゲル xenogel という．最近ゲルは軟膏の基剤などに利用されている．ある種のゲルは振とう，撹拌などを行うとゾルに，静置するとやがてゲルに戻る．これをチキソトロピー thixotropy と呼んでいる．

1.5 流 動 と 変 形

SBO E5(1)②1　流動と変形（レオロジー）について説明できる.

1.5.1　レオロジー rheology

　軟膏，クリーム，練り歯磨き，ヨーグルト，アイスクリーム，ペンキ，粘土，ゴムのような，固体と液体の中間の物質は，固体的な性質である弾性 elasticity と液体的な性質である粘性 viscosity の両方を兼ね備えており，この性質のことを粘弾性 viscoelasticity という．さらにこの粘弾性を持つ物質を半固形物質という．半固形物質の物性は外力を加えたときの物体の変形や流動の大きさの違いにより生じるものであり，この変形や流動を定量的に解析する学問をレオロジー rheology という．薬学領域では，軟膏剤やクリーム剤などの硬さ・皮膚に塗布した時の延び・チューブからの押し出しやすさや，懸濁性または乳濁性注射剤の流動性，血液製剤中の生体コロイドの力学的挙動（流動・変形・付着・凝集）の評価がレオロジーの対象となる．

1.5.2　弾　　性

　弾性 elasticity とは，力を加えると瞬時に変形（ひずみ）を起こし，力を除くと変形が瞬時に消失する（元に戻る）性質をいう．力がある限界（弾性限界）を超えて大きくなると変形は戻らなくなる．力がある限界（弾性限界）以内であれば，力と変形（ひずみ）の間にはフックの法則 Hooke's rule と呼ばれる比例関係が存在する．

$$\sigma = K_\gamma \tag{1.83}$$

ここで，γ は無次元数である．γ のように単位長さ（あるいは単位面積，体積）あたりの変形量をひずみ strain という．K は，ひずみがせん断ひずみの場合は，せん断弾性率 shear moduluss，伸長ひずみの場合はヤング率 Young's modulus と呼ばれ，変形しにくさを表す．また，K は，物体の大きさ（長さおよび断面積）に無関係で物質固有の性質を示し，その単位は応力と同じく単位面積あたりの力すなわちパスカル（Pa）である．一般に物体に外力を加えると，反作用としてその物体の内部に反対向きのが生じる．これを応力 stress といい，単位面積あたりの力で表す（Pa すなわち Nm^{-2}）．式中の σ は応力である．応力は面に対してある傾きを持っているが，これを面に垂直な成分と平行な成分とに分解することができる．前者を法線応力 normal stress，後者を接線応力 tangential stress という．引張応力や圧縮応力は法線応力であり，せん断応力は接線応力である．せん断弾性率 shear modulus の逆数をせん断コンプライアンス shear compliance という．また，体積 V_0 の弾性体に均一な圧力 P を作用させて，その体積を ΔV だけ変化させるときには式（1.84）が成立する．

$$\frac{PV_0}{\Delta V} = B = 一定 \tag{1.84}$$

この定数 B も弾性率で，体積弾性率 bulk modulus といい，その逆数を圧縮率 compressibility という．物体を縦方向に引っ張ると，横方向への収縮も同時に生じる．この横方向へのひずみを，縦方向へのひずみでわった値をポアソン比 Poisson's ratio という．変形時に物体の体積が変化しない（したがって密度も変化しない）場合は，ポアソン比は 0.5 となる．

1.5.3 粘性 viscosity
a. ニュートンの粘性法則

図 1.48 のように，大きな面積 A の平行な 2 枚の平板で液体をはさみ，下の板を固定し力 F を加えて上の板を一定速度で下の板に平行に移動させる．下の平板から距離 γ だけ離れた点の速度を v とすると，速度勾配（せん断速度 rate of shear ま

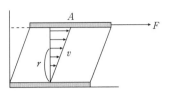

図 1.48 粘性流体の流れのモデル

たはずり速度ともいう）$D = dv/d\gamma$ を持った流れが生じる．これをクエットの流れ Couette flow という．

このとき速度をならして一様にしようとして，せん断応力 shearing stress が働き，内部摩擦力が生じる．この性質を粘性 viscosity という．多くの液体や低分子溶液では，速度勾配はせん断応力 S (F/A) に比例する（式 (1.84)）．この関係をニュートンの粘性法則 Newton's law of viscosity といい，比例定数 η を粘度 viscosity または粘性係数，粘性率（いずれも coefficient of viscosity），絶対粘度 absolute viscosity という．

$$S = \eta D \tag{1.85}$$

粘度の単位はパスカル秒（Pa·s）であるが，実用単位としてミリパスカル秒（mPa·s）も使用されている．常温における水の粘度は約 1 mPa·s である．粘度 η をその密度 ρ で除した値 v (η/ρ) を動粘度 kinematic viscosity という．その単位は m^2/s であるが，mm^2/s も使われている．

粘度の逆数を流動度 fluidity といい，流れやすさの度合を示す．その単位は m^{2}N^{-1}s^{-1} である．

b. 分散系の粘度

分散系（エマルション，サスペンション）の粘度と分散粒子の濃度との関係については，アインシュタインの粘度式 Einstein's viscosity formula（式 (1.86)）が用いられる．

$$\eta = \eta_0(1 + 2.5\phi) \tag{1.86}$$

ここで，η は分散系の粘度，η_0 は分散媒の粘度，ϕ は分散相の体積分率（分散相の体積 / 分散系全体の体積）である．この式は，分散粒子が球状で，粒子間の相互作用が無視できる程度の希薄な系について成立する．疎水コロイドでは ϕ が変化せず，アインシュタインの式が実測値とよく一致する．一方，親水コロイドでは粒子が溶媒和したり，粒子が膨潤すれば ϕ が増加し，粘度がアインシュタインの式で得られた値よりも大きくなる．

η_0 に対する η の比を相対粘度 relative viscosity といい（式 (1.86)），相対粘度から 1 を引いた値（すなわち，粒子の分散により生じた粘度増加の割合）を比粘度 specific viscosity という（式 (1.88)）．相対粘度および比粘度は無次元数である．

$$\eta_{\mathrm{rel}} = \frac{\eta}{\eta_0} \tag{1.87}$$

$$\eta_{\mathrm{sec}} = \eta_{\mathrm{rel}} - 1 = \frac{\eta}{\eta_0} - 1 \tag{1.88}$$

c. 粘度の温度依存性

液体では，流動度 ϕ や絶対温度 T との間にはアンドレード Andrade の式（式 1.89）が成立する．

$$\phi = \phi_A \exp\left(-\frac{\Delta E}{RT}\right) \tag{1.89}$$

この式はアレニウス式と同じ形で，ΔE は流動の活性化エネルギーという．ϕ_A は，V/Nh で表され，

V は分子容量（1 mol の体積），N はアボガドロ数，h はプランク定数，R は気体定数である．式 (1.86) より，液体では ϕ の逆数である粘度は温度の上昇により減少する．

1.5.4 流　　動
a. ニュートン流動

ニュートンの粘性法則に従う流体（液体）をニュートン流体（液体）Newtonian fluid (liquid) といい，その流動をニュートン流動 Newtonian flow という．

横軸にせん断応力 S，縦軸にせん断速度 D をプロットした D-S の関係を示すグラフを流動曲線（レオグラム）rheogram という．この時の傾きは粘度 η の逆数となる．ニュートン流体では S が D に比例するため，流動曲線は原点を通る直線を示す（図 1.49 (a)）．傾きは一定であるため，傾きの逆数である粘度 η (S/D) は，S, D の値に関係なく一定値となる．直線の傾きが大きい流体ほど粘度は小さい．

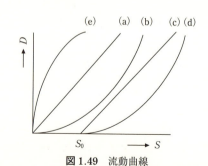

図 1.49　流動曲線
(a) ニュートン流動，(b) 準粘性流動，(c) 塑性流動，(d) 準塑性流動，(e) ダイラタント流動．

b. 非ニュートン流動

多くの高分子溶液やエマルション，サスペンションなどではニュートンの流動法則に従わない．このような流体（液体）を非ニュートン流体（液体）non-Newtonian fluid (liquid) といい，その流動を非ニュートン流動 non-Newtonian flow という．非ニュートン流体（図 1.49 (b)～(e)）では，流動曲線は曲線または原点を通らない直線となる．そのため，非ニュートン流体では粘度 η は一定とならず，S あるいは D に依存して変化する．このように η が S あるいは D に依存して一定にならないことを異常粘性 anomalous viscosity という．異常粘性では流動曲線上の一点における S/D の値は，その測定条件における見かけの粘度 apparent viscosity η_a である．η_a のかわりに流動曲線上の点における接線の傾きの逆数 η_d (dS/dD) を用いることもある．この η_d を微分粘度 differential viscosity という．毛細管粘度計では，流動曲線上のただ一点における見かけの粘度しか測定できず，流動曲線の形状を把握できない．したがって，毛細管粘度計は非ニュートン流動体の粘度測定には適さない．非ニュートン流動には，塑性流動（ビンガム流動），準塑性流動，準粘性流動，ダイラタント流動がある．

c. 塑性流動（ビンガム流動）

濃厚なエマルション（クリーム）やサスペンション（ペースト）では，ある値以上の応力 S_0（これを降伏値 yield value という）が加わらないと流動しないが S_0 以上の応力 S が加わると ($S - S_0$) に比例したせん断速度 D で流動することが多い．この時のレオグラムは，原点を通らないものの，直線を示す．横軸のせん断応力 S と交点，または直線を外挿して得られる交点が降伏値である．この流動を塑性流動 plastic flow（ビンガム流動 Bingham flow）という．たとえば，軟膏，練り歯磨き，ケチャップなどがこの流動を示す．

d. 準塑性流動

塑性流動（ビンガム流動）と同じようにレオグラムが，原点を通らず，降伏値を有するが，S_0 以上の応力 S が加わると上向きに凹になる場合の流動を準塑性流動 pseudo (quasi) plastic flow と

いう．たとえば，メチルセルロース，アルギン酸ナトリウムなどの高分子の 2〜3% の濃厚水溶液がこの性質を示す．

e. 準粘性流動

レオグラムが，原点を通る上向きに凹になる場合の流動を準粘性流動 quasi（pseudo）viscous flow という．せん断応力 S の増加により粘度が減少して流れやすくなる流動である．トラガントやメチルセルロース，カルメロースナトリウムなどの鎖状高分子の 1% 前後の水溶液でこの流動が見られる．鎖状高分子は，せん断応力の増加につれ流動方向に高分子の長軸を向けて並び始めるため，この配列が流動抵抗を減少させ，みかけの粘度 η_a の減少をもたらす．

塑性流動，準塑性流動および準粘性流動では，せん断応力が増大するにつれて粘度が減少する．この原因として，せん断力 S の増加に伴う懸濁粒子の流れの方向への配向と，溶質および粒子により形成されていた 3 次元の網目構造 network structure（足場構造 scaffold structure ともいう）の破壊が考えられる．このような構造の変化により粘性が変化する性質を構造粘性 structural viscosity という．流動開始時の網目構造の変化の違いにより，流動が塑性流動，準塑性流動および準粘性流動のいずれになるかが決まる．

f. ダイラタント流動

レオグラムは原点を通るが，上向きに凸になる場合の流動をダイラタント流動 dilatant flow といい，そのような現象をダイラタンシー dilatancy という．せん断応力 S の増加により粘度が増加して流れにくくなる流動である．したがって，準粘性流動とは逆の性質となる．デンプンなどの非凝集性の粒子径の小さい粒子の高濃度（約 50% 以上）水性懸濁液で見られる．静止状態では粒子が密に充填し，粒子間空隙を分散媒が十分に満たされた状態にある．せん断応力が小さい場合には，その粒子の配列が維持され比較的流動しやすいが強いせん断応力下では粒子の配列が崩れて広がり，粒子間空隙の体積が増加する．その結果，分散媒が空隙を十分に満たせなくなり，部分的に乾燥した状態となるため，粒子間の摩擦が増大して強い流動抵抗力が生じる．海岸のぬれた砂浜を歩くとき，足跡のところだけ乾いたように見えることがあるが，これは，ぬれた砂地を踏むと，足元のまわりの砂が膨らんで水を吸収することから乾いて見えるためで，この現象はダイラタンシーの一種である．

g. チキソトロピー

せん断により粘度の低下が生じるが，放置すると緩やかに粘度が回復する（せん断による粘度低下が可逆的である）現象をチキソトロピー（揺変性）thixotropy という．せん断応力を増加させて一定値に達したのちに応力を減少させて流動曲線を描くと，チキソトロピーを示す物質のレオグラムでは，下降曲線（応力減少時の流動曲線）は上昇曲線（応力増加時の曲線）と一致せず左側に現れる（図 1.50）．これをヒステリシスループ hysteresis loop という．チキソトロピーが生じる原因は，

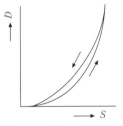

図 1.50 チキソトロピー

応力変化により生じる構造の変化が時間を要するためである．すなわち，「せん断による網目構造の破壊」と「応力減少時の構造の回復」という 2 つの過程が緩やかに進行するからである．

速度変化に対して構造の破壊速度が大きく回復速度が小さいほどヒステリシスが大きくなる．よって，ヒステリシスループ面積はチキソトロピーの大きさの目安となる．一般に，チキソトロピーを示す流体は，系全体に 3 次元の網目構造を形成している．静止状態ではゲル状であるが，せ

ん断応力下では流動性が増す．そのため，撹拌や振とうによるゾルからゲルへの等温可逆的な変化が生じる．モノステアリン酸アルミニウム，酸化亜鉛，ベントナイトなどの懸濁液はチキソトロピーを示すことが知られている．

1.5.5 粘　弾　性

分散系や高分子材料物質は，液体としての粘性（流動性）と固体としての弾性（応力を除去すると変形が回復する）とを有する．このような粘性と弾性の両方の性質を粘弾性 viscoelasticity という．粘弾性の現象を理解するために力学的モデルが用いられる．粘性（ニュートンの粘性法則）のモデル体としてピストンと粘度の高いシリンダーからなるダッシュポット dashpot，弾性（フックの法則）のモデル体としてバネが用いられる．

a. マクスウェルの2要素モデル

マクスウェル Maxwell の2要素モデルとは，図1.51 (a) のように，ダッシュポットとバネを直列に連結したモデルである．このモデルを力 S_0 で引張って全体のひずみを γ とした後，そのひずみを一定に保つ．このとき，応力 S は図1.51 (b) のように S_0 から時間 t の経過とともに減少する．これを応力緩和 stress relaxation という．弾性率を G，バネに加わる力を S_1，ひずみを γ_1 とすると，フックの法則により $S_1 = G\gamma_1$ となる．一方，ダッシュポットに加わる力を S_2，ひずみを γ_2 とすると，ニュートンの粘性法則より $S_2 = \eta \mathrm{d}\gamma_2/\mathrm{d}t$ となる．バネとダッシュポットは直列であるため，$S = S_1 = S_2$，$\gamma = \gamma_1 + \gamma_2$ となる．応力緩和の実験では γ が一定であることから，$\mathrm{d}\gamma/\mathrm{d}t = 0$ となるので，S は式 (1.90) で表される．

$$S = S_0 \exp\left(-\frac{Gt}{\eta}\right) \tag{1.90}$$

式 (1.90) より，応力が S_0/e になる時間 τ（これを緩和時間 relaxation time という）は，$\tau = \eta/G$ で表される．一定の力 S_0 をかけ続けたときのひずみ γ が時間経過とともに増大する現象をクリープ creep という．マクスウェルの2要素モデルのクリープを測定すると，$S_1 = S_2 = S_0$（一定）より，ひずみ γ は式 (1.91) で表される（図1.51 (c)）．

$$\gamma = \frac{S_0}{G} + \left(\frac{S_0}{\eta}\right)t \tag{1.91}$$

このひずみが γ_a になったとき（時間 t_a）に力を除くと，弾性変形によるひずみ S_0/G は回復するが残りの粘性流動によるひずみ $S_0 t_\mathrm{a}/\eta$ は回復しない．

b. フォークトの2要素モデル

フォークト Voigt の2要素モデルとは，図1.52 (a) のように，ダッシュポットとバネを並列に連結したモデルである．フォークトの2要素モデルのクリープ実験では，$S = S_1 + S_2$ が一定となるので，ひずみ γ（$= \gamma_1 = \gamma_2$）は式 (1.92) で表される．

$$\gamma = \frac{S}{G}\left[1 - \exp\left(-\frac{Gt}{\eta}\right)\right] \tag{1.92}$$

この式より，ひずみ γ は時間経過とともに一定値 γ_∞（$= S/G$）に漸近する．ひずみが $(1 - 1/e)\,\gamma_\infty$ になる時間 λ（これを遅延時間 retardation time という）は，$\lambda = \eta/G$ で表される．また，時間 t_a で γ_a だけひずみが生じた時に，急に力を取り除いた時のひずみ γ の時間的経過（クリープ回復 creep recovery という）は式 (1.93) で表される．

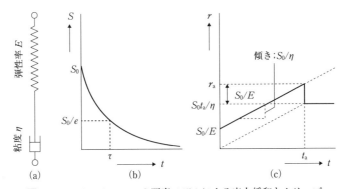

図1.51 マクスウェルの2要素モデルによる応力緩和とクリープ
(a) マクスウェルの2要素モデル，(b) 応力緩和曲線，(c) クリープ直線．

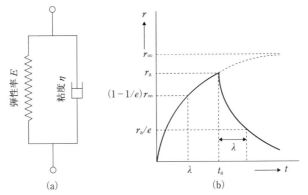

図1.52 フォークト2要素モデルによるクリープ曲線
(a) フォークト2要素モデル，(b) クリープ曲線．

$$\gamma_a = \gamma \exp\left(-\frac{t-t_a}{\lambda}\right) \tag{1.93}$$

以上，マクスウェルおよびフォークトの2要素モデルについて述べたが，実在の物体では多数のバネとダッシュポットの組み合わせを考えねばならない．

1.5.6 レオロジー特性値の測定

レオロジー特性を評価するには，ポアズイユの法則（Poiseuille's law）を利用した毛細管粘度計（capillary viscometer），ストークスの法則を利用した落球粘度計（falling sphere viscometer），回転粘度計（rotational viscometer）など種々の粘度計が使用される．日本薬局方には粘度測定法が収載されており，第1法の毛細管粘度計法ではウベローデ型粘度計（Ubbelohde viscometer）（図1.53（a））が，第2法の回転粘度計法には，共軸二重円筒形回転粘度計（クエット型粘度計），単一円筒形回転粘度計（ブルックフィールド型粘度計），円すい-平板形回転粘度計（コーンプレート型粘度計）（図1.53（b）〜（d））が記載されている．毛細管粘度計はニュートン流動体の測定に適しており，回転粘度計はニュートン流動体および非ニュートン流動体に適している．ただし，非ニュートン流体でもニュートンの法則からのずれが無視できるほど小さければ毛細管粘度計を用いて評価してもよい．

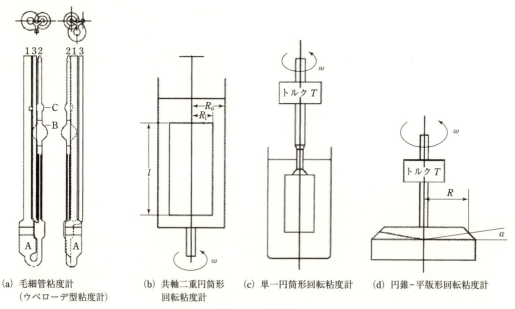

(a) 毛細管粘度計
(ウベローデ型粘度計)

(b) 共軸二重円筒形回転粘度計

(c) 単一円筒形回転粘度計

(d) 円錐-平版形回転粘度計

図1.53　粘度計

a. 毛細管粘度計

毛細管粘度計 capillary viscometer はニュートン流体の粘度の測定に用いられ，その原理は，ポアズイユの法則（Poiseuille's law）による．一定量の流体を下部の液溜めに入れ，一度毛細管の液溜め上部の上部標線まで液を吸い上げ，上下の標線間を液が通過する時間を測定する．半径 r_0（cm）と長さ l（cm）の毛細管を使用し，液注高さ h（cm）で生じる両端の圧力差 Δp において試料液（密度 ρ（g/cm³））の容積 V（cm³）が時間 t（s）で流れるとする．この場合，ポアズイユの式 Poiseuille's equation（式（1.94））が成立する．

$$V = \frac{\pi \Delta p r_0^4}{8\eta l} \tag{1.94}$$

この式から，以下のように粘度を求めることができる．

$$\eta = \frac{\pi \Delta p r_0^4 \cdot t}{8Vl} = \frac{\pi g h \rho r_0^4 \cdot t}{8Vl} = Kt\rho = v\rho \tag{1.95}$$

ここで，K は個々の粘度計に固有の値，v は動粘度である．

b. 回転粘度計

回転粘度計はせん断速度 D あるいはせん断応力 S が調節できるため，ニュートン流体にも非ニュートン流体にも使用できる．通例，液体中を一定の角度で回転するローターに働く流体の粘性抵抗により生じる力（トルク）をバネのねじれ度で検出し，粘度に換算する原理などを応用した測定方法である．これには，共軸二重円筒形，単一円筒形，円すい-平板形などがある．共軸二重円筒型粘度計は，間隔の狭い同心円筒の間に精悍流体を入れて内側または外側の円筒を回転すると，近似的にクエットの流れが生じる．これを利用したのが共軸二重円筒形粘度計である．外筒の半径を R_1，内筒の半径を R_2，液中に浸っている筒の高さを h とし，回転させる筒の回転角速度を ω とする．中心からの距離が r の部分の D，S はそれぞれ式（1.96），（1.97）で表される．

$$D = \frac{2R_1^2 R_2^2}{(R_1^2 \cdot R_2^2) r^2} \tag{1.96}$$

$$S = \frac{T}{2\pi r^2 h} \tag{1.97}$$

ただし，T はトルクである．ゆえに，トルクがわかれば，粘度は式（1.98）により算出される．

$$\eta = \frac{S}{D} = \frac{T}{4\pi\omega h} \cdot \left(\frac{1}{R_2^2} \cdot \frac{1}{R_1^2}\right) \tag{1.98}$$

そこで D および S を変化させて η を S の関数として求め流動曲線を得る．トルク T の求め方は，クエット型粘度計では内筒がねじり定数 k のワイヤでつるされている．粘度測定時に内筒が角度 0 だけねじれて粘度抵抗とワイヤの復元力とが釣り合えば，$T = k\theta$ となる．ストーマー型粘度計では，おもりの質量を W，内筒の回転軸に取り付けられたプーリの半径を l とすれば，$T = Wgl$ で表される（g は重力加速度）．単一円筒型粘度計は，液体中で円筒を回転させ，それに作用する粘性抵抗をばねのねじれより測定する装置である．共軸二重円筒型粘度計の外筒の半径を無限大にした場合と考えればよく，式（1.97）の $R_1 \rightarrow \infty$ における極限値から粘度は式（1.98）で求められる．

$$\eta = \frac{T}{4\pi\omega h R^2} \tag{1.99}$$

ここで，R は円筒の半径である．円錐 – 平板型粘度計 cone and plate viscometer では，使用する試料の量が少なくてすむ．円錐と平板の間隙に試料を入れ，円錐を等速あるいは等加速度で回転させて，そのときのトルク T を測定することにより流動曲線を得る．円錐と平板のなす角を 0 とする．円錐を角速度 W で回転させると，中心から距離 r だけ離れた点におけるせん断速度 D は式（1.99）で表される．

$$D = \frac{rw}{h} = \frac{\omega}{\theta} \tag{1.100}$$

ただし，h は半径 γ の点における試料の厚さである．この式により，せん断速度は γ に関係なく試料全体にわたり均一である．したがって，

$$T = \frac{2\pi\eta\omega R^3}{3\theta} \tag{1.101}$$

となるので

$$\eta = \frac{3\theta T}{2\pi\eta\omega R^3} \tag{1.102}$$

と粘度が算出できる．

1.5.7 製剤のレオロジーの評価

軟膏剤やクリームの硬さ，のび，肌ざわりなどの感覚的なレオロジー（サイコレオロジー psychorheology）的性質を実用的に簡単に調べる装置として，針入度計 penetrometer，カードテンションメーター curd tension meter，スプレッドメーター spread meter などがある（図1.54）．針入度計およびカードテンションメーターは軟膏の硬さを測るのに使われる．前者は試料の上部から円錐針を貫入させる装置であり，後者は試料を載せた可動台板を上昇させ感圧軸を試料中に侵入させる装置である．スプレッドメーターは2枚の平行板の間に試料（クリーム・軟膏など）をはさ

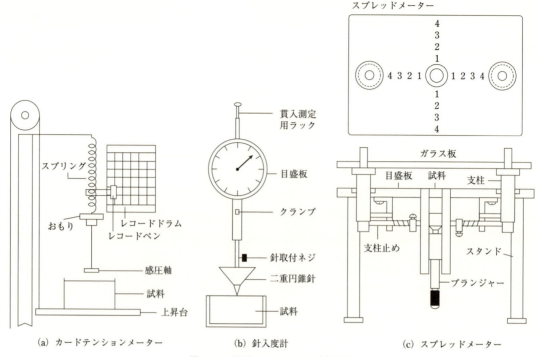

図 1.54　製剤のレオロジー測定装置
［梅村甲子郎：月刊薬事, 14(10), 1885-1886, 1972］

み，試料が流動して広がる速度から，試料の展延性を測定する装置である．

1.6　高　分　子

SBO E5(1)②2　高分子の構造と高分子溶液の性質（粘度など）について説明できる．
SBO E5(1)④1　製剤分野で汎用される高分子の構造を理解し，その物性について説明できる．

　高分子は，低分子量の構成単位が数多く連結した鎖状の分子であり，その分子量は数千から数百万になるものも存在する．高分子は巨大分子あるいは生成起源が重合であることから重合体 polymer とも呼ばれる．高分子はその大きな分子量のため，溶液中では拡散し難く，半透膜を透過しない．また通常固体では非結晶を示す．薬学分野において，高分子はすでに多く利用，応用されている．本章では，一般的な高分子の構造と性質を述べ，さらに製剤に汎用される高分子について述べる．

1.6.1　高分子の分類

　高分子はその生成起源より，天然高分子 natural polymer，合成高分子 synthetic polymer および半合成高分子 semi-synthetic polymer に分類される．天然高分子は有機および無機高分子に分類される．天然有機高分子は多糖類，タンパク質，核酸などであり，これらを生体内での機能別にみると，構造維持，栄養貯蔵，化学反応の制御などの機能発現，遺伝情報の記憶および伝達などに

分けられる．これら生命現象と密接に結びついた高分子は生体高分子 biopolymer とも呼ばれる．生体高分子は合成高分子と異なり，一般的に分子量が均一であり，また化学組成，結合様式など，いわゆる一次構造がそろっており，後に述べる高次構造が規定されている．高次構造は生体内で機能を果たすために必要不可欠である．しかし，構造維持，栄養貯蔵をつかさどる高分子では，分子量の均一性，一次構造の同等性はそれほど厳密に保たれているわけではない．重合反応によって合成される合成高分子は，生体高分子と異なり，合成機構に基づく不均一性を有する．半合成高分子は天然高分子の化学修飾などにより誘導され，セルロース系高分子が多い．

1.6.2　高分子の構造

　個々の高分子は構成原子や原子団の種類とそれら結合様式によって定まる固有の化学構造を有している．これを高分子の一次構造といい，分子中の原子の配置 configuration を規定する．分子の形状に注目すると，線状，分枝状，網状高分子に分類される．高分子の性質はこの一次構造だけですべて決まるのではなく，高分子の二次構造やそれ以上の高次構造によって支配される．

1.6.3　高分子溶液の性質

a. 高分子溶液の粘性と分子量

　高分子を溶かすと，溶液の粘性は増加する．高分子溶液では単位容積あたりの質量濃度 C を用いて還元粘度 reduced viscosity η_{red} を定義する．還元粘度に関して，高分子を無限希釈（$c \to 0$）に外挿した値をを固有粘度（極限粘度）intrinsic viscosity $[\eta]$ という．還元粘度および固有粘度の次元は濃度の逆数である．

$$\eta_{\mathrm{red}} = \frac{\eta_{\mathrm{sp}}}{C} \tag{1.103}$$

$$[\eta] = \lim_{c \to 0} \eta_{\mathrm{red1}} = \lim_{c \to 0} \frac{\eta_{\mathrm{sp}}}{C} \tag{1.104}$$

還元粘度は溶質間の相互作用（極端な場合には構造の形成）による影響も含んでいるのに対し固有粘度は，個々の粒子が独立に存在したときに系の粘度増加に与える効果を示している．

　高分子の分子量 M とその溶液の固有粘度 $[\eta]$ との間にはマーク Mark-ホーウィンク Houwink-桜田の式（1.104）が成立する．

$$[\eta] = KM^a \tag{1.105}$$

K および a はそれぞれ定数である．K と a の値が既知の場合には $[\eta]$ を測定すれば高分子の平均分子量がわかる．ただし，K および a は高分子の種類が同一でも，分子量の範囲，溶媒，温度によって変化するため注意を要する．求められた分子量は粘度平均分子量 $M\eta$ という．

1.6.4　高分子の溶解

　高分子は，溶解度パラメータの近い溶媒によく溶解する．高分子と親和性の低い溶媒を貧溶媒 poor solvent といい，高い溶媒を good solvent という．貧溶媒中では高分子どうしが集まり溶媒をはじき出そうとする．逆に良溶媒中では高分子はなるべく溶媒に接するようになるのでよく溶ける．このことは溶液中の高分子の大きさや形と大きく関わる．線状高分子の場合，親和性の高い良溶媒中では高分子は大きく広がり，貧溶媒中ではなるべく溶媒と接しないように収縮する．高分子

が溶解すると溶液の相対粘度は増大し，高分子溶液の粘度は濃度とともに指数関数的に増加する．高分子溶液は，同じ質量濃度の低分子溶液と比較して，モル濃度が低く，浸透圧，沸点上昇や凝固点降下などの束一的性質の変化は小さい．上限臨界溶解温度 upper critical solution tem perature T_c を有する高分子の場合は，T_c 以上の温度では完全に溶解しているが，温度が T_c より低くなると均一な溶液は相分離 phaseseparation をひき起こす．相分離は，分子量に依存するため高分子の分別に利用される．臨界条件に近い高分子溶液の温度を徐々に下げるか，貧溶媒を加え続けると溶液中の高分子量成分から相分離し沈殿を生じる．相分離において，高分子の濃厚な溶液（コアセルベート coacervate）と高分子の希薄な溶液の 2 相に分離した液相が共存することをコアセルベーション coacervation という．分子量の不均一な合成高分子を溶媒に完全に溶かし，ゆっくりと温度を下げていくと，分子量の高い方からコアセルベートが順番に分離される．あるいは，良溶媒中に均一に溶けている高分子に貧溶媒を少しずつ加えていくと，分子量の高い方から順に，コアセルベートが得られる．たとえば水はポビドンの良溶媒である．この高分子の水溶液に貧溶媒であるアセトンを少しずつ加えると，分子量の大きい順にコアセルベートを得る．これらの方法は，分子量の不均一な合成高分子から，分子量の均一な分画を得るために重要である．より均一な画分を得るには通常再分別を行う．

1.6.5　高分子電解質溶液の性質

高分子の鎖上に電離基を多数有するイオン性高分子を高分子電解質 polyelectrolyte と呼ぶ．高分子電解質には負の電離基を持つ陰イオン性高分子電解質，正の電離基を持つ陽イオン性高分子電解質，正負両方の電離基を持つ両性高分子電解質 amphote polyelectrolyte がある．その電離基の相手の低分子イオンを対イオン counterion，また，電離基と同符号の荷電を有する低分子イオンを副イオン coion と呼ぶ．水溶液中の高分子イオンは，電離基の存在のため，特徴ある挙動をする．

①電離基間反発力のため，高分子鎖は非イオン性高分子と比較して顕著なひろがりを示し，粘度が大きい．

②高分子鎖上の電離基は隣接して存在するため，鎖の近傍は高電位で，対イオンと電離基間の強い結合が起こる．

高分子電解質の中には，電離度の変化によって，可逆的に分子形態が変化するものがある．たとえば，ポリ-L-グルタミン酸は酸側では α ヘリックス，アルカリ側ではランダムコイル状に転移する．

高分子電解質は製剤のコーティング剤などに広く用いられている．たとえば，塩基性の解離基を有する高分子電解質は，酸性側でイオン型になり水によく溶ける．またセラセフェート（酢酸フタル酸セルロース）など弱酸性基を有する高分子電解質は，アルカリ側で水に易溶性となる．前者の高分子は，胃溶性（pH2～3），後者は腸溶性コーティング剤として利用することができる．高分子水溶液は塩の添加で相分離を起こす．これは塩析 salting out と呼ばれ，添加された塩が高分子の水和水を引き抜くためである．高分子電解質はとくに塩析を生じやすい．イオン性高分子は，溶媒中で周囲に反対符号のイオンが分布し電気二重層を形成している．一般にイオン性高分子は，イオン間の静電的反発により水中で広がった形をとり，溶液の粘度は非イオン性高分子と比べて大きい．一方，塩の添加で電気二重層が圧縮されると，高分子鎖の静電的反発が小さくなるので収縮して小さくなり，粘度は低下する．両性高分子電解質であるタンパク質は収縮した形をとる等電点で

最も広がりが小さくなる．高分子溶液のコアセルベートは，高分子が電解質であるときはその電荷を中和して溶解性を低下させることにより生じさせることもできる．コアセルベーションは医薬品などのマイクロカプセル化に利用され，放出制御型製剤の製造などに広く応用されている．微粉末化した薬物（あるいは非混和性の液体）などをあらかじめ高分子溶液中に分散し，沈殿剤または塩折を起こす電解質を連続的に撹拌しながら添加するとコアセルベート液滴が薬物粒子を核としてその周りに付着し，高分子の被覆層が形成される．

1.6.6　高分子ゲル

　高分子三次元網目の中に溶液が閉じ込められたものを一般に高分子ゲルと呼ぶ．水を分散媒とするゲルはハイドロゲルと呼ばれ，水以外のものを分散媒とするリオゲルと区別される．ゲルの架橋形態には，①共有結合，②イオン結合，③配位結合，④水素結合（αヘリックス形成），⑤疎水部間のミセル形成などがある．熱可逆性ゲルは，ゾル−ゲル転移に伴い，熱量，粘弾性，旋光度，誘電率などの物性が顕著に変化する．ゾル−ゲル転移温度はゲル物性の急激な変化点として求められる．ゾルからゲルへの転移温度（凝固温度）とゲルからゾルへの転移温度（融解温度）は一般的に大きな差（ヒステリシス）を示す．凝固温度は過冷却現象などにより，再現性に乏しい．乾燥した寒天やゼラチンのようなキセロゲルを水に浸すと，水を吸い込み膨潤する．膨潤には，無限に膨潤が進み，最後にはゾルとなる無限膨潤と，ある限度以上には膨潤しない有限膨潤がある．ゼラチンゲルは溶液の pH が，その等電点近辺になると縮み，それから離れるに従い，静電的な反発力によりゲルは伸びる．ポリグルタミン酸は，溶液を酸性からアルカリ性に変えると，αヘリックスからランダムコイルに転移し，伸張する．この可逆変化を利用し力学的な仕事をすることができる．薬学分野では，選択分離膜や薬物の応答機能性徐放製剤への応用が今後期待される．

1.6.7　製剤への応用

a. 高分子の接着，湿潤作用

　医薬品を製剤化するとき，高分子は結合剤，崩壊剤，賦形剤，コーティング剤などの添加剤として用いられている．結合剤としては，水溶性高分子であるメチルセルロース，カルボキシメチルセルロース，ヒドロキシエチルセルロースなどのセルロース誘導体，ポリビニルアルコールや，水に不溶なエチルセルロース，ポリビニルアセテートなどが用いられる．それらの接着性により錠剤の強度を適当に保持している．水に不溶な高分子を用いると錠剤の崩壊は抑制され，デンプンのように吸水性で膨潤性の大きいものは崩壊剤として用いられる．結晶セルロースは吸水性はよいが，結晶部分が多いために膨潤度は比較的小さく賦形剤によく用いられる．

b. 高分子の分散，凝集作用

　水に難溶性の薬物は，サスペンションなどの分散系として用いられることが多い．サスペンションに高分子を添加すると高分子濃度が低い場合は凝集作用を示すが，高い場合には分散作用（保護作用）が見られ，分散系の安定剤として高分子が界面活性剤と同様に用いられることがある．エマルションを安定化するためにも乳濁剤として高分子が用いられる．高分子は分散媒中に広がった吸着層を形成し，界面自由エネルギーを下げ，また吸着層が力学的に安定な界面膜となりエマルションを安定化させる．

c. 薬物送達系

薬物を必要最低量，患部に長時間維持できるような剤形を薬物送達システム drug delivery system（DDS）という．錠剤を高分子の被膜でおおったフィルムコーティングは薬物放出制御のみならず，吸湿や酸素透過に対する障壁として働き，薬物の安定性の維持にも寄与している．用いられる高分子はメチルセルロース，ポリ酢酸ビニルまた溶解性に pH 依存性のある高分子電解質などである．カルボキシル基などの弱酸性基を有する高分子電解質，たとえばヒプロメロースフタル酸エステルなどはアルカリ側で易溶性となる．これら高分子弱電解質の溶解性は電離度 α に依存し腸溶性コーティング剤としての使用が可能である．薬物のマイクロカプセル化は，高分子溶液の相分離によって，微粒子状の薬物の表面に高分子（厚さ：数十〜数千 nm）を析出させることによって調製される．

ゼラチン，アラビアゴム，各種セルロース誘導体，シリコンゴムなどの高分子が用いられる．

d. ゲルの DDS への応用

ゲルは，①薬物の貯蔵，②放出速度の制御，③放出の駆動の 3 つの機構を兼ね備えており，DDS の素材として有望である．ゲルの相転移特性を応用すると，化学的刺激（pH，イオン組成，グルコース濃度など）および物理的刺激（温度，電場，光，超音波など）に応答して，薬物放出速度を制御できる．ゲルの相転移あるいはマトリックスの構造変化による収縮−膨潤の変化に伴う薬物の放出制御には，①拡散による放出制御，②収縮に際する脱水に伴う放出，③収縮に際して形成される表面の緻密層による放出制御が用いられる．ゲルの相転移を利用した DDS の開発研究については，ポリアクリルアミド系高分子ゲルが温度応答性ゲルとして多くの研究がなされ，ゲル素材の開発，またそれを用いた薬物放出制御は多くの成果をあげてきている．

1.6.8 製剤用高分子

以下に製剤として用いられている代表的な高分子とその特徴を述べる．

a. 天然高分子

1）デンプン starch　ブドウ糖を基本とし，直鎖状のアミロースと網状のアミロペクチンよりなる．製剤では賦形剤として用いられる．トウモロコシデンプン，バレイショデンプン，コムギデンプン，コメデンプンなどがある．

2）アルギン酸ナトリウム sodium alginate　海草（褐藻類）から得られる炭水化物でマンヌロン酸が β-1,4 結合で重合した多糖である．製剤には，糖衣の結合剤，増粘剤や懸濁剤の安定剤，乳化剤などとして用いられる．

3）ゼラチン gelatin　動物の骨，皮膚などに存在するコラインを部分的に加水分解して得られるタンパク質である．温水に溶けて粘稠なゾルとなり，冷やすとゲル化する．ゼラチンは熱湯には溶けるが水やエタノールには溶けない．水を加えると徐々に軟化し，5〜10 倍量の水を吸収する．製剤では主としてカプセル製造材料として用いられる．また錠剤，トローチ剤，坐剤の基礎剤や乳化剤としても用いられる．錠剤，トローチ剤などには主に結合剤として用いられている．

4）ヒアルロン酸 hyaluronic acid　哺乳類を主とする動物結合組織に広く分布する生体成分で，N-アセチルグルコサミンとグルクロン酸を構成糖とする高分子ムコ多糖である（分子量 5〜800 万）．ヒアルロン酸はムコ多糖の中でも優れた保水性を有しており，医薬品分野では，関節炎治療の注射薬や眼科手術における補助剤として人工水晶体挿入手術や白内障の手術などに使用されてい

る．また，その保水性を利用して化粧品原料として広範囲に利用されている．

5) **アラビアゴム** acacia（gum arabic）　アカシア属植物の幹および枝から得た分泌物である．水に溶け透明な液となるが，エタノールにはほとんど溶けない．乳化剤，懸濁化剤または錠剤，丸剤の結合剤として用いられる．

6) **トラガント** tragacanth　中近東産のマメ科植物の幹から得た分泌物である．水を加えると混濁したゲル状となる．フェノール・亜鉛華リニメントなどのリニメント剤の懸濁化剤として用いられるほか，錠剤や丸剤の結合剤や崩壊剤，または化粧品の原料としても用いられる．

7) **コラーゲン** collagen　動物の結合組織，軟骨，骨などの主成分で繊維状に存在する．硬タンパク質の一種で，弱酸，弱塩基またはタンパク質分解酵素に比較的作用されにくく，水にも溶けない．ゼラチンはこのコラーゲンを変性処理して水溶性に変えた一種の誘導タンパク質である．吸収性の縫合糸，止血剤，創傷被覆剤として商品が開発されている．

b. 半合成高分子

1) **結晶セルロース** microcrystalline cellulose　結晶セルロースはα-セルロースを鉱酸で部分的に解重合し，精製したものである．水や有機溶媒に不溶であり，結合剤，崩壊剤，清沢剤の三者を兼ね備えた賦形剤として繁用される．懸濁化剤や乳化安定剤としても用いられる．

2) **メチルセルロース** methylcellulose　セルロースのメチルエーテル体である．メチル化の程度により溶解性などの性質が異なる．メチルセルロースの水溶液は加熱によりゼリー状となり，低温で液状となる特徴がある．角膜表層保護薬や水溶性軟膏基剤として用いられる．

3) **カルメロースナトリウム** carmellose sodium　カルボキシメチルセルロースナトリウム（CMC-ナトリウム）ともいう．水に溶けて粘稠な溶液となるが，メタノールなどにはほとんど溶けない．安定剤として使用される．

4) **セラセフェート，酢酸フタル酸セルロース** cellulose acetatephthalate（CAP）　無水フタル酸と部分アセチル化セルロースとの反応生成物である．セルロースの OH 基の一部をメチル基およびカルボキシベンゾイル基がエステルの形で結合したものである．アルカリ性で溶ける性質を利用して腸溶性コーティング enteric coating 基剤として用いられる．

5) **ヒドロキシプロピルセルロース** hydroxypropylcellulose（HPC）　セルロースのヒドロキシプロピルエーテルで親水基と親油基を有するため水やアルコール類に溶け，粘調性のある溶液となる．非イオン性であるため，酸やアルカリにも安定である．錠剤や丸剤の結合剤に使用されるほか，フイルムコーティング剤としても使用される．ヒドロキシプロポキシル基の含量が 5～16% と少ない低置換度ヒドロキシプロピルセルロース（L-HPC）は，水にも有機溶媒にも溶けず物性が異なる．

6) **ヒプロメロース，ヒドロキシプロピルメチルセルロース** hydroxypropylmethylcellulose（HPMC）　セルロースのメチルおよびヒドロキシプロピルの混合エーテルである．パップ剤の増粘剤や錠剤などのコーティング剤や結合剤，シロップなどの懸濁化剤として用いられる．

7) **ヒプロメロースフタル酸エステル，ヒドロキシプロピルメチルセルロースフタレート** hydroxypropylmethylcellulose phthalate（HPMCP）　ヒドロキシプロピルメチルセルロースのモノフタル酸エステルである．アルカリ溶液でカルボキシベンゾイル基が塩を形成するため溶解するが，酸性領域ではほとんど溶けないため，腸溶性コーティング剤として用いられる．

c. 合成高分子

1）マクロゴール macrogol　ポリエチレングリコール polyethyleneglycol（PEG）とも呼ばれ，酸化エチレンと水との縮重合体である．重合度が増すにつれて液体から固体に移行する．水にもアルコールにも可溶であり，軟膏や坐剤の水溶性基剤として用いられる．また分子量 4,000 以上のものは，顆粒剤の結合剤として用いられる．

2）ポビドン povidone　臨床において広く使用されているポリビニルピロリドン polyvinylpyrrolidone（PVP）すなわちポビドンは，単量体である N-ビニル-2-ピロリドンを重合させて合成した高分子である．水およびアルコールに溶け，溶液の粘度も低い．結合剤，懸濁化剤として用いられるほか，錠剤のフイルムコーティング剤としても用いられる．

3）エチレン-酢酸ビニル共重合体 ethylene-vinylacetate copolymer（EVAc）　エチレンと酢酸ビニルの共重合体で，酢酸ビニル含量が 10～40%（W/W）のものが市販されている．EVAc 共重合体は体内挿入および外用による生体への刺激がきわめて少なく，すぐれた成形加工性を有する．EVAc 共重合体を担体として用い，これに薬物を包含させてカプセルやペレットをつくり，体内に挿入したり埋め込んだりすると薬物が徐々に放出され，持続的に効果を発揮する．

d. 生体内分解性高分子

薬物送達システム（DDS）は，薬物を必要とする部位に効率よく送達する方法で，これまで様々な高分子の膜透過性や粘着性を利用した DDS が開発されている．しかし，一般的に合成高分子を DDS などの薬物投与材料として用いた場合には薬物を放出しおわっても体内に残る可能性がある．そこで，生体内で酵素的あるいは非酵素的に徐々に分解されるポリ乳酸 polylactic acid のような生体内分解性高分子 biodegradable polymer を用いる試みが行われている．合成生分解性高分子として，ポリ乳酸とポリグリコール酸 polyglycolicacid およびその重合体が知られている．代表的な例としてポリ乳酸-ポリグリコール酸共重合体（PLGA）は，酢酸リュープロレリンを含有する注射用マイクロカプセル製剤の基剤として用いられている．

1.7　薬物の安定性

> **SBO E5(1)**　1　薬物の安定性（反応速度，複合反応など）や安定性に影響を及ぼす因子（pH，温度など）について説明できる．（C1(3)【①反応速度】1～7 参照）
> 　　　　　　　2　薬物の安定性を高める代表的な製剤的手法を列挙し，説明できる．

薬物は固体状態であっても液体状態であっても時間の経過とともに分解していく．この現象は製剤添加物を加えて加工された医薬品の状態でも然りである．医薬品の安定性は，単に薬効の保証と言う問題のみならず，その分解産物による副作用の発現の回避といった問題も含み以前から重要な研究課題として位置づけられている．医薬品の分解について大別すれば，カビの発生などによる生物学的変化，エマルションの解消などによる物理化学的変化，散剤，カプセル剤，注射剤中薬物の加水分解や酸化などの化学変化などに分類できる．このうち，化学変化については薬物単独，製剤中，保存中など種種の条件下における薬物の分解を意味しており，薬物の安定性を化学的変化の側面から考察することは医薬品の品質保証を論じる上で最も重要な課題である．このような薬物の化学的変化は反応速度論を用いて理論的に考察することができる．これを化学反応速度論と呼ぶ．

1.7.1 薬物の安定性や安定性に影響を及ぼす因子
a. 反応速度と反応次数

化学反応は，様々な物理的，化学的条件下において求められた**反応速度**（reaction rate），**反応速度定数**（reaction rate constant），**反応次数**（reaction order）によって解析される．一般に，医薬品が分解する場合，その分解速度は濃度の n 乗に比例することが知られている．反応速度を v，反応速度定数を k，薬物の濃度を A，薬物の初期濃度を A_0，時間を t とすると，反応速度式は以下のように表現される．濃度の単位に通常，容量モル濃度が用いられる．

$$v = -\frac{dA}{dt} = kA^n \tag{1.105}$$

反応次数 n の値として，$n=0$ の場合を **0 次反応**，$n=1$ の場合を **1 次反応**，$n=2$ の場合を **2 次反応** と呼び，一般的には 1 次反応により反応が進行する場合が多い．

1) 0 次反応 薬物 A が P に分解して変化する場合，すなわち A → P において反応速度 v が物質の濃度 A に依存することなく一定である場合，$n=0$ を式（1.105）に代入すると，

$$v = -\frac{dA}{dt} = k \tag{1.106}$$

これについて，変数分離法により初期条件 $t=0$，$A=A_0$ のもとで積分すると，

$$A = A_0 - kt \tag{1.107}$$

となる．A を縦軸に，反応時間を横軸に実測値を普通目盛でプロットすると，Y 軸の切片は A_0 となり，右肩下がりの直線の勾配から速度定数 k を求めることができる（図 1.55）．

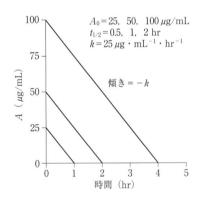
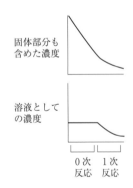

(a) 0 次反応の基本プロット　　　　　　　(b) 懸濁液における擬 0 次反応

図 1.55 0 次反応のプロットと擬 0 次反応（金尾義治編：NEW パワーブック物理薬剤学・製剤学 第 3 版，p.47, 廣川書店，2017．および山本恵司監：基礎から学ぶ製剤化のサイエンス 第 3 版，p.106, エルゼビアジャパン，2016 を参考に改変）

0 次の速度定数 k の単位は（濃度）×（時間）$^{-1}$ となる．すなわち，薬物濃度 A は時間の経過とともに直線的に減少し，その速度は反応物，生成物のいずれの濃度にも無関係である．また，0 次反応における半減期（half life, $t_{1/2}$, 反応物が初期濃度の半分となる時間）を式（1.107）より求めると，

$$t_{1/2} = \frac{A_0}{2k} \tag{1.108}$$

となり，半減期は初期濃度に比例する．0次反応の例は少ないが，ニトロプルシドナトリウムの光化学反応や金属触媒が関与する反応に認められる．

2) 1次反応　A → P において反応速度 v が物質の濃度 A に比例する場合，$n=1$ を式（1.108）に代入すると，

$$v = -\frac{dA}{dt} = kA \tag{1.109}$$

変数分離法により式（1.109）を初期条件 $t=0$，$A=A_0$ のもとで積分すると，

$$A = A_0 e^{-kt} \tag{1.110}$$

$$\ln A = \ln A_0 - kt \tag{1.111}$$

$$\log A = \log A_0 - \frac{kt}{2.303} \tag{1.112}$$

1次反応では，濃度 A が反応時間 t に対し普通目盛にプロットすると指数関数的に減少する．これに対し，濃度 A の対数変換し，時間 t に対してプロットすると右肩下がりの直線関係が得られる（図1.56）．

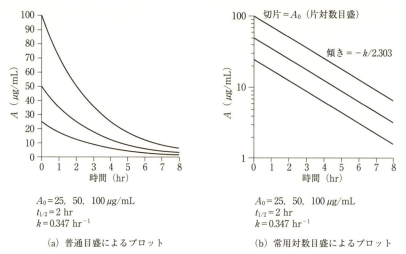

(a) 普通目盛によるプロット　　(b) 常用対数目盛によるプロット

図 1.56　1次反応のプロット（金尾義治編：NEW パワーブック物理薬剤学・製剤学，p.48，2017 廣川書店を改変）

この勾配から分解速度定数 k の値を求めることができる．k の単位は（時間）$^{-1}$ である．また，1次反応における半減期（half life, $t_{1/2}$，反応物が初期濃度の半分となる時間）を式（1.112）より求めると，

$$t_{1/2} = \frac{\ln 2}{k} = \frac{0.693}{k} \tag{1.113}$$

となり，1次反応における半減期は初期濃度 A_0 に関係なく一定の値をとる．多くの薬物の分解反応は1次反応速度に従う．

3) 擬0次反応　1次反応により分解する薬物 A が懸濁液中に固体粒子で存在している場合，溶解していないので安定に存在しているが，その周囲には薬物の飽和層が形成される．粒子の飽和層から溶出した薬物は1次反応により分解する．分解した薬物は粒子の飽和層から速やかに供給さ

れるため,飽和濃度(溶解度)が保たれることになる.したがって,懸濁粒子が存在する間は見かけ上,0次反応速度に従って分解することになる(図1.56(b)).

$$\text{A(懸濁粒子・固体)} \rightleftharpoons \underset{As(溶解度)}{\text{A(溶液)}} \xrightarrow{k(1次)} \text{P(分解物)}$$

$$v = -\frac{dA}{dt} = kAs = k' \tag{1.114}$$

4) 擬1次反応 A+B→Pなる反応において,たとえばBが過剰に存在する場合,Bは見かけ上一定とみなすことができる.例として,アスピリンの加水分解反応があげられる.アスピリン水溶液の加水分解ではアスピリン分子に水分子が作用して分解が起きるが,作用する水分子は大過剰に存在するため一定とみなすことができる.したがって1次反応の式を利用することができる.

$$v - \frac{dA}{dt} k[H_2O]A = k_{obs}A \tag{1.115}$$

5) 2次反応 A+B→Pなる反応において,反応速度がAおよびBの反応種の濃度に依存する場合,2次反応となる.これには,エステル(A)のアルカリ(B)による加水分解が知られている.$n=2$を式(1.105)に代入すると,

$$v = -\frac{dA}{dt} = kA^2 \tag{1.116}$$

変数分離法により式(1.116)を初期条件$t=0$,$A=A_0$のもとで積分すると,Aの濃度は

$$\frac{1}{A} = \frac{1}{A_0} + kt \tag{1.117}$$

となる.式(1.117)について$1/A$を時間tに対して普通目盛でプロットすると,右肩上がりの直線関係が得られる(図1.57).

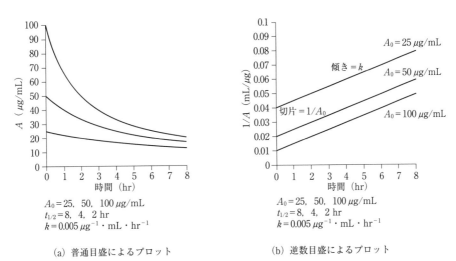

(a) 普通目盛によるプロット   (b) 逆数目盛によるプロット

図1.57 2次反応のプロット(金尾義治編:NEWパワーブック物理薬剤学・製剤学,p.50, 2017,廣川書店を改変)

この勾配から速度定数kの値を求めることができる.kの単位は(濃度)$^{-1}$・(時間)$^{-1}$である.ま

た，2次反応における半減期（half life，$t_{1/2}$，反応物Aが初期濃度の半分となる時間）を式（1.117）より求めると，

$$t_{1/2} = \frac{1}{A_0 k} \tag{1.118}$$

となり，2次反応における半減期は初期濃度A_0に反比例する．表1.12に0次，1次，2次の速度式における特徴をまとめた．

表1.12 基本的な反応速度式のまとめ（山本恵司：基礎から学ぶ製剤化のサイエンス，P.108，エルゼビアジャパン，2016を改変）

反応の次数	0	1	2
微分速度式 $-\dfrac{d[A]}{dt}$	k	$k[A]$	$k[A]^2$
積分速度式	$[A] = [A]_0 - kt$	$\ln[A] = \ln[A]_0 - kt$ $\log[A] = \log[A]_0 - \dfrac{kt}{2.303}$	$\dfrac{1}{[A]} = kt + \dfrac{1}{[A]_0}$
積分速度式に従うグラフ			
kの単位	濃度・時間$^{-1}$	時間$^{-1}$	濃度$^{-1}$・時間$^{-1}$
半減期 $t_{1/2}$	$\dfrac{[A]_0}{2k}$	$\dfrac{\ln 2}{k} = \dfrac{0.693}{k}$	$\dfrac{1}{[A]_0 k}$
有効期間 t_{90}	$\dfrac{[A]_0}{10k}$	$\dfrac{\ln(10/9)}{k} = \dfrac{0.105}{k}$	$\dfrac{1}{9[A]_0 k}$
$t_{1/2}$と$[A]_0$の関係のグラフ			

A：時間tにおける物質濃度，A_0：物質の初濃度，k：反応速度定数，$t_{1/2}$：半減期，t_{90}：有効期間

6）有効期間の計算　薬物の有効期間は薬物濃度Aが初濃度A_0の90％にまで到達する時間と定義される．したがって，0次反応，1次反応および2次反応により分解する薬物の有効期間（t_{90}）はそれぞれの式（1.107），（1.110），（1.117）に$A=0.9A_0$を代入して計算することができる．すなわち，下記のようになる．

0次反応の有効期間　　$t_{90} = \dfrac{A_0}{10k}$ （1.119）

1次反応の有効期間　　$t_{90} = \dfrac{0.105}{k}$ （1.120）

2次反応の有効期間　　$t_{90} = \dfrac{1}{9A_0 k}$ （1.121）

7）n次反応のグラフの比較　初濃度が等しく，一定時間tが経過後のAの残存濃度が等しい

ときの薬物の分解が0次，1次あるいは2次反応速度式に従って分解するとき，それらの濃度変化を普通目盛りグラフにプロットすると図1.58のようになる．

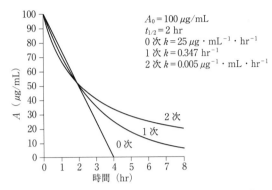

図1.58 初期濃度および半減期が同じ薬物の0次，1次，2次反応における濃度変化（金尾義治編：NEW パワーブック 物理薬剤学・製剤学 第3版, pp.51, 2017 より）

時間 t 以前での安定性は0次＞1次＞2次の序列であるが，時間 t 以降は0次＜1次＜2次の序列となる．

b. 複合反応

医薬品の分解反応は単純な素反応で表すことができるのはまれで，実際は1つの薬物から2つ以上のプロダクトが生成する場合や，色々な素反応が組み合わされて進行する場合が多い．これらの反応を**複合反応** complex reaction という．複合反応には**平衡反応** pararell reactions，**連続反応** series reactions，および**可逆反応** reversible reactions が含まれる．

1) 平行反応　薬物 A が1次反応により2つの経路により分解し，B，C を生成する平行反応を考える（図1.59a）．各経路のうちどの経路が優先となるかはそのときの反応条件に依存するが，B を生成する場合の分解速度定数を k_1，C を生成する場合の分解速度定数を k_2 とすると，A，B，C の反応速度式は，

$$-\frac{dA}{dt} = (k_1+k_2)A = kA \tag{1.122}$$

$$\frac{dB}{dt} = k_1 A \tag{1.123}$$

$$\frac{dC}{dt} = k_2 A \tag{1.124}$$

となる．微分方程式(1.122)〜(1.124)を連立させ，A の初期濃度（$t=0$）を A_0 として A，B，C についての解を求めると，

$$A = A_0 e^{-(k_1+k_2)t} = A_0 e^{-kt} \tag{1.125}$$

$$B = \frac{k_1}{k} A_0 (1-e^{-kt}) \tag{1.126}$$

$$C = \frac{k_2}{k} A_0 (1-e^{-kt}) \tag{1.125}$$

となる．また，生成物 B，C の生成比は，分解速度定数の大きさに依存するので，式(1.124)，

(1.125) から,

$$\frac{B}{C} = \frac{k_1}{k_2} \tag{1.126}$$

となる．図1.59bに平行反応におけるA, B, Cの濃度の時間的変化を示す．

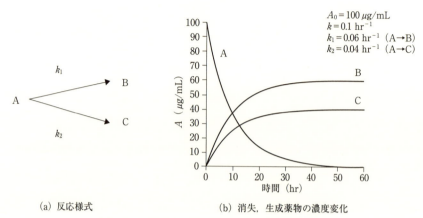

(a) 反応様式　　　　　　　　(b) 消失，生成薬物の濃度変化

図1.59　平行反応（1次）における薬物濃度変化

2) 連続反応　薬物の1次反応による分解が段階的に進む場合で，例として，薬物Aが分解して中間体Bを生成し，さらに分解してCを生成する場合を考える（図1.60a）．AからBへの分解速度定数をk_1，BからCへの分解速度定数をk_2とすると，各化学種の速度式は，

$$-\frac{dA}{dt} = k_1 A \tag{1.127}$$

$$\frac{dB}{dt} = k_1 A - k_2 B \tag{1.128}$$

$$\frac{dC}{dt} = k_2 B \tag{1.129}$$

と表すことができる．式（1.127）～（1.129）の連立微分方程式につき，$t=0$のとき初期濃度A_0，$B=C=0$としてA, B, Cの解を求めると，

$$A = A_0 e^{-k_1 t} \tag{1.130}$$

$$B = \frac{k_1 A_0}{k_2 - k_1}(e^{-k_1 t} - e^{-k_2 t}) \tag{1.131}$$

$$C = A_0\left[1 + \frac{1}{k_1 - k_2}(k_2 e^{-k_1 t} - k_1 e^{-k_2 t})\right] \tag{1.132}$$

となる．図1.60（b）に連続反応におけるA, B, Cの濃度の時間的変化を示す．

生成したBはCへと連続的に分解するので，その濃度変化は極大値を持った曲線となる．また，このときの到達時間T_{max}および最大濃度B_{max}は以下の式で与えられる．

$$T_{max} = \frac{1}{k_1 - k_2} \ln \frac{k_1}{k_2} \tag{1.133}$$

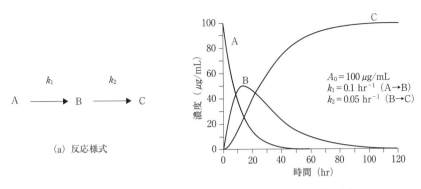

(b) 消失，生成薬物の濃度変化

図 1.60 連続反応（1 次）における薬物濃度変化

$$B_{\max} = A_0\left(\frac{k_2}{k_1}\right)^{\frac{k_2}{k_1-k_2}} \quad (1.134)$$

連続反応では，反応が連続して進行するので，全反応の速度は各反応過程のうちで最も遅い反応過程により支配される．この過程を律速段階 rate-determining step と呼ぶ．

3) 可逆反応　薬物 A から分解生成物 P への反応を正反応とするとき，その逆反応が同時に進み，十分に時間が経過すると反応系は平衡状態になる反応をいう．正反応の 1 次速度定数を k_1, 逆反応の 1 次速度定数を k_2 とする（図 1.61a）とき，それぞれの方向の反応速度は，

$$-\frac{dA}{dt} = kA = \frac{dP}{dt} = k_1 A - k_2 P \quad (1.135)$$

となる．$t=0$, $A=A_0$ の初期条件のもと，平衡時のそれぞれの濃度を A_e, P_e として積分すると，

$$\ln\frac{A-A_e}{A_0-A_e} = -(k_1+k_2)t \quad (1.136)$$

あるいは，

$$\log\frac{A-A_e}{A_0-A_e} = -\frac{k_1+k_2}{2.303}t \quad (1.137)$$

となる．また，平衡時の濃度比を求めると，

$$\frac{P_e}{A_e} = \frac{A_0-A_e}{A_e} = \frac{k_1}{k_2} = K \quad (1.138)$$

という関係が得られる．ここで，K は平衡定数を示す．式（1.137）の関係から，$(A-A_e)/(A_0-A_e)$ を時間 t に対して片対数プロットを行うと，直線関係が得られ，その勾配から k_1+k_2 の値を求めることができる．また，図 1.61b で示すように，平衡定数は速度定数の大きさによって変化することがわかる．

c. 薬物の化学分解

薬物の分解のほとんどは，加水分解 hydrolysis または酸化 oxidation である．その他，異性化 isomerization，光化学分解 photolysis，重合 polymerization などがある．

1) 加水分解　エステル，アミド，ラクタム，イミドまたはカルバメート基を有する薬物は加水分解しやすい．加水分解は水素イオンや水酸イオンによって触媒を受ける（特殊酸塩基触媒）の

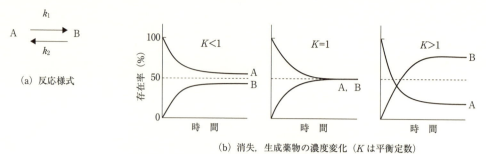

図 1.61 可逆反応（1次）における薬物濃度変化

で，最も分解反応速度が遅くなる，すなわち，最も安定な pH 領域で薬物を調製することが必要である．また，場合によっては，非水溶媒を添加することで誘電率を変化させて安定化を図ることが可能である．

2）酸化 フリーラジカル（アルキル基，遊離の水酸基，酸素分子など）が他の物質から電子を奪うことにより酸化をもたらす．酸化されやすい薬物として，ステロイド類，多価不飽和脂肪酸，フェノチアジン系薬物，シンバスタチンなどがある．脱水素反応は自動酸化と呼ばれ，金属カチオンなどの存在下で自発的に進行する．例としては，アドレナリン，リボフラビン，モルヒネ，トコフェロール，アスコルビン酸などがある．

3）異性化 薬物が環境下でその光学異性体や幾何異性体に転換するプロセスであり，これらの異性体は治療活性が低い場合が多い．異性化する薬物の例として，アドレナリン（酸性溶液中でラセミ化），テトラサイクリン（酸性溶液中でエピマー化），セファロスポリン（塩基性溶液中で異性化）およびビタミン A（シス-トランス異性化）などがある．

4）光化学分解 光化学分解は光量と波長に依存し，波長 290〜450 nm の光が最も薬物の光化学分解を起こしやすい．また，温度には依存しないので，光化学分解をする薬物を冷所に保存するだけでは光化学分解を防ぐことはできない．必ず，着色ガラス容器や紫外線吸収剤を含むポリマー・フィルムなどによる保護を同時に行う必要がある．光化学分解を起こす薬物の例として，ニフェジピン，ニトロプルシドナトリウム，テプレノン，各種ビタミン剤などがある．

5）重合 2つ以上の薬物分子がともに結合して複合分子を形成するプロセスをいう．重合する薬物の例として，アンピシリンナトリウム，安息香酸，ホルムアルデヒドなどがある．

d．溶液中の薬物の安定性に影響を与える因子

医薬品の製造過程において薬物の安定性を確保することは重要である．それらには，温度，湿度，光，pH などの環境的因子と，溶媒やイオン強度など医薬品製造に関連する製剤的因子とがある．薬物の分解に関わる因子がわかれば，これらの影響をより少なくして医薬品の安定化を実現することができる．ここではまず，溶液中の薬物の安定性に影響する因子を取り上げ，分解反応速度との関連性を述べる．

1）温度 環境の温度は，薬物分子の**遷移状態**（transition state）を左右する因子であり，温度が高くなると遷移状態に移行する分子が多くなり，活性化エネルギーを得て遷移状態となり反応が進行しやすくなる（図 1.62）．

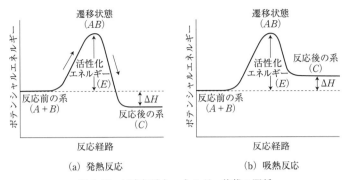

図 1.62 反応経路とエネルギー状態の関係

温度と分解速度との関係はアレニウス (Arrehenius) 式により表される．反応速度定数 k と温度 T との間には以下の速度式が成立する．

$$\frac{\mathrm{d}\ln k}{\mathrm{d}T} = \frac{E_a}{RT^2} \tag{1.139}$$

ここで，R は気体定数，E_a は活性化エネルギー，T は絶対温度を示す．式 (1.139) を積分すると，

$$\ln k = -\frac{E_a}{R}\frac{1}{T} + \ln A \tag{1.140}$$

または，

$$\log k = -\frac{E_a}{2.303R}\frac{1}{T} + \log A \tag{1.141}$$

ここで，A は頻度因子 (frequency factor) を示す．A は E_a とともに反応系に固有の値である．これらの関係式から，活性化エネルギーの大きい反応系ほど，分解反応は温度による影響を受けやすい．式 (1.141) に基づいて，$\log k$ を縦軸に，$1/T$ を横軸にプロットすると，図 1.63 に示すように，直線関係が得られる（アレニウスプロット）．

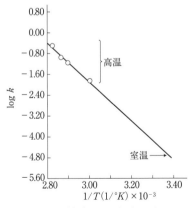

図 1.63 アレニウスプロットの例（pH6 におけるプロテロールの酸化分解）
(Chen T & Chafetz L：*J. Pharm. Sci.*, **76**：703, 1987)

高温で測定したデータを外装して室温での速度定数を求めることができる．縦軸は常用対数，横軸は絶対温度の逆数であることに注意．

この直線の傾きおよび切片から，E_a と A の値を求めることができる．また，この式は，高い温度での分解速度の測定（加速試験）や，室温における安定性や長期の安定性を予測する試験（長期保存試験）に利用されている（表 1.13）.

表 1.13　医薬品の安定性試験ガイドライン（抜粋）

	長期保存試験	中間的試験	加速試験	苛酷試験
目的	原薬または製剤がその有効期間にわたって品質が維持されることを実証するために行われる．ラベルに表示される貯蔵条件下で行う安定性試験である.	原薬または製剤が25℃において長期間貯蔵されるとき，化学的分解や物理的変化を緩やかに加速するように計画された試験である.	原薬または製剤がその有効期間にわたって保存されるときの安定性を短期間の試験によって予測する．および製剤が短時間でも表示された条件から逸脱した条件におかれた場合の影響を評価する試験である.	原薬または製剤が経時的にどのような化学的および物理的変化を引き起こす性質を有するかを明らかにする．製剤が遭遇する可能性のある苛酷な条件における品質変化を検討する.
検体	原薬および製剤（包装品）	原薬および製剤（包装品）	原薬および製剤（包装品）	原薬および製剤（必要により包装状態でも行う）
保存条件	25℃ ±2℃ /60℃ RH ±5%RH または 30℃ ±2℃ 65% RH ±5%RH	30℃ ±2℃ /65℃ RH ±5%RH	40℃ ±2℃ /75℃ RH ±5%RH	温度，湿度，光の3条件について加速試験よりも苛酷な条件で行う.
最小試験期間	12 か月	6 か月	6 か月	物理化学的特性に基づいて適宜設定
測定項目	保存により影響を受けやすい項目およびその他安定性を評価するために有効な項目	保存により影響を受けやすい項目およびその他安定性を評価するために有効な項目	保存により影響を受けやすい項目およびその他安定性を評価するために有効な項目	保存により影響を受けやすい項目ならびに分解物の検索

2）特殊酸塩基触媒反応 specific acid-base catalysis　　水溶液中での薬物の分解反応が水素イオン（H^+）あるいは水酸イオン（OH^-）によって触媒されるとき，これを**特殊酸塩基触媒反応**という．非電解質の薬物 A が H^+，OH^- および H_2O により触媒される3つの平行反応により1次の加水分解を受けるとき，それぞれの分解反応速度定数を k_{H^+}，k_{OH^-}，k_{H_2O} とすると，その速度式は，

$$-\frac{\mathrm{d}A}{\mathrm{d}t} = (k_{H^+}[H^+] + k_{H_2O} + k_{OH^-}[OH^-])A \tag{1.142}$$

と表すことができる．したがって，見かけの分解速度定数を k_{obs} とおくと，

$$k_{obs} = k_{H^+}[H^+] + k_{H_2O} + k_{OH^-}[OH^-] \tag{1.143}$$

と表され，溶液の pH が一定であるならば k_{obs} は定数となり，見かけの1次反応速度定数となる．酸性側では $[H^+] \gg [OH^-]$，中性では $[H^+] = [OH^-] = 0$，アルカリ性側では $[H^+] \ll [OH^-]$ となるので，式（1.143）は，

$$k_{obs} = k_{H^+}[H^+] \tag{1.144}$$

$$k_{obs} = k_{H_2O} \tag{1.145}$$

$$k_{obs} = k_{OH^-}[OH^-] \tag{1.146}$$

と簡略することができる．また，式（1.144）および式（1.146）から，水素イオン指数 pH と分解

反応速度定数の，酸性側とアルカリ性側での関係式を誘導すると，
$$\log k_{obs} = \log k_{H^+} - pH \tag{1.147}$$
$$\log k_{obs} = \log k_{OH^-} - pK_w + pH \tag{1.148}$$
が得られる．K_w は水のイオン積である．式(1.147)，(1.148)を利用して縦軸に $\log k_{obs}$，横軸に pH をプロットすると，分解速度-pH プロファイルを描くことができる．一般的な分解速度-pH プロファイルは酸性側，アルカリ性側においてそれぞれ-1，+1の傾きを示す（図1.64）．

①の領域では pH が低下するほど分解速度が増加することを示し，③の領域では，pH の上昇とともに分解速度が増加することを示している．一方，②の領域では，pH の変化にもかかわらず分解速度は一定で最も遅くなっている．したがって，この領域の pH で調製された薬物の溶液はそれ以外での pH 環境に比べると分解は抑制されている．図1.65にはコデイン塩酸塩とアスピリンの分解速度-pH プロファイルを示す．

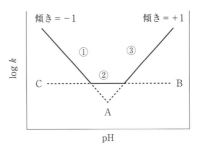

図1.64　分解速度-pH プロファイルの模式図（岡野定輔，高橋威夫：新薬剤学総論，p.332，南江堂を改変）

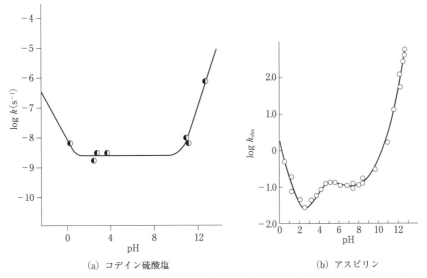

(a) コデイン硫酸塩　　　(b) アスピリン

図1.65　コデイン硫酸塩とアスピリンの分解速度-pH プロファイル（コデイン硫酸塩　Powell MP：*J. Pharm., Sci.*, **75**：901, 1986を改変；アスピリン　Edwards LJ：*Trans. Faraday Sci.*, **46**：723, 1950を改変）

コデイン塩酸塩の場合，酸塩基のいずれにおいても触媒作用を受けるが，pH2～pH10の領域では分解反応速度は一定となり，この pH 領域に調整することにより，分解反応を最小限にとどめることが可能である．一方，アスピリンの場合，酸性領域と塩基性領域で分子の状態が変化するので，2分子が存在するような複雑な分解速度-pH プロファイルを示す．しかし，この分解速度-pH プロファイルから，アスピリンは pH2～3の環境で最も分解が抑制されることがわかる．

3) 一般酸塩基触媒反応 general acid-base catalysis　　医薬品製剤には，pH を調整する目的で

緩衝液が用いられる．これら緩衝液中に配合された酸や塩基が触媒作用を持つ場合がある．緩衝液の成分が加水分解を触媒する能力はその解離定数に関連し，この解離定数はブレンステッド-ローリーの法則に従う．これを**一般酸塩基触媒反応**という．たとえば，リン酸緩衝液中でのベンジルペニシリンの分解には $H_2PO_4^-$ と HPO_4^{2-} が触媒作用を示す．このとき，分解速度-pHプロファイルの傾きの絶対値は特殊酸塩基触媒反応の傾きの絶対値1よりは大きくなる．

4) イオン強度 ionic strength　　**イオン強度**は，電解質溶液の活量係数とイオン間の相互作用を関係づけるための概念であり，薬物の反応がイオン間で起こる場合には反応速度にイオン強度が影響する．緩衝液中での反応においてはイオン強度に注意する必要がある．一般に，イオン強度は，式 (1.149) で示される．

$$\mu = \frac{1}{2}\sum_{i=1}^{n} C_i Z_i^2 \quad (1.149)$$

ここで，μはイオン強度，C_iとZ_iはi番目のイオンのモル濃度とイオン価である．反応物質A，BがそれぞれZ_A，Z_Bの電荷を持つとき，見かけの反応速度定数k_{obs}とイオン強度との関係は，式 (1.150) で示される．

$$\log k_{obs} = \log k_0 + 1.02 Z_A Z_B \sqrt{\mu} \quad (1.150)$$

ここで，k_0は$\mu=0$であるときの速度定数を示す．したがって，薬物溶液に塩を添加することにより，反応速度が増減することになる（図1.66）．

反応物質A，Bの電荷が同符号である場合にはイオン強度が増加して，式 (1.150) 右辺の第2項が正の値となり，反応速度が増加する．一方，それらの電荷は異符号である場合は，イオン強度は増加するが，式 (1.150) 右辺の第2項が負の値となるため，反応速度が減少する．さらに，反応物質A，Bのどちらか一方，あるいは両方が非電解質である場合，式 (1.150)

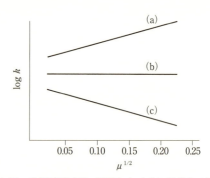

図1.66　分解速度定数（対数）とイオン強度との関係 (a) 同種の荷電を有する分子の場合，(b) 電解分子と非電解分子の反応，(c) 反対荷電を有する分子の反応.

の右辺第2項はゼロとなり，反応速度はイオン強度の影響を受けない．たとえば，アルカリ溶液中でのベンジルペニシリンの分解反応速度は塩を添加すると増加する．

5) 誘電率（溶媒効果） dielectric constant　　反応物質A，Bが電解質であり，それぞれZ_A，Z_B，の電荷を持つとき，AとBの反応速度はA，Bを溶かしている溶媒の誘電率εの影響を受ける．誘電率とは，電気の通しやすさの指標，あるいは極性の指標であり，見かけの反応速度k_{obs}と溶液の誘電率εとの関係は，次式で表される．

$$\log k_{obs} = \log k_\infty - K Z_A Z_B \frac{1}{\varepsilon} \quad (1.151)$$

ここで，k_∞は$\varepsilon=\infty$のときの反応速度定数，Kは定数を示す．式 (1.151) より，反応物質A，B，の電荷の符号が同じでかつ溶媒の誘電率を低下させると，反応速度はより低下するようになる（図1.67）．

たとえば，アルカリ溶液中でのフェノバルビタールの加水分解は誘電率が水（室温で約78）よりも低いプロピレングリコール（室温で約24）の添加により抑制される．

6）溶存酸素 薬物溶液中に溶存する酸素はラジカルとなり，薬物の酸化をもたらす原因となる．酸素が共存することにより薬物が影響を受ける場合，溶液を入れる容器内の窒素置換や抗酸化剤を添加することにより酸化を防止することができる．また，酸素により酸化されやすい薬物は重金属との接触を避けることも必要である．

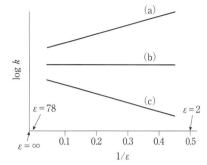

図1.67 分解速度定数（対数）と誘電率との関係
(a) 反対荷電を有する分子の反応, (b) 電解分子と非電解分子の反応, (c) 同種の荷電を有する分子の場合.

7）光 光に不安定な薬物は褐色ガラス瓶に貯蔵し，冷暗所に保存する必要がある．

e. 固形製剤の安定性に影響を与える因子

カプセル剤，錠剤，顆粒剤，坐剤などの固形製剤中での薬物の安定性では，化学的安定性に加えて物理的安定性も問題となる．物理的安定性では，薬物の非晶質化，結晶転移，ウィスカー（ひげ状結晶）の発生，昇華，吸湿などが問題となる．そのため，固形製剤の開発においては，医薬品の安定性試験ガイドラインに基づき，固体状態での温度，光，湿度，酸素，添加剤などの影響が詳しく検討される（表1.13）．

1）湿度 水溶性薬物の固形製剤では，湿度により固体表面に形成された水分層に溶解する．この場合，水分層に溶解した薬物は，液状製剤の場合と同様の因子により影響を受けて分解する．保存期間中では湿気を防ぐための包装材料の選択が重要となる．

2）温度 温度が固形製剤中の薬物の安定性に与える影響は，アレニウスの式で説明しうる場合もあるが，坐剤など，製剤が温度上昇に伴い融解したり，あるいは薬物または製剤添加物がその多形相に変化が生じたりする場合には，温度の影響は複雑になる．

3）光と酸素 光感受性の薬物または，酸化を受けやすい薬物を含む固形製剤は，光と酸素からの分解を避けるために，溶液状の製剤と同様の方法で貯蔵される必要がある．また，湿気は溶存酸素をも含むので，乾燥条件下で貯蔵される必要がある．

1.7.2 薬物の安定性を高める代表的な製剤手法

製剤中の薬物の安定化を図る例として，難溶解性塩形成，複合体形成，包接体形成，化学的修飾によるプロドラッグ化，抗酸化剤の添加，キレート化剤の添加，遮光，活性酸素の除去などがあり，薬物や製剤の物理的特性，製剤の投与剤形などに応じて適した方法を選択する．

a. 化学的修飾化（プロドラッグ化）

親化合物自体が安定性に欠ける場合，その化学構造を部分的に修飾することで安定化させることができる．例として，ペニシリン系抗生物質，アンピシリンはそれ自体では製剤中での安定性が悪いので，アセトンを縮合させたプロドラッグ，ヘタシリンとして製剤されている．経口投与後吸収された後，ステラーゼにより速やかに加水分解されてアセトンが外れ，アンピシリンとして抗菌作用を示す（図1.68）．

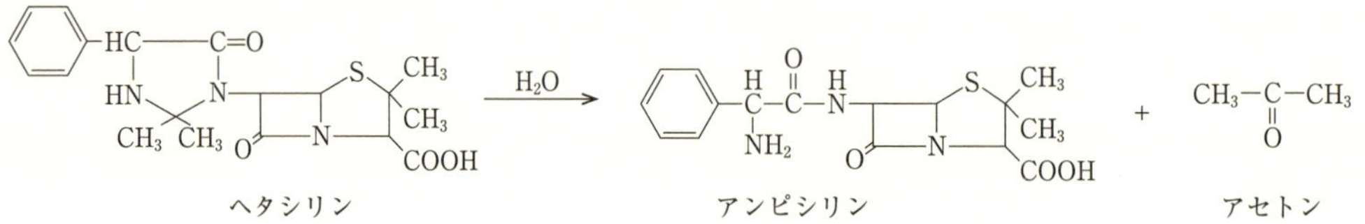

図1.68 アンピシリンのプロドラッグ化による安定化

その他,トコフェロール（ビタミンE）やクロラムフェニコールなどはそれぞれ酢酸やパルミチン酸とエステル化することにより安定化させることができる.

b. 難溶性塩形成

水溶液中で加水分解を受けやすい薬物は,難溶性塩を形成させることで分解を抑制することができる.ペニシリンG（ベンジルペニシリン）はその水溶液状態では加水分解を受け安定性に欠けるが,プロカインあるいはベンザンチンと難溶性塩を形成させることにより懸濁液として安定化させることができる.これらは擬０次の分解反応を示す.

c. 複合体形成

薬物にそれとファンデルワールス力により結合する添加剤を加えることにより**複合体 complex**を形成させ,酸や塩基からの攻撃をから守る方法である.**キレート形成**,**包接体形成**もこの範疇である.この例として,局所麻酔剤ベンゾカインにカフェインを添加することで溶液状態での加水分解が抑制され,分解半減期が延長する（図1.69）.

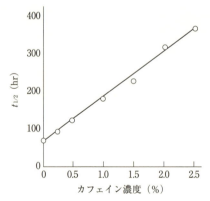

図1.69 ベンゾカインの加水分解に及ぼすカフェインの影響（Higuchi T and Lachman L : *J. Am., Pharm., Aci.*, Ed. 44 : 521 を改変）

また,プロスタグランジンは単体では不安定であるので,シクロデキストリンにより包接化合物とすることで製剤中での安定化を図ることができる.シクロデキストリンはデンプンに酵素を作用させて得られる環状のオリゴ糖であり,α-,β-,γ- の3種類が存在する.γ-シクロデキストリンが最も大きな空洞径を有する.シクロデキストリン包接化合物では,その空洞部分に不安定な薬物分子を包埋することにより薬物分子の安定化や脂溶性物質への水溶性付与を行うことができる.

d. その他

その他の医薬品の安定化法として,用事溶解,抗酸化剤の添加,キレート化剤の添加,窒素ガスの置換,遮光,冷暗所保存などが行われる.抗酸化剤としては,亜硫酸塩類（亜硫酸水素ナトリウ

ム，ピロ亜硫酸水素ナトリウム，ピロ亜硫酸ナトリウム），アスコルビン酸，トコフェロール，ヒドロキノンなどが用いられる．また，自動酸化を触媒する金属を除去するキレート剤としては，EDTA，クエン酸，酒石酸などが用いられる．

参考文献

1) 第十七改正日本薬局方製剤試験法，2016．
2) 金尾義治編：NEW パワーブック物理薬剤学・製剤学 第3版，廣川書店，2017．
3) 三嶋基弘他編：臨床製剤学 第4版，南江堂，2017．
4) 永井恒司他編：製剤化のサイエンス—基礎と CMC，じほう，2010．
5) 四ッ柳智久他編：製剤学 第5版，南江堂，2008．
6) 大塚　誠他編：コンパス物理薬剤学・製剤学，南江堂，2012．

演習問題

問 1.1 大小 2 種類の粒子径を有する同一物質の混合粒子の質量を，分散沈降法により沈降天秤を用いて測定したところ，図に示す結果を得た．以下の記述のうち，正しいのはどれか．2 つ選べ．ただし，粒子の沈降はストークスの式に従うものとする． （第 99 回薬剤師国家試験より）

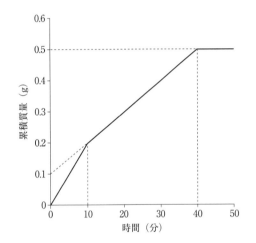

A 大粒子と小粒子の粒子径比は 2 : 1 である．
B 大粒子と小粒子の粒子径比は 4 : 1 である．
C 大粒子と小粒子の質量比は 1 : 2 である．
D 大粒子と小粒子の質量比は 2 : 3 である．
E 大粒子と小粒子の質量比は 1 : 4 である．

問 1.2 真密度が 1.2 g/cm^3 の粉体を 500 mL の容器にすり切り充填したところ，粉体層の空隙率は 25％であった．この容器をタッピングしたところ，粉体層の空隙率は 17％となった．タッピング後の粉体層のかさ密度（g/cm^3）に最も近い値はどれか．1 つ選べ． （第 100 回薬剤師国家試験より）

A 0.7　　B 0.8　　C 0.9　　D 1.0　　E 1.1

問 1.3 医薬品粉体のぬれおよび吸湿に関する記述として，正しいのはどれか．2 つ選べ．

（第 101 回薬剤師国家試験より）

A ぬれやすいほど粉体に対する液体の接触角が大きい．
B 水溶性の結晶性粉体では，臨界相対湿度（CRH）未満において急激な吸湿は起こらない．
C CRH では，粉体粒子表面を覆う薬物の飽和水溶液の水蒸気圧と，空気中の水蒸気圧が等しい．
D 粉体は，吸湿により安息角が減少する．

E 2種類の水溶液の結晶性粉体を混合して得られた粉体のCRHは，個々の粉体のCRHと比べて高い．

問 1.4 1価の弱酸性化合物（pKa = 6.1）の水に対する溶解度は，pH 1のとき0.1 μg/mLであった．この化合物の溶解度が1 mg/mLとなるpHはいくらか．最も近い値を1つ選べ．ただし，イオン形は完全に水に溶解するものとする．

A 2   B 5   C 7   D 10   E 12

問 1.5 固体薬物の溶解速度を回転円盤法で測定し，以下の結果を得た．シンク条件下の見かけの溶解速度定数（min^{-1}・cm^{-2}）に最も近い値はどれか．1つ選べ．ただし，円盤の有効表面積は1 cm^{2}とし，試験中は変化しないものとする．また，溶解温度は一定であり，薬物の溶解度は0.5 mg/mLとする．

（第95回薬剤師国家試験より）

時間（min）	0	2	4	6	8	10
溶液の薬物濃度（mg/mL）	0	0.020	0.040	0.060	0.072	0.080

A 0.010   B 0.014   C 0.016   D 1.018   E 0.020

問 1.6 薬物の溶解および放出に関する記述のうち，正しいのはどれか．2つ選べ．

（第100回薬剤師国家試験より）

A 結晶多形間で異なる溶解速度を示すのは，各々の固相における化学ポテンシャルが異なるためである．

B Higuchi式において，単位面積当たりの累積薬物放出量の平方根は，時間に比例する．

C 球体である薬物粒子が，形状を維持したまま縮小しながら溶出する時の溶解速度定数は，ヒクソン-クロウェル式を用いて算出できる．

D 回転円盤法により，固体薬物の表面積を経時的に変化させて溶解実験を行い，ギブズ式を用いることで薬物の溶解速度定数を算出できる．

問 1.7 エマルションの分散媒と分散相の密度差により，分散相が浮上する現象はどれか．1つ選べ．

（第102回薬剤師国家試験より）

A 凝集   B 塩析   C 合一   D クリーミング   E ケーキング

問 1.8 以下のア，イ，ウで示される物質を様々な濃度で水に溶解し，一定温度下で濃度と表面張力の関係を調べたところ，下図に示すⅠ，Ⅱ，Ⅲのようになった．以下の記述のうち，正しいのはどれか．2つ選べ．

（第102回薬剤師国家試験より）

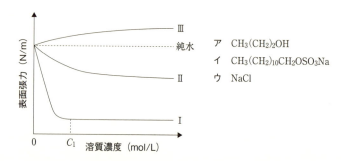

A 曲線Ⅰを示す物質は「ア」である．

B 曲線Ⅰにおいて，C_1より高い濃度では水相表面における物質の濃度（吸着量）は飽和して一定である．

C 曲線Ⅱを示す物質は「ウ」である．

D 曲線Ⅰのように右下がりの曲線となるような物質の水相表面への吸着様式を正吸着という．

E 曲線Ⅲを示す物質は「イ」であり，水中より水相表面の濃度が低くなる．

問 1.9 球状の医薬品懸濁粒子は，溶媒中を次式で表される速度で沈降する．次の記述のうち正しいのはどれか．2つ選べ．ただし，設問中のパラメータ以外は変化しないものとする．

$$V_s = \frac{2r^2(\rho_p - \rho_f)g}{9\eta}$$

V_s：沈降速度（m/s），r：粒子の半径（m），ρ_p：粒子密度（kg/m^3），
ρ_f：溶媒の密度（kg/m^3），g：重力加速度（m/s^2），η：溶媒の粘度（Pa·s）．

- A 本式は，等加速度沈降している場合に成立する．
- B 粒子径が3分の1になれば，粒子の沈降速度は9倍になる．
- C 溶媒の粘度が上昇すれば，粒子の沈降速度は増大する．
- D 粒子密度が小さくなれば，粒子の沈降速度は低下する．

問 1.10 界面活性剤に関する記述のうち，正しいのはどれか．2つ選べ．
- A イオン性界面活性剤において，アルキル鎖が長くなるほどクラフト点は低くなる．
- B 親水性親油性バランス（HLB）値が小さい界面活性剤ほど，疎水性が高い．
- C HLB値が3.7の界面活性剤2gと，HLB値が11.5の界面活性剤1gを混合して得た界面活性剤のHLB値は，7.6である．
- D イオン性界面活性剤水溶液のモル電気伝導率は，臨界ミセル濃度以上で急激に減少する．
- E 臨界ミセル濃度以上では，界面活性剤分子はミセルを形成するため，単分子として溶解しているものはない．

問 1.11 レオロジー特性の測定に関する次の記述の正誤について答えなさい．

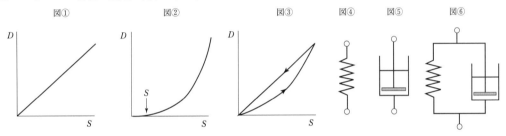

- a せん断応力（S）とせん断速度（D）との関係が図①で表されるものをニュートン流動とよび，モデル的には図④で表される．
- b SとDとの関係が図②で表されるものを準粘性流動とよび，モデル的には図④で表される．
- c 図②のS_0を降伏値といい，図②の流動では降伏値より大きなせん断応力を加えると，見かけの粘度が減少する．
- d SとDとの関係が図③で表されるような流動特性をダイラタンシーとよぶ．
- e 粘弾性モデルのフォークトモデルは，図⑥のように並列結合したバネとダッシュポットによって構成されている．

問 1.12 高分子溶液の性質に関する次の記述の正誤について答えなさい．
- a 線状高分子は，親和性の高い良溶媒中では，その広がりが小さくなる．
- b セラセフェート（酢酸フタル酸セルロース）は，アルカリ側で水に易溶性となるため，腸溶性コーティング剤として利用される．
- c 高分子電解質溶液に塩を添加してイオン強度を増加させると，高分子はより広がった形となり，粘度が増加する．
- d イオン性高分子は，解離基間の静電的反発により水中で広がった形をとり，溶液の粘度は非イオン性高分子と比べて大きい．
- e 両性高分子電解質であるタンパク質は，等電点で一番広がりが小さくなる．

問 1.13 製剤に用いられる日本薬局方収載のセルロース類に関する次の記述の正誤について答えなさい．
- a 結晶セルロースは，水や有機溶媒に不溶であり，結合剤，崩壊剤，滑沢剤の3者を兼ね備えた賦形剤として繁用される．

b セラセフェート（酢酸フタル酸セルロース）は，無水フタル酸と部分アセチル化セルロースとの反応生成物であり，腸溶性コーティングに用いられる．

c カルメロースナトリウム は，カルボキシメチルセルロースナトリウム（CMC-ナトリウム）ともいい，粘稠化剤として用いられ，また，分散系製剤の安定剤として使用される．

d ヒプロメロース（HPMC）はセルロースのヒドロキシプロピルエーテルであり，滑沢剤として用いられる．

問 1.14 ある薬物 A の水に対する溶解度は 5 w/v% であり，1 次反応速度式に従って分解し，その分解速度定数は $0.02\ h^{-1}$ である．この薬物 1.5 g を水 10 mL に懸濁させたとき，残存率が 90% になる時間（h）に最も近い値はどれか．1 つ選べ．ただし，溶解速度は分解速度に比べて十分に速いものとする．

（第 99 回薬剤師国家試験）

1　2.5　　2　7.5　　3　13.5　　4　15　　5　75

問 1.15 ある液剤を 25℃ で保存すると，1 次速度式に従って分解し，100 時間後に薬物含量が 96.0% に低下していた．この薬物の有効性と安全性を考慮すると，薬物含量が 90.0% までは投与が可能である．この液剤の有効期間は何日か．1 つ選べ．ただし，log2 = 0.301，log3 = 0.477 とする．

（第 100 回薬剤師国家試験）

1　6　　2　8　　3　10　　4　12　　5　14

問 1.16 薬物 A は水素イオンと水酸化物イオンのみの触媒作用を受けて加水分解され，そのときの 1 次加水分解速度定数 k は次式で表される．

（第 95 回薬剤師国家試験）

$$k = k_H \cdot [H^+] + k_{OH} \cdot [OH^-]$$

ここで，k_H は水素イオンによる触媒反応の速度定数，k_{OH} は水酸化物イオンによる触媒反応の速度定数である．この薬物の pH1.0 と pH11.0 における k はそれぞれ $0.0010\ h^{-1}$ と $0.10\ h^{-1}$ であった．この薬物の加水分解速度が最小となる pH に最も近い値はどれか．ただし，水のイオン積 $K_w = 1.0 \times 10^{-14}$ とし，pH 以外の条件は変化しないものとする．

1　4.0　　2　5.0　　3　6.0　　4　7.0　　5　8.0

問 1.17 1 次反応で分解する薬物 X の反応速度定数 k（hr^{-1}）と温度 T（K）の関係は，以下のとおりとなった．

この反応がアレニウス式に従うとき，活性化エネルギー（$J \cdot mol^{-1}$）に最も近い値はどれか．1 つ選べ．ただし，気体定数を 8.31（$J \cdot K^{-1} \cdot mol^{-1}$）とする．

（第 225 回薬ゼミ模擬試験）

$\ln k$	$1/T$
－29.829	0.00336
－29.476	0.00303

1　5000　　2　7000　　3　9000　　4　10000　　5　12000

問 1.18 化合物 X，Y および Z の分解過程は見かけ上，0 次反応，1 次反応または 2 次反応のいずれかで起こっている．図は，25℃ における 3 つの化合物の分解性について示したものであり，いずれも初濃度が $10\ mg \cdot mL^{-1}$ のときの半減期は 4 h である．この図に関する記述のうち，正しいのはどれか．2 つ選べ．ただし ln2 = 0.69 とする．

（第 232 回薬ゼミ模擬試験）

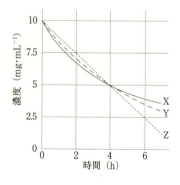

1　Xの分解における反応速度定数 k は 0.025 mL·mg^{-1}·h^{-1} である．
2　Xが90%分解するのに要する時間は，36 h である．
3　Yの反応速度は残存濃度に無関係である．
4　Yの濃度の逆数を時間に対してプロットすると，右上がりの直線が得られる．
5　Zの初濃度が 40 mg·mL^{-1} に変化した場合，半減期は 1 h となる．

問 1.19　25℃の水溶液中における薬物 A および薬物 B の濃度を経時的に測定したところ，下図のような結果を得た．次に，両薬物について同一濃度（C_0）の水溶液を調製し，25℃で保存したとき，薬物濃度が $C_0/2$ になるまでに要する時間が等しくなった．C_0（mg/mL）に最も近い値はどれか．1つ選べ．
（第101回薬剤師国家試験）

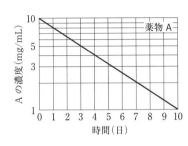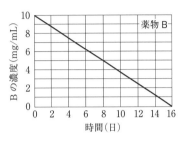

1　2.40　　2　3.60　　3　3.75　　4　9.60　　5　10.0

[解答と解説]

1.1　A, E

1.2　D

1.3　B, C
　［解説］A：ぬれやすいほど粉体に対する液体の接触角が小さい．
　　　　　D：粉体は，吸湿により安息角が増大する．流動性は悪くなる．
　　　　　E：低くなる．（エルダーの仮説）

1.4　D

1.5　E

1.6　A, C

1.7　D：クリーミングは，エマルション（乳剤）の分散媒と分散相の密度差により，分散相が浮上する現象である．撹拌することで乳剤は再分散可能である．懸濁液の不安定化の現象がケーキングであり，この場合は撹拌しても再分散不可である．

1.8　B, D
　［解説］A：曲線 I を示す物質は「イ」の界面活性剤である．
　　　　　C：曲線 II を示す物質は「ア」のアルコールである．
　　　　　E：曲線 III を示す物質は「ウ」の NaCl である．

1.9　B, D

1.10　B, D

1.11　a　誤：ニュートン流動のモデルは図⑤のダッシュポットで表される．
　　　　b　誤：図②は非ニュートン流動の準塑性流動であり，ダッシュポットでは表されない．
　　　　c　正
　　　　d　誤：図③の流動はチキソトロピーを示す．
　　　　e　正

1.12 a 誤：線状高分子は，親和性の高い良溶媒中では高分子は大きく広がり，貧溶媒中ではなるべく溶媒と接しないように収縮する．

b 正

c 誤：塩の添加で電気二重層が圧縮されると，高分子鎖の静電的反発が小さくなるので収縮して小さくなり，粘度は低下する．

d 正

e 正

1.13 a 正

b 正

c 正

d 誤：HPMC はセルロースのメチルおよびヒドロキシプロピルの混合エーテルであり，結合剤やフィルムコーティング剤として用いられる．

1.14 4

［解説］1 次反応速度式に従って分解する薬物 A の初期全濃度 C_0 は

$$1.5\,g/10\,mL = 15\,g/100\,mL = 15\,w/v\%$$

であり，溶解速度が分解速度に比べて十分に速く，かつ C_0 ＞溶解度 Cs（5 w/v%）であることから，全薬物濃度 C が Cs に到達するまでは見かけ上 0 次反応（擬 0 次反応）速度式が適用できる．残存率が 90 %（全薬物濃度が 13.5 w/v%）になる時間 t は，以下の公式を用いて算出できる．

$$C = -kCst + C_0 \qquad \text{ただし，}k\text{ は分解速度定数}$$

$13.5\,(w/v\%) = -0.02\,(h^{-1}) \times 5\,(w/v\%) \times t + 15\,(w/v\%)$ だから，$t = 15\,(h)$ となる．

1.15 3

［解説］C_0 を初濃度，C を残存濃度とする．100 時間後に薬物含量が 96.0 % に低下していることより，ここから反応速度定数（k）を算出する．この薬物は 1 次反応で分解される薬物のため，

1 次反応の積分型速度式：$\log C = -(k/2.303) \cdot t + \log C_0$ を用い，$C = 0.96C_0$ を代入する．

$$\log 0.96C_0 = -(k/2.303) \cdot t + \log C_0$$

よって，$k \fallingdotseq 4.15 \times 10^{-4}$　h^{-1} となる．

次に，液剤の薬物含量が 90.0 % になるまでの時間（t）を求めるため，

$\log C = -(k/2.303) \cdot t + \log C_0$ を用い，$C = 0.90C_0$ を代入する．

$$\log 0.90C_0 = -(k/2.303) \cdot t + \log C_0$$

よって，$t \fallingdotseq 255.272\,h \fallingdotseq 10.6\,day$ である．

1.16 2

［解説］本問は特殊酸塩基による触媒反応であり，その 1 次加水分解速度定数 k は次式で表される．

$$k = kH \cdot [H+] + kOH \cdot [OH^-]$$

これより，酸触媒定数 k_H および塩基触媒定数 k_{OH} を求める．特殊酸触媒の影響を受ける pH 領域では，$k \fallingdotseq k_H \cdot [H^+]$ が成立し，pH1.0 のとき $[H^+] = 0.1$ であるため，

$$0.0010\,(h^{-1}) \fallingdotseq kH \cdot 0.1 \quad \therefore k_H \fallingdotseq 10^{-2}\,(h^{-1})$$

特殊塩基触媒の影響を受ける pH 領域では，$k \fallingdotseq k_{OH} \cdot [OH^-]$ が成立し，pH11.0 において，

水のイオン積 $(Kw) = [H^+] \cdot [OH^-] = 10^{-14}$ より，

$$0.10\,(h^{-1}) = k_{OH} \cdot [OH^-] = k_{OH} \cdot = k_{OH} \cdot \quad \therefore k_{OH} = 102\,(h^{-1})$$

この薬物の加水分解速度が最小となる pH は，k の値が最も小さい値をとるときで，$k_H \cdot [H^+] = k_{OH} \cdot [OH^-]$ が成立するときの値となる．したがって，$[H^+] = 10^{-5}$ となる．よって，pH = $-\log [H+]$ より，pH = $-\log 10^{-5} = 5$　となる．

1.17 3

［解説］反応速度定数 k と絶対温度 T との関係は，アレニウス式 $k = A \cdot e^{-Ea/RT}$ で表される．ただし，k は反応速度定数，R は気体定数，T は絶対温度，A は頻度因子とする．また両辺に自然対数をとると，以下の式で表すことができる．

$$\ln k = -\frac{E_{\mathrm{a}}}{RT} + \ln A$$

これより，$\ln k$ を $1/t$ に対してプロットして得られる直線の勾配は $-(E_{\mathrm{a}}/R)$ である．実験結果より，アレニウスプロットの勾配は

$$\frac{-29.476 - (-29.829)}{0.00303 - 0.00336} = -1069.697 \fallingdotseq -1070$$

よって，$-\dfrac{E_{\mathrm{a}}}{R} = -1070$，$R = 8.31$（J・K^{-1}・mol^{-1}）より $-\dfrac{E_{\mathrm{a}}}{8.31} = -1070$ となる．これを解くと，$E_{\mathrm{a}} = 1070 \times 8.31 \fallingdotseq 8900$（J・mol^{-1}）となる．

1.18　1　正：化合物 X は，2 次反応に従って分解する．よって，2 次反応における半減期 $t_{1/2}$ の公式より反応速度定数 k を算出できる．ただし，[X] を X の残存濃度，[X$_0$] を X の初濃度とする．

$$t_{1/2} = \frac{1}{k \cdot [\mathrm{X}_0]} \text{ より，} \quad 4\,\mathrm{h} = \frac{1}{k \times 10\,\mathrm{mg \cdot mL}^{-1}} \Leftrightarrow k = 0.025\,\mathrm{mL \cdot mg}^{-1} \cdot \mathrm{h}^{-1} \text{ となる．}$$

2　正：化合物 X が 90% 分解する（残存濃度 C が $1\,\mathrm{mg \cdot mL}^{-1}$ となる）のに要する時間を $t_{1/10}$ とすると，2 次反応における時間 t と残存濃度 C の関係式より算出できる．

$$\frac{1}{[\mathrm{X}]} = k \cdot t + \frac{1}{[\mathrm{X}_0]} \text{ より，} \quad \frac{1}{1\,\mathrm{mg \cdot mL}^{-1}} = 0.025\,\mathrm{mL \cdot mg}^{-1} \cdot \mathrm{h}^{-1} \times t_{1/10} + \frac{1}{10\,\mathrm{mg \cdot mL}^{-1}} \Leftrightarrow t_{1/10} = 36\,\mathrm{h}$$

となる．

3　誤：化合物 Y は 1 次反応に従って分解するため，反応速度は $-\dfrac{\mathrm{d}[\mathrm{Y}]}{\mathrm{d}t} = k \cdot [\mathrm{Y}]$ で表される．

　　よって，Y の反応速度は Y の残存濃度に比例する．ただし，[Y] を Y の残存濃度とする．

4　誤：化合物 Y は 1 次反応に従うため，Y の濃度の対数を時間に対してプロットすると，右下がりの直線が得られる．また，化合物 X は 2 次反応に従うため，X の濃度の逆数を時間に対してプロットすると，右上がりの直線が得られる．

5　誤：化合物 Z は 0 次反応に従って分解するため，半減期は初濃度に比例する．よって，初濃度が $10\,\mathrm{mg \cdot mL}^{-1}$ から $40\,\mathrm{mg \cdot mL}^{-1}$ の 4 倍に変化した場合，半減期も 4 h の 4 倍の 16 h となる．

1.19　3：薬物 A のグラフは片対数グラフであり，A の濃度と時間の関係が直線を示すことから，薬物 A は 1 次反応により分解していることがわかる．また，薬物 B のグラフは，B の濃度が時間の経過とともに一定速度で減少していることから，薬物 B は 0 次反応により分解していることがわかる．ただし，$t1/2$ は消失半減期，k は反応速度定数，C$_0$ は薬物の初濃度である．1 次反応（薬物 A）における半減期は初濃度に依存せず，グラフより半減期は 3 日である．したがって，薬物濃度が初期濃度の半分になるまでに要する時間を等しくするには 0 次反応（薬物 B）における半減期は初濃度に比例するため，薬物 B の半減期が 8 日から 3 日になるように初濃度を設定すればよい．（薬物 B について）8 日：$10\,\mathrm{mg/mL}$ ＝ 3 日：x　$x = 3.75\,\mathrm{mg/mL}$　よって，両薬物について，初濃度が $3.75\,\mathrm{mg/mL}$ となるように調製すればよい．

2 製剤設計

> **GIO** 製剤の種類，製造，品質などに関する基本的事項を修得する．

2.1 製剤化の概要と意義

SBO E5(2)①1 製剤化の概要と意義について説明できる．

　薬剤とは薬理活性を有する薬物をヒトに適用できるように製剤化されたものと定義されている．製剤化の目的は，医薬品の有効性，安全性及び品質を担保するためであり，医薬品の付加価値として使用利便性，安心感，信頼性を付与し，使用に関する情報を提供することである．また，製剤化とは，薬物の持つ薬効を最大限に引き出し，また，使用期間を通じて安定性を確保でき，患者に投与しやすいように錠剤，顆粒剤，カプセル剤，注射剤，吸入剤，貼付剤などの剤形にすることである．

　図2.1は医薬品開発と製剤研究の流れを示している．製剤設計を行う際の有益な情報を得るために，製剤設計に先立って，プレフォーミュレーション研究が行われる．これは物理化学的（性状，分子量，分配係数，粒子形状，粒子径，溶解度，溶解速度，加水分解，酸化分解や光分解などの原薬の化学的安定性，結晶形の変化，昇華，吸湿などの原薬の物理的安定性など），製剤学的（添加

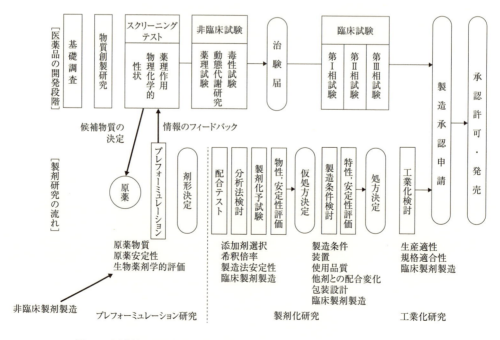

図2.1　医薬品開発と製剤研究の流れ（PHARM TECH JAPAN, 29(15)：11, 2013）

剤との配合変化試験など）および生物薬剤学的観点（タンパク結合，ファーマコキネティクスパラメータ，代謝など）から化合物の基本的特性を明らかにすることが目的の1つであるが，効率的な医薬品開発を行うためには，初期段階から望ましくない特性を有する化合物を排除することが重要であり，その目的にもプレフォーミュレーション研究の結果がいかされている．たとえば，薬理活性は高いものの，代謝されやすい化合物であるとか，あるいは非常に不安定な化合物であることをプレフォーミュレーション研究で見出すことができる．

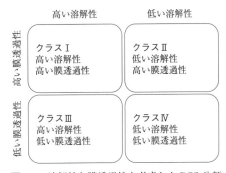

図 2.2 溶解性と膜透過性を考慮した BCS 分類

原薬の生物薬剤学的特性の1つとして，経口投与される薬物を溶解性と膜透過性で分類した，BCS（Biopharmaceutical Classification System）が提唱されている（図2.2）．クラスⅠは溶解性と膜透過性が高い薬物で，最も吸収性が良好であると期待されるもの，クラスⅡは溶解性が低く膜透過性の高い溶解律速の薬物で，食事の影響を受けやすいもの，クラスⅢは溶解性が高く膜透過性の低い薬物，クラスⅣは溶解性も膜透過性も低い薬物である．

ここでいう溶解性とは，単に溶解度そのものを意味するものでなく，1回投与量がコップ1杯（250 mL：正確には pH1～7.5 の緩衝液）に溶解するかどうかを基準にし，これよりも溶解しやすい場合を溶解性が高い，これよりも溶解しにくいものを溶解性が低いと分類している．また，膜透過性については，小腸の膜モデルである Caco-2 細胞を用いた透過性実験において，β-遮断薬メトプロロールと同等あるいはそれ以上の膜透過性を示すものを膜透過性が高い，これよりも低いものを膜透過性が低いとして分類している．

クラスⅠとクラスⅡの薬物は，in vitro における溶出試験を行うだけで，in vivo の経口吸収性を予測可能で，特に，クラスⅠの薬物の場合は，通常の方法で製剤化しても十分な吸収性を確保できる可能性が高い．クラスⅡの薬物の場合は，製剤的な工夫により溶解性を向上させることができれば，十分な吸収性が期待できる．

一方，クラスⅢやクラスⅣの薬物は膜透過性の低い薬物なので，in vitro における溶出試験から，in vivo の経口吸収性を予測することができないので，何らかの方法で吸収改善を行う必要がある．

プレフォーミュレーション研究で得られた情報をもとに，本格的な製剤設計に取り組むことになるが，製剤を最適化するためには，図2.3に示したように，医療ニーズを踏まえ，プレフォーミュレーション研究で得られた情報に加えて，対象疾患，対象患者，薬効や安全性などの情報をもとに，ターゲットプロダクトプロファイル（TPP）を設定する．この TPP を満足する最適製剤を見出すために，製剤研究者の視点ではなく，患者や医療従事者の視点から，幅広い知識と経験を統合させた生きた製剤学を用いて製剤設計を行い，in vitro で設計した製剤が生体内で設計通り挙動していることを実証することが重要である．さらに，最適製剤は製造コストや再現性を考慮して，できる限りシンプルな処方で，汎用性の高い製造装置・機械で，少ない製造工程数で製造できるように設計される必要があるが，一方で，特許性の高い，他社との差別化ができる製剤処方を見出し，それを知財化する特許戦略も重要である．

新薬は創薬研究，非臨床試験，臨床試験の過程を経て，通常10年以上の歳月をかけ，有効性，

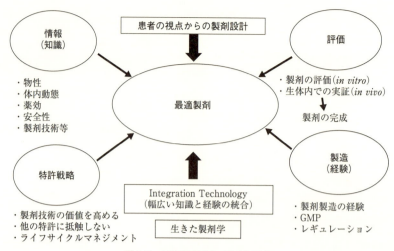

図 2.3 最適製剤化に必要な要件

安全性および品質が検討された後，製造承認の申請が行われる．その後，独立行政法人医薬品医療機器総合機構（PMDA）で審査され，薬事・食品衛生審議会（部会，薬事分科会）を経て，厚生労働大臣が承認して初めて新薬が誕生する．

新薬を開発するためには，候補化合物は約 20000 個，開発費用は約 1000 億円，開発期間は約 12～15 年が必要と言われ，ますます新薬開発が難しい状況になっている．さらに，これまで生活習慣病の低分子治療薬を中心としたブロックバスターが開発されてきたが，最近，次々とこれら大型新薬の特許切れを迎え，医薬品開発における戦略のパラダイムシフトが余儀なく行われている．

そこで，これらの状況を打開するための戦略として，図 2.4 に示したライフサイクルマネジメント（life cycle management：LCM）としての製剤開発が注目されている．LCM 製剤の製剤開発は，新薬開発に比較して，短い期間，低コスト，比較的高い成功確率で開発できるというメリットがある．LCM 製剤には，大きく line extension といわれる剤形追加と，既存薬の治療効果の改善や新規効能を目指した reformulation の 2 つに分類される．

後者の場合は，新規製剤技術を用いることが多く，特許期間の延長につながり，製品寿命の大幅な延長が期待できる．しかしながら，医薬品のライフサイクルマネジメントの基本的な概念は，単なる特許期間の延長やジェネリック対策ではなく，患者のため，医師・薬剤師などの医療従事者のために行われるもので，有効性，安全性，利便性等の付加価値を生むものでなければならない．

製薬企業において，製剤技術は医薬品の有効性や安全性を担保し，患者に適用しやすい剤形を提供するだけでなく，経営戦略において重要な位置づけを占めており，LCM に貢献できるような新剤形をどのようなタイミングで開発し，申請し，上市させるかを戦略的に考え，研究開発できる製剤研究者の育成が急務である．

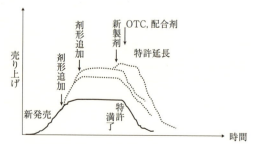

図 2.4 ライフサイクルマネジメント（経口投与製剤の製剤設計と製造法 上巻，じほう，p.54, 2013 を改変）

2.2 代表的な製剤

SBO E5(2)①2 経口投与する製剤の種類とその特性について説明できる.
3 粘膜に適用する製剤（点眼剤，吸入剤など）の種類とその特性について説明できる.
4 注射により投与する製剤の種類とその特性について説明できる.
5 皮膚に適用する製剤の種類とその特性について説明できる.
6 その他の製剤（生薬関連製剤，透析に用いる製剤など）の種類とその特性について説明できる.

　日本薬局方は医薬品，医療機器等の品質，有効性および安全性の確保などに関する法律第41条により，医薬品の性状および品質の適正を図るため，厚生労働大臣が薬事・食品衛生審議会の意見を聴いて定めた医薬品の規格基準書で，医薬品全般における品質と試験法の基準を示したものである．日本薬局方の構成は通則，生薬総則，製剤総則，一般試験法および医薬品各条からなり，収載医薬品についてはわが国で繁用されている医薬品が中心となっている.

　日本薬局方は100有余年の歴史があり，初版は明治19年6月に公布され，今日に至るまで医薬品の開発，試験技術の向上に伴って改訂が重ねられ，現在では5年ごとに改正され，平成28年3月に第十七改正日本薬局方（日局17）が公示されている.

　日局17の通則は48項目からなり，製剤に関連する主な項目を表2.1に示した.

　製剤総則は1) 製剤通則，2) 製剤包装通則，3) 製剤各条，4) 生薬関連製剤各条の4項目からなり，「製剤包装通則」は日局17で追加された通則である．表2.2に示した「製剤通則」は製剤全般に共通事項について，表2.3に示した「製剤包装通則」は容器，被包などを用いた製剤包装の原則および包装適格性に関わる基本事項について，「製剤各条」は剤形の定義，製法，試験法，容器・包装および貯法について，「生薬関連製剤各条」は生薬を原料とした製剤各条について，それぞれ記載されている.

　表2.4に示したように，剤形として，投与経路や適用部位別に11種類に大分類され，その大分

表2.1　日局17製剤通則の内容と条文

項	内　容	条文（または条文の抜粋）
5	医薬品の適否の判定根拠および判定基準	日本薬局方の医薬品の適否は，その医薬品各条の規定，通則，生薬総則，製剤総則及び一般試験法の規定によって判定する．ただし，医薬品各条の規定中，性状の項及び製剤に関する貯法の項は参考に供したもので，適否の判定基準を示すものではない．なお，生薬を主たる有効成分として含む製剤に関する貯法の項の容器は適否の判定基準を示す.
12	製造要件	品質確保の観点から，必要に応じて，規格に加え，製造過程において留意すべき要件を医薬品各条の製造要件の項に示す．当該要件には，原料・資材，製造工程及び中間体の管理に関する要件のほか，工程内試験に関する要件や出荷時の試験の省略に関する要件が含まれる．この項に記される要件は，通常開発段階で製法を確立する間で得られた知見，製造工程における管理，出荷時の試験等によって確認される．なお，医薬品各条において製造要件の項がないものについても，個々の医薬品において，適切な原料・資材，製造工程及び中間体の管理に留意することは重要である.
13	医薬品各条の試験に関する規定	製造工程のバリデーション及び適切な工程管理と品質管理の試験検査に関する記録により，その品質が日本薬局方に適合することが恒常的に保証される場合には，出荷時の検査などにおいて，必要に応じて各条の規格の一部について試験を省略できる.

84 2 製 剤 設 計

表 2.1 日局 17 製剤通則の内容と条文 (つづき)

16	温度表記の規定	試験または貯蔵に用いる温度は，原則として，具体的な数値で記載する．ただし，以下の記述を用いることができる．標準温度は 20℃，常温は 15〜25℃，室温は 1〜30℃，微温は 30〜40℃とする．冷所は，別に規定するもののほか，1〜15℃の場所とする．冷水は 10℃以下，微温湯は 30〜40℃，温湯は 60〜70℃，熱湯は約 100℃の水とする．加熱した溶媒又は熱溶媒とは，その溶媒の沸点付近の温度に熱したものをいい，加温した溶媒又は温溶媒とは，通例，60〜70℃に熱したものをいう．水浴上又は水浴中で加熱するとは，別に規定するもののほか，沸騰している水浴又は約 100℃の蒸気浴を用いて加熱することである．通例，冷浸は 15〜25℃，温浸は 35〜45℃で行う．
24	秤量の規定	質量を「精密に量る」とは，量るべき最小位を考慮し，0.1 mg，10 μg，1 μg 又は 0.1 μg まで量ることを意味し，また，質量を「正確に量る」とは，指示された数値の質量をその桁数まで量ることを意味する．
27	試験操作における「直ちに」の規定	医薬品の試験の操作において，「直ちに」とあるのは，通例，前の操作の終了から 30 秒以内に次の操作を開始することを意味する．
30	溶解性を示す用語の定義と試験方法	性状の項において，溶解性を示す用語は次による．溶解性は，別に規定するもののほか，医薬品を固形の場合は粉末とした後，溶媒中に入れ，20±5℃で 5 分ごとに強く 30 秒間振り混ぜるとき，30 分以内に溶ける度合をいう．（以下略）
31	「溶解」，「混和」の定義	医薬品の試験において，医薬品が溶媒に溶け又は混和するとは，澄明に溶けるか又は任意の割合で澄明に混和することを示し，繊維などを認めないか又は認めても極めて僅かである．
32	確認試験の定義	確認試験は，医薬品又は医薬品中に含有されている主成分などを，その特性に基づいて確認するための試験である．
33	純度試験の定義	純度試験は，医薬品中の混在物を試験するために行うもので，医薬品各条のほかの試験項目と共に，医薬品の純度を規定する試験でもあり，通例，その混在物の種類及びその量の限度を規定する．この試験の対象となる混在物は，その医薬品を製造する過程又は保存の間に混在を予想されるもの又は有害な混在物例えば重金属，ヒ素などである．また，異物を用い又は加えることが予想される場合については，その試験を行う．
38	用語「約」と「乾燥し」の定義	定量に供する試料の採取量に「約」を付けたものは，記載された量の±10%の範囲をいう．また，試料について単に「乾燥し」とあるのは，その医薬品各条の乾燥減量の項と同じ条件で乾燥することを示す．
39	成分含量の表記における規定	医薬品各条の定量法で得られる成分含量の値について，単にある % 以上を示し，その上限を示さない場合は 101.0% を上限とする．
40	無菌，滅菌，無菌操作に関する定義	無菌とは，定められた方法で対象微生物が検出されないことをいう．滅菌とは，被滅菌物の中の全ての微生物を殺滅又は除去することをいう．無菌操作とは，無菌を維持するために管理された方法で行う操作をいう．
41	容器の定義	容器とは，医薬品を入れるもので，栓，蓋なども容器の一部である．容器は内容医薬品に規定された性状及び品質に対して影響を与える物理的，化学的作用を及ぼさない．
42	密閉容器の定義	密閉容器とは，通常の取扱い，運搬又は保存状態において，固形の異物が混入することを防ぎ，内容医薬品の損失を防ぐことができる容器をいう．密閉容器の規定がある場合には，気密容器を用いることができる．
43	気密容器の定義	気密容器とは，通常の取扱い，運搬又は保存状態において，固形又は液状の異物が侵入せず，内容医薬品の損失，風解，潮解又は蒸発を防ぐことができる容器をいう．気密容器の規定がある場合には，密封容器を用いることができる．
44	密封容器の定義	密封容器とは，通常の取扱い，運搬又は保存状態において，気体の侵入しない容器をいう．

2.2 代表的な製剤

表 2.2 日局 17 製剤通則の内容と条文

項	内　容	条文（または条文の抜粋）
(1)	製剤通則の位置づけ	製剤通則は，製剤全般に共通する事項を記載する．
(2)	製剤各条における剤形の分類方法の規定	剤形は，[3] 製剤各条において，主に投与経路及び適用部位別に分類し，更に製剤の形状，機能，特性から細分類する．なお，主として生薬を原料とする製剤は，[4] 生薬関連製剤各条に記載する．
(3)	剤形および剤形名の使用に関する規定	製剤各条及び生薬関連製剤各条は，広く，一般に用いられている剤形を示したものであり，これら以外の剤形についても，必要に応じて，適切な剤形とすることができる．例えば，投与経路と製剤各条の剤形名などを組み合わせることにより，形状又は用途などに適した剤形名を使用することができる．
(4)	製剤特性およびその試験に関する規定	製剤各条及び生薬関連製剤各条においては，剤形に応じた製剤特性を規定する．製剤特性は，適切な試験により確認する．
(5)	放出速度を調節した製剤に関する規定	製剤には，薬効の発現時間の調節や副作用の低減を図る目的で，有効成分の放出速度を調節する機能を付与することができる．放出速度を調節した製剤は，適切な放出特性を有する．また，放出速度を調節した製剤に添付する文書及びその直接の容器又は直接の被包には，通例，付与した機能に対応した記載を行う．
(6)	添加剤に関する規定	添加剤は，製剤に含まれる有効成分以外の物質で，有効成分及び製剤の有用性を高める，製剤化を容易にする，品質の安定化を図る，又は使用性を向上させるなどの目的で用いられる．製剤には，必要に応じて，適切な添加剤を加えることができる．ただし，用いる添加剤はその製剤の投与量において薬理作用を示さず，無害でなければならない．また，添加剤は有効成分の治療効果を妨げるものであってはならない．
(7)	製剤の製造に用いられる精製水，注射用水，植物油，デンプン，vol% を規定したエタノールの定義	製剤の製造などに用いられる精製水は「精製水」及び「精製水（容器入り）」を示し，注射用水は「注射用水」及び「注射用水（容器入り）」を示す．製剤に用いる植物油とは，医薬品各条に収載する植物性脂肪油中，通例，食用に供するものをいう．また，単にデンプンと記載するときは，別に規定するもののほか，医薬品各条に収載する各種デンプンのいずれを用いてもよい．なお，vol% を規定したエタノールとは，エタノールをとり，精製水又は注射用水を加え，規定の vol% に調整したものである．
(8)	無菌製剤の基本的な製造法に関する規定	無菌製剤とは，無菌であることを検証した製剤である．無菌製剤の基本的な製造法には，最終滅菌法と無菌操作法がある．最終滅菌法は，製剤を容器に充填した後，滅菌する方法をいう．本製造法では，滅菌後の微生物の死滅を定量的に測定又は推測し，通例，適切な滅菌指標体を用いるなどして，10-6 以下の無菌性保証水準を担保する条件において行う．無菌操作法は，微生物の混入リスクを適切に管理する方法で，原料段階又はろ過滅菌後から，一連の無菌工程により製剤を製造する方法をいう．本製造法は，通例，あらかじめ使用する全ての器具及び材料を滅菌した後，環境微生物及び微粒子が適切に管理された清浄区域内において，適切な操作法を用いて一定の無菌性保証が得られる条件で行う．
(9)	非無菌製剤への微生物限度試験法の適用の規定	非無菌製剤であっても，微生物による汚染や増殖を避け，必要に応じて，微生物限度試験法〈4.05〉を適用する．
(10)	生薬または生薬関連製剤を原料とする製剤中の生薬成分の試験法に関する規定	製剤均一性試験法のうちの含量均一性試験及び溶出試験法は，生薬又は生薬関連製剤を原料とする製剤中の生薬成分には適用されない．
(11)	製剤の保存条件の規定	製剤は，別に規定するもののほか，室温で保存する．製剤の品質に光が影響を与える場合，遮光して保存する．

表2.3 日局17製剤包装通則の内容と条文

項	内　容	条文（または条文の抜粋）
(1)	製剤包装通則の目的	製剤包装通則は，容器，被包などを用いた製剤包装の原則及び包装適格性に係る基本的な事項を示すものである．
(2)	製剤包装の原則	製剤包装は，有効期間にわたって規定される製剤の品質規格を保証できるよう，その適格性を開発段階で十分に検討することが重要である．製剤特性に応じた包装適格性の検討の結果に基づき，最終製品の規格及び試験方法，工程内試験，並びに製剤包装に用いる資材の評価等，品質を適切に管理するための項目を設定する．項目の適切性は，製剤の安定性試験により最終的に確認される．製剤包装の変更に際しては，上記の項目について検討を行う必要がある．また，包装の予期せぬ変化が，製剤の品質に影響を及ぼしていないか確認するために，適切な試験を行う必要がある．
(3)	包装適格性	包装適格性には，製剤の保護（protection），製剤と包装の適合性（compatibility），包装に用いる資材の安全性（safety）及び投与時の付加的な機能（performance）の要素が含まれる．包装は，その製剤特性に応じて，防湿性，遮光性，気体及び微生物に対するバリア機能，並びに輸送時等の衝撃に対する保護性能を持つ（保護）．包装は，製剤と物理的，化学的な相互作用を起こさない形状，材料から構成される（適合性）．包装は，その構成成分及び不純物の製剤への溶出量，移行量が安全性の見地から十分に低い材料から構成される（安全性）．包装の性能には，単純に製剤を保護するだけではなく，患者の服薬遵守の向上，使いやすさなどが含まれる．また，誤飲防止等の患者の安全性確保，医療従事者の安全性向上の機能などを付与することができる（機能）．包装適格性は，一般試験法収載の試験法，製剤の剤形及び特性に応じた適切な手法等に基づき検討する．包装適格性の評価に使用された試験法等に基づき，品質を適切に管理するための項目を設定する．注射剤の包装設計においては，注射用ガラス容器試験法〈7.01〉，プラスチック製医薬品容器試験法〈7.02〉，輸液用ゴム栓試験法〈7.03〉，容器完全性試験，光安定性試験，製剤各条の記述などから適切なものを選択し，包装適格性を検討する．用いた包装適格性の手法に基づき，品質を適切に管理するための項目を設定する．

表2.4 日局17に収載されている製剤

1. 経口投与する薬剤
　1.1. 錠剤　経口投与する一定の形状の固形の製剤
　　1.1.1. 口腔内崩壊錠　口腔内で速やかに溶解又は崩壊させて服用できる錠剤
　　1.1.2. チュアブル錠　咀嚼して服用する錠剤
　　1.1.3. 発泡錠　水中で急速に発泡しながら溶解又は分散する錠剤
　　1.1.4. 分散錠　水に分散して服用する錠剤
　　1.1.5. 溶解錠　水に溶解して服用する錠剤
　1.2. カプセル剤　経口投与する，カプセルに充塡又はカプセル基剤で被包成形した製剤
　1.3. 顆粒剤　経口投与する粒状に造粒した製剤
　　1.3.1. 発泡顆粒　水中で急速に発泡しながら溶解又は分散する顆粒剤
　1.4. 散剤　経口投与する粉末状の製剤
　1.5. 経口液剤　経口投与する，液状又は流動性のある粘稠なゲル状の製剤
　　1.5.1. エリキシル剤　甘味及び芳香のあるエタノールを含む澄明な液状の経口液剤
　　1.5.2. 懸濁剤　有効成分を微細均質に懸濁した経口液剤
　　1.5.3. 乳剤　有効成分を微細均質に乳化した経口液剤
　　1.5.4. リモナーデ剤　甘味及び酸味のある澄明な液状の経口液剤
　1.6. シロップ剤　経口投与する，糖類又は甘味剤を含む粘稠性のある液状又は固形の製剤
　　1.6.1. シロップ用剤　水を加えるとき，シロップ剤となる顆粒状又は粉末状の製剤
　1.7. 経口ゼリー剤　経口投与する，流動性のない成形したゲル状の製剤
2. 口腔内に適用する製剤
　2.1. 口腔用錠剤　口腔内に適用する一定の形状の固形の製剤

2.2 代表的な製剤

表 2.4 日局 17 に収載されている製剤（つづき）

2. 1. 1. トローチ剤　口腔内で徐々に溶解又は崩壊させ，口腔，咽頭などの局所に適用する口腔用錠剤
2. 1. 2. 舌下錠　有効成分を舌下で速やかに溶解させ，口腔粘膜から吸収させる口腔用錠剤
2. 1. 3. バッカル錠　有効成分を臼歯と頬の間で徐々に溶解させ，口腔粘膜から吸収させる口腔用錠剤
2. 1. 4. 付着錠　口腔粘膜に付着させて用いる口腔用錠剤
2. 1. 5. ガム剤　咀嚼により，有効成分を放出する口腔用錠剤
2. 2. 口腔用液剤　口腔内に適用する液状又は流動性のある粘稠なゲル状の製剤
2. 2. 1. 含嗽剤　うがいのために口腔，咽頭などの局所に適用する液状の製剤
2. 3. 口腔用スプレー剤　口腔内に適用する，有効成分を霧状，粉末状，泡沫状又はペースト状などとして噴霧する製剤
2. 4. 口腔用半固形剤　口腔粘膜に適用する製剤
3. 注射により投与する製剤
3. 1. 注射剤　皮下，筋肉内又は血管などの体内組織・器官に直接投与する，通例，溶液，懸濁液若しくは乳濁液，又は用時溶解若しくは用時懸濁して用いる固形の無菌製剤
3. 1. 1. 輸液剤　静脈内投与する，通例，100 mL 以上の注射剤
3. 1. 2. 埋め込み注射剤　長期にわたる有効成分の放出を目的として，皮下，筋肉内などに埋め込み用の器具を用いて，又は手術により適用する固形又はゲル状の注射剤
3. 1. 3. 持続性注射剤　長期にわたる有効成分の放出を目的として，筋肉内などに適用する注射剤
4. 透析に用いる製剤
4. 1. 透析用剤　腹膜透析又は血液透析に用いる液状若しくは用時溶解する固形の製剤
4. 1. 1. 腹膜透析用剤　腹膜透析に用いる無菌の透析用剤
4. 1. 2. 血液透析用剤　血液透析に用いる透析用剤
5. 気管支・肺に適用する製剤
5. 1. 吸入剤　有効成分をエアゾールとして吸入し，気管支又は肺に適用する製剤
5. 1. 1. 吸入粉末剤　吸入量が一定となるように調製された，固体粒子のエアゾールとして吸入する製剤
5. 1. 2. 吸入液剤　ネブライザなどにより適用する液状の吸入剤
5. 1. 3. 吸入エアゾール剤　容器に充填した噴射剤と共に，一定量の有効成分を噴霧する定量噴霧式吸入剤
6. 目に投与する製剤
6. 1. 点眼剤　結膜嚢などの眼組織に適用する，液状，又は用時溶解若しくは用時懸濁して用いる固形の無菌製剤
6. 2. 眼軟膏剤　結膜嚢などの眼組織に適用する半固形の無菌製剤
7. 耳に投与する製剤
7. 1. 点耳剤　外耳又は中耳に投与する，液状，半固形又は用時溶解若しくは用時懸濁して用いる固形の製剤
8. 鼻に適用する製剤
8. 1. 点鼻剤　鼻腔又は鼻粘膜に投与する製剤
8. 1. 1. 点鼻粉末剤　鼻腔に投与する微粉状の点鼻剤
8. 1. 2. 点鼻液剤　鼻腔に投与する液状，又は用時溶解若しくは用時懸濁して用いる固形の点鼻剤
9. 直腸に適用する製剤
9. 1. 坐剤　直腸内に適用する，体温によって溶融するか，又は水に徐々に溶解若しくは分散することにより有効成分を放出する一定の形状の半固形の製剤
9. 2. 直腸用半固形剤　肛門周囲又は肛門内に適用する製剤
9. 3. 注腸剤　肛門を通して適用する液状又は粘稠なゲル状の製剤
10. 腟に適用する製剤
10. 1. 腟錠　腟に適用する，水に徐々に溶解又は分散することにより有効成分を放出する一定の形状の固形の製剤
10. 2. 腟用坐剤　腟に適用する，体温によって溶融するか，又は水に徐々に溶解若しくは分散することにより有効成分を放出する一定の形状の半固形の製剤
11. 皮膚などに適用する製剤
11. 1. 外用固形剤　皮膚（頭皮を含む）又は爪に，塗布又は散布する固形の製剤
11. 1. 1. 外用散剤　粉末状の外用固形剤
11. 2. 外用液剤　皮膚（頭皮を含む）又は爪に塗布する液状の製剤
11. 2. 1. リニメント剤　皮膚にすり込んで用いる液状又は泥状の外用液剤
11. 2. 2. ローション剤　有効成分を水性の液に溶解又は乳化若しくは微細に分散させた外用液剤
11. 3. スプレー剤　有効成分を霧状，粉末状，泡沫状，又はペースト状などとして皮膚に噴霧する製剤
11. 3. 1. 外用エアゾール剤　容器に充填した液化ガス又は圧縮ガスと共に有効成分を噴霧するスプレー剤

表 2.4 日局 17 に収載されている製剤（つづき）

　　11．3．2．　ポンプスプレー剤　ポンプにより容器内の有効成分を噴霧するスプレー剤
　11．4．　軟膏剤　皮膚に塗布する，有効成分を基剤に溶解又は分散させた半固形の製剤
　11．5．　クリーム剤　皮膚に塗布する，水中油型又は油中水型に乳化した半固形の製剤
　11．6．　ゲル剤　皮膚に塗布するゲル状の製剤
　11．7．　貼付剤　皮膚に貼付する製剤
　　11．7．1．　テープ剤　ほとんど水を含まない基剤を用いる貼付剤
　　11．7．2．　パップ剤　水を含む基剤を用いる貼付剤
生薬関連製剤　主として生薬を原料とする製剤
　1．エキス剤　生薬の浸出液を濃縮して製したもの
　2．丸剤　経口投与する球状の製剤
　3．酒精剤　揮発性の有効成分をエタノール又はエタノールと水の混液に溶解して製した液状の製剤
　4．浸剤・煎剤　生薬を常水で浸出して製した液状の製剤
　5．茶剤　生薬を粗末から粗切の大きさとし，一日量又は一回量を紙又は布の袋に充填した製剤
　6．チンキ剤　生薬をエタノール又はエタノールと精製水の混液で浸出して製した液状の製剤
　7．芳香水剤　精油又は揮発性物質を飽和させた，澄明な液状の製剤
　8．流エキス剤　生薬の浸出液で，その 1 mL 中に生薬 1 g 中の可溶性成分を含むように製した液状の製剤

類を製剤の形状から中分類に分け，さらに特徴のある剤形を小分類として規定されている．また，生薬関連製剤各条では 8 種類の剤形に分類されている．

2.2.1　経口投与する製剤の種類・特性

　経口投与は医薬品の適用経路として最も汎用されており，日局 17 に，経口投与する製剤には，製剤からの有効成分の放出性を特に調節していない即放性製剤と，固有の製剤設計および製法により放出性を目的に合わせて調節した放出調節製剤（腸溶性製剤，徐放性製剤など）がある．

　①腸溶性製剤：腸溶性製剤は，有効成分の胃内での分解を防ぐ，または有効成分の胃に対する刺激作用を低減させるなどの目的で，有効成分を胃内で放出せず，主として小腸内で放出するよう設計された製剤である．

　②徐放性製剤：徐放性製剤は，投与回数の減少または副作用の低減を図るなどの目的で，製剤からの有効成分の放出速度，放出時間，放出部位を調節した製剤である．

　経口投与する製剤の中分類として，錠剤，カプセル剤，顆粒剤，散剤，経口液剤，シロップ剤および経口ゼリー剤の 7 剤形が収載されている．小分類として，錠剤には口腔内崩壊錠，チュアブル錠，発泡錠，分散錠および溶解錠が，顆粒剤には発泡顆粒剤が，経口液剤にはエリキシル剤，懸濁剤，乳剤およびリモナーデ剤が，シロップ剤にはシロップ用剤がある．

a. 錠　剤

　【定義】　錠剤は経口投与する一定の形状の固形の製剤である．

　【製法】　錠剤には，素錠，フィルムコーティング錠，糖衣錠，多層錠，有核錠があり（図 2.5），それらは，直接粉末圧縮法（直打法），半乾式顆粒圧縮法（セミ直打法），乾式顆粒圧縮法，湿式顆粒圧縮法のいずれかの製法で製造される（図 2.6）．

　直打法の利点は水や熱に不安定な薬物に適しており，他の製法に比較して製造工程数が少ないので経済性に優れていることなどである．一方，欠点は水を使用していないため錠内部の結合力が弱く，錠剤の表面が粉末化しやすく，また混合粉末の流動性が一般的に悪くなり，質量変動が起きや

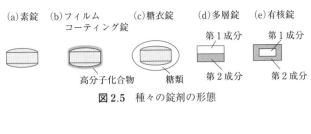

図 2.5 種々の錠剤の形態

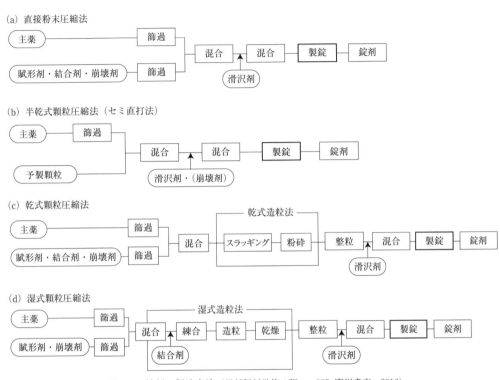

図 2.6 錠剤の製造方法（最新製剤学第 4 版, p.285, 廣川書店, 2016）

すく，圧縮成形性の悪い粉末には不適であることである．

　セミ直打法は湿式顆粒をあらかじめ製することにより，錠剤の結合力が高まり，表面の粉化を抑制することができる．

　乾式顆粒圧縮法は水や熱に不安定か，吸湿性の高い薬物には適している．乾式法で塊状に造粒し（スラッギング），それを打錠する方法で，直打法よりも均質性が良くなる．

　湿式顆粒圧縮法は最も広く使用されている打錠法であり，硬度や崩壊性などの錠剤特性の調節が容易なこと，偏析が抑制された良好な圧縮性，優れた含量均一性，崩壊性，分散性や溶出性などが利点としてあげられる．

　打錠の際に，圧縮成形工程に問題がある場合は打錠障害が生じる．主な打錠障害には，乾燥しすぎや結合剤の不足などの原因によるキャッピングやラミネーション，乾燥不足，結合剤の過量や滑沢剤の不足などを原因とするスティッキングやバインディングがある（図 2.7）．

【規格】 本剤は製剤均一性試験法，溶出試験法または崩壊試験法に適合する．ただし，発泡錠のうち有効成分を溶解させる製剤および溶解錠には適用しない．製剤均一性試験は有効成分の 1 錠中の含量とその含有率およびコーティングの種類によって質量偏差試験と含量均一性試験が使い分け

名　称	現　象	原　因
キャッピング（上・下面の剥離）		・微粉末が多い
		・乾燥のしすぎ
ラミネーション（中間部の層状剥離）		・結合剤不足
		・滑沢剤の量が不適当
		・圧縮圧が均一に伝わっていない
スティッキング（杵面への付着・固結）		・滑沢剤不足
		・乾燥不足
バインディング（ダイフリクション）（側面の擦り傷）	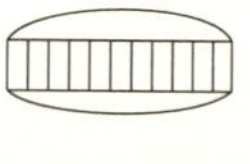	・結合剤の過量

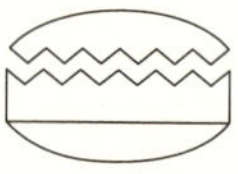

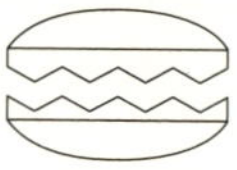

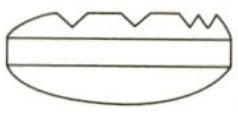

図 2.7　打錠障害（金尾義治編：NEW パワーブック物理薬剤学・製剤学第 3 版, p.278, 廣川書店, 2017)

られる．具体的には，有効成分の 1 錠中の含量が 25 mg 以上かつその含有率が 25% 以上である場合は質量偏差試験，有効成分の 1 錠中の含量が 25 mg 未満かつその含有率が 25% 未満である場合は含量均一性試験を適用することができる．ただし，フィルコーティング錠は適用条件を満足していれば質量偏差試験を適用することができるが，糖衣錠は被膜質量がばらつきやすいとの理由により，含量均一性試験を適用する．

【貯法】　本剤に用いる容器は，通例，密閉容器とする．

【錠剤の小分類】

①**口腔内崩壊錠**：口腔内崩壊錠は口腔内で速やかに溶解または崩壊させて服用できる錠剤で，適切な崩壊性を有する．水なしで服用できることを特徴としている．口腔内崩壊錠は消化管内における薬物の溶出（吸収）または消化管の作用を意図し，消化管内の pH で溶出するものである．一方，口腔内に適用する製剤の口腔内用錠剤は口腔内における薬物の溶出（吸収）または口腔の作用を意図し，口腔内の pH で溶出するものである．

②**チュアブル錠**：チュアブル錠は咀嚼して服用する錠剤で，服用時の窒息を防止できる形状とする．

③**発泡錠**：発泡錠は水中で急速に発泡しながら溶解または分散する錠剤で，本剤を製するには，通例，適切な酸性物質および炭酸塩または炭酸水素塩を用いる．

④**分散錠**：分散錠は水に分散して服用する錠剤である．

⑤**溶解錠**：溶解錠は水に溶解して服用する錠剤である．

b. カプセル剤

【定義】　カプセル剤は経口投与する，カプセルに充填またはカプセル基剤で被包成形した製剤で，硬カプセル剤および軟カプセル剤がある．

【製法】　本剤を製するには，通例，次の方法による．また，適切な方法により腸溶性カプセル剤または徐放性カプセル剤とすることができる．カプセル基剤に着色剤，保存剤などを加えることができる．

①**硬カプセル剤**：硬カプセル剤は有効成分に賦形剤などの添加剤を加えて混和して均質としたもの，または適切な方法で粒状もしくは成形物としたものを，カプセルにそのまままたは軽く成形し

②**軟カプセル剤**：軟カプセル剤は有効成分に添加剤を加えたものを，グリセリンまたはD-ソルビトールなどを加えて塑性を増したゼラチンなどの適切なカプセル基剤で，一定の形状に被包成形して製する．

【規格】　本剤は製剤均一性試験法，溶出試験法，または崩壊試験法に適合する．

【貯法】　本剤に用いる容器は，通例，密閉容器とする．

c. **顆粒剤**

【定義】　顆粒剤は経口投与する粒状に造粒した製剤で，発泡顆粒剤が含まれる．

【製法】　本剤を製するには，通例，次の方法による．必要に応じて，剤皮を施す．また，適切な方法により，徐放性顆粒剤または腸溶性顆粒剤とすることができる．発泡顆粒剤は，水中で急速に発泡しながら溶解または分散する顆粒剤で，本剤を製するには，通例，適切な酸性物質，および炭酸塩または炭酸水素塩を用いる．

①粉末状の有効成分に賦形剤，結合剤，崩壊剤またはその他の添加剤を加えて混和して均質にした後，適切な方法により粒状とする．

②あらかじめ粒状に製した有効成分に賦形剤などの添加剤を加えて混和し，均質とする．

③あらかじめ粒状に製した有効成分に賦形剤などの添加剤を加えて混和し，適切な方法により粒状とする．

④製剤の粒度の試験法を行うとき，18号（850μm）ふるいを全量通過し，30号（500μm）ふるいに残留するものが全量の10％以下のものを細粒剤と称することができる（図2.8）．

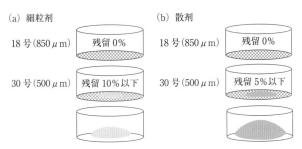

図2.8　細粒剤と顆粒剤の粒度（原島秀吉，伊藤智夫，寺田勝英：パートナー薬剤学改訂第3版, p.290, 南江堂, 2017）

【規格】　本剤の分包品は製剤均一性試験法，溶出試験法，または崩壊試験法に適合する．ただし，発泡顆粒剤のうち溶解させる製剤には適用しない．また，製剤の粒度の試験法に準じてふるうとき，30号（500μm）ふるいに残留するものが10％以下のものには崩壊試験法を適用しない．本剤のうち，微粒状に造粒したもの（製剤の粒度の試験法を行うとき，18号（850μm）ふるいを全量通過し，30号（500μm）ふるいに残留するものが全量の5％以下のもの）を散剤と称することができる（図2.8）．

【貯法】　本剤に用いる容器は，通例，密閉容器とする．

【顆粒剤の小分類】

ⅰ）**発泡顆粒剤**

①発泡顆粒剤は，水中で急速に発泡しながら溶解または分散する顆粒剤である．

②本剤を製するには，通例，適切な酸性物質，および炭酸塩または炭酸水素塩を用いる．

d. 散剤

【定義】 散剤は経口投与する造粒していない粉末状の製剤である.

【製法】 本剤を製するには，通例，有効成分に賦形剤またはその他の添加剤を加えて混和して均質とする.

【規格】 本剤の分包品は製剤均一性試験法，溶出試験法，または崩壊試験法に適合する.

【貯法】 本剤に用いる容器は，通例，密閉容器とする.

e. 経口液剤

【定義】 経口液剤は，経口投与する，液状または流動性のある粘稠なゲル状の製剤である．本剤にはエリキシル剤，懸濁剤，乳剤およびリモナーデ剤が含まれる.

【製法】 本剤を製するには，通例，有効成分に添加剤および精製水を加え，混和して均質に溶解，または乳化もしくは懸濁し，必要に応じて，ろ過する．本剤のうち変質しやすいものは，用時調製する.

【規格】 本剤の分包品は製剤均一性試験法に適合する.

【貯法】 本剤に用いる容器は，通例，気密容器とする.

【経口液剤の小分類】

①**エリキシル剤**：エリキシル剤は，甘味および芳香のあるエタノールを含む澄明な液状の経口液剤である．本剤を製するには，通例，固形の有効成分またはその浸出液にエタノール，精製水，着香剤および白糖，その他の糖類または甘味剤を加えて溶かし，ろ過またはその他の方法によって澄明な液とする.

②**懸濁剤**：懸濁剤は有効成分を微細均質に懸濁した経口液剤である．本剤を製するには，通例，固形の有効成分に懸濁化剤またはその他の添加剤と精製水または油を加え，適切な方法で懸濁し，全体を均質とする．本剤は，必要に応じて，用時混和して均質とする．本剤は溶出試験法に適合する.

③**乳剤**：乳剤は，有効成分を微細均質に乳化した経口液剤である．本剤を製するには，通例，液状の有効成分に乳化剤と精製水を加え，適切な方法で乳化し，全体を均質とする．本剤は，必要に応じて，用時混和して均質とする.

④**リモナーデ剤**：リモナーデ剤は，甘味および酸味のある澄明な液状の経口液剤である.

f. シロップ剤

【定義】 シロップ剤は，経口投与する，糖類または甘味剤を含む粘稠性のある液状または固形の製剤である．本剤にはシロップ用剤が含まれる.

【製法】 本剤を製するには，通例，白糖，その他の糖類もしくは甘味剤の溶液または単シロップに有効成分を加えて溶解，混和，懸濁または乳化し，必要に応じて，混液を煮沸した後，熱時ろ過する．本剤のうち変質しやすいものは，用時調製する.

【規格】 本剤の分包品は製剤均一性試験法に適合する．本剤のうち懸濁した製剤は溶出試験法に適合する.

【貯法】 本剤に用いる容器は，通例，気密容器とする.

【シロップ剤の小分類】

①**シロップ用剤**：シロップ用剤は，水を加えるとき，シロップ剤となる顆粒状または粉末状の製剤である．ドライシロップ剤と称することができる．本剤を製するには，通例，糖類または甘味剤

2.2 代表的な製剤　　93

を用いて「顆粒剤」または「散剤」の製法に準じる．本剤は，通例，用時溶解または用時懸濁して用いる．本剤のうち用時溶解して用いる製剤以外は溶出試験法または崩壊試験法に適合する．本剤に用いる容器は，通例，密閉容器とする．

g. 経口ゼリー剤

　【定義】　経口ゼリー剤は，経口投与する，流動性のない成形したゲル状の製剤である．

　【製法】　本剤を製するには，通例，有効成分に添加剤および高分子ゲル基剤を加えて混和し，適切な方法でゲル化させ一定の形状に成形する．

　【規格】　本剤は製剤均一性試験法，溶出試験法に適合する．または適切な崩壊性を有する．

　【貯法】　本剤に用いる容器は，通例，気密容器とする．

2.2.2　注射により投与する製剤の種類・特性

　注射剤の品質を確保するためには，無菌化だけでなく，パイロジェンと不溶性異物を管理する必要がある．特に，皮内，皮下および筋肉内投与のみに用いる場合を除いて，注射剤はパイロジェン（エンドトキシン）を除去する必要がある．

　無菌製剤は注射剤以外に，点眼剤，眼軟膏剤，腹膜透析用剤および点耳剤の一部も含まれており，いずれも無菌試験法に適合しなければならない．さらに，投与液は生体に対する刺激を緩和するために，一般的には体液に近い浸透圧と pH を選択することになる．

a. 無菌化

　注射剤の無菌化は最終滅菌法および無菌操作法を用いて行われる．

　1）滅菌法　　滅菌とは物質中のすべての微生物を殺滅または除去することをいう．滅菌法には加熱法（湿熱滅菌法，乾熱滅菌法，高周波滅菌法），ガス法（酸化エチレンガス（EO）滅菌法，過酸化水素による滅菌法），放射線法（放射線滅菌法：γ線照射滅菌と電子線照射滅菌）およびろ過法がある．

　最終滅菌を適用できる医薬品には，原則，10^{-6} 以下の無菌性保証水準が得られるように滅菌を行わなければならない．

　①加熱法

　・湿熱滅菌法：高圧蒸気滅菌器（オートクレーブ）内で，たとえば，121℃で20分間の飽和水蒸気で加熱することにより微生物を殺滅する方法である．

　・乾熱滅菌法：加熱乾燥空気で微生物を殺滅する方法である．250℃，30分以上の乾熱滅菌でエンドトキシンを不活性化することができる．

　・高周波滅菌法：高周波（マイクロ波：通例，2450±50MHz）により生じる熱（マイクロ波加熱）によって微生物を殺滅する方法である．

　②ガス法：ガス法には微生物が持つタンパク質や核酸を変性させることにより，微生物を殺滅する酸化エチレン（EO）ガス滅菌法と，過酸化水素の酸化力により滅菌する過酸化水素滅菌法がある．

　③放射線法：^{60}Co を線源としたγ線を被滅菌物に照射することで微生物を殺滅するγ線照射滅菌と，電子線加速器から放出される電子線を照射することで微生物を殺滅する電子線滅菌がある．

　④ろ過法：被滅菌物は滅菌用フィルター（孔径 0.22 μm）で除去できる微生物で，マイコプラズマやウィルスは除去できない．

⑤**超ろ過法**：超ろ過法とは，すべての微生物およびエンドトキシンを除去できる能力を有する逆浸透膜または限外ろ過膜を単独，あるいは組み合わせて膜ろ過装置を用い，十字流ろ過方式で水を精製する方法であり，「精製水」または「注射用水」の製造に使用される．注射用水を一時保存するためには，80℃以上で循環，保持することなどにより微生物の増殖を阻止する．

2）パイロジェンの管理　最も発熱作用の強いパイロジェン（発熱性物質）はグラム陰性桿菌によってつくられるエンドトキシンである．その本体はグラム陰性桿菌の細胞壁に存在するリポ多糖（LPS）である．エンドトキシンを除去するためには，250℃，30分間以上の乾熱滅菌か，超ろ過法を行う必要がある．

3）不溶性異物の管理　不溶性異物の管理には，肉眼で判定する不溶性異物検査法と光遮蔽粒子計数法や顕微鏡粒子計数法を用いた不溶性微粒子試験法で行う．

4）無菌製剤の等張化　注射剤や点眼剤の浸透圧は，溶血や疼痛などの問題から血清や涙液などの体液の浸透圧と等しくする，すなわち等張であることが望ましい．浸透圧は溶液中の総粒子濃度に依存する．これに基づいて測定される総粒子濃度をオスモル濃度（Osmol/L）として定義している．実用的には容量オスモル濃度が採用されており，その単位として Osm（Osmol/L）を用いる．1 Osm は，溶液 1 L 中にアボガドロ数（6.022×10^{23}/mol）に等しい個数の粒子が存在する濃度を表し，1 Osm の 1000 分の 1 を 1 mOsm とする．オスモル濃度は，通例，mOsm の単位を用いて示す．

生理食塩水は濃度が 0.9 w/v% なので，1 L 中に 9 g の NaCl を含んでいる．NaCl の式量は 58.44 なので，完全解離している場合は，Na^+，Cl^- ともに 9/58.44=0.154 モル/L 存在する．したがって，$0.154 \times 2 = 0.308$（Osmol/L）となり，0.9% 生理食塩水のオスモル濃度は 100% 解離では 308 mOsm となる．しかし実際の生理食塩水は完全に解離していないので，286 mOsm（等張）となる．

浸透圧は溶質の化学組成に関係なく，溶液中に存在する分子またはイオンの数のみに依存するため，浸透圧とオスモル濃度の間には比例関係が成立する．

等張化の計算方法には，氷点降下法（凝固点降下法），食塩価法（食塩等量法），容積価法（等張容積法）がある．

①**氷点降下法（凝固点降下法）**：浸透圧と氷点降下は溶質の化学組成に関係なく，溶液に存在する分子およびイオンの数にのみ依存するという束一的性質を有するため，両者は比例関係にある．血清あるいは涙液の氷点降下度が 0.52℃ であることから，次式により溶液 100 mL に加えるべき等張化に必要な薬物量（g）を算出することができる．

$$a + bx = 0.52$$

$$x = \frac{0.52 - x}{b}$$

ここで，x は等張にするために溶液 100 mL に加えるべき薬物量，a は与えられた薬液の氷点降下度，b は加えるべき薬物の 1 w/v% の氷点降下度である．

②**食塩価法（食塩等量法）**：食塩価とは，ある薬物 1 g と同じ浸透圧値を示す塩化ナトリウムの g 数をいう

$$x = 0.9 - a$$

溶液中のある薬物の食塩価を求めて0.9から差し引くと，等張に必要な塩化ナトリウムのg数としてのxが算出できる．

③**容積価法（等張容積法）**：容積価とは，ある薬物1gを溶解させて等張にするために必要な水の量（mL）である．

b. 注射剤

【**定義**】 注射剤は，皮下，筋肉内または血管などの体内組織・器官に直接投与する．通例，溶液，懸濁液もしくは乳濁液，または用時溶解もしくは用時懸濁して用いる固形の無菌製剤で，輸液剤，埋め込み注射剤および持続性注射剤が含まれる．

【**製法**】 図2.9には水性および非水性注射剤の製造工程を，図2.10には凍結乾燥注射剤および粉末注射剤の製造工程を示している．

【**注射剤の分類**】

①**水性注射剤**：水性注射剤の溶剤には，注射用水を用いる．ただし，通例，生理食塩液，リンゲル液またはその他の適切な水性溶液をこれに代用することができる．これらの水性溶剤は，皮内，皮下および筋肉内投与のみに用いるものを除き，エンドトキシン試験法に適合しなければならない．エンドトキシン試験法の適用が困難な場合は，発熱性物質試験法を適用できる．

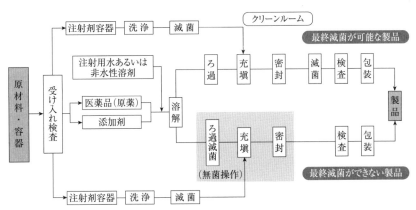

図2.9 水性および非水性注射剤の製造工程
（渡辺善照，芳賀信，外山聡：標準薬剤学改訂第4版，p.207，南江堂，2017）

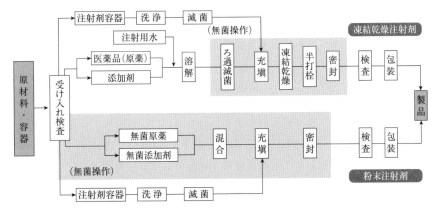

図2.10 凍結乾燥注射剤および粉末注射剤の製造工程
（渡辺善照，芳賀信，外山聡：標準薬剤学改訂第4版，p.207，南江堂，2017）

②**非水性注射剤**：本剤には油性注射剤と親水性注射剤が含まれる．油性注射剤の溶剤には，通例，植物油を用いる．植物油は，10℃で澄明で，酸価0.56以下，けん化価185〜200，ヨウ素価79〜137のもので，鉱油試験法に適合するものでなければならない．親水性注射剤の溶剤には，通例，エタノールなど水に混和する有機溶剤を用いる．皮下または筋肉内のみに投与される．

③**懸濁性注射剤**：通例，懸濁性注射剤は血管内または脊髄腔内投与に用いない．懸濁性注射剤中の粒子の最大粒子径は，通例，150μm以下である．

④**乳濁性注射剤**：乳濁性注射剤はo/w型エマルションで脊髄腔内投与に用いない．乳濁性注射剤中の粒子の最大粒子径は，通例，7μm以下である．

⑤**充塡済みシリンジ剤（プレフィルドシリンジ）**：充塡済みシリンジ剤は，通例，有効成分をそのまま，または有効成分および添加剤を用いて溶液，懸濁液または乳濁液を調製して注射筒に充塡して製する．

⑥**カートリッジ剤**：カートリッジ剤は，通例，有効成分をそのまま，または有効成分および添加剤を用いて溶液，懸濁液または乳濁液を調製してカートリッジに充塡して製する．カートリッジ剤は，薬液が充塡されたカートリッジを専用の注入器に入れて用いる．

【添加剤】 着色だけを目的とする物質を加えてはならない．水性溶剤を用いるものは，血液または体液と等張にするため，塩化ナトリウムまたはその他の添加剤を，また，pHを調節するため酸またはアルカリを加えることができる．分割投与するものは，微生物の発育を阻止するに足りる量の適切な保存剤を加えることができる．

【規格】 本剤および添付された溶解液などは，無菌試験法に適合する．本剤および添付された溶解液などは注射剤の不溶性異物検査法や注射剤の不溶性微粒子試験法に適合する．本剤の薬液は注射剤の採取容量試験法に適合する．本剤で用時溶解または用時懸濁して用いるものは，製剤均一性試験法に適合する．

【貯法】 本剤に用いる容器は，密封容器または微生物の混入を防ぐことのできる気密容器とする．本剤の容器は，注射剤用ガラス容器試験法の規定に適合する無色のものである．ただし，注射剤用ガラス容器試験法の規定に適合する着色容器またはプラスチック製医薬品容器試験法の規定に適合するプラスチック製水性注射剤容器を用いることができる．本剤のうち100mL以上の注射剤用ガラス容器に用いるゴム栓は輸液用ゴム栓試験法に適合する．

【注射剤の小分類】

①**輸液剤**：輸液剤は，静脈内投与する，通例，100mL以上の注射剤である．主として，水分補給，電解質補正，栄養補給などの目的で投与されるが，持続注入による治療を目的に他の注射剤と混合して用いることもある．

②**埋め込み注射剤**：埋め込み注射剤は，長期にわたる有効成分の放出を目的として，皮下，筋肉内などに埋め込み用の器具を用いて，または手術により適用する固形またはゲル状の注射剤である．本剤を製するには，通例，生分解性高分子化合物を用い，ペレット，マイクロスフェアまたはゲル状の製剤とする．本剤は，製剤均一性試験法に適合し，適切な放出特性を有する．本剤には，注射剤の不溶性異物検査法，注射剤の不溶性微粒子試験法および注射剤の採取容量試験法を適用しない．

③**持続性注射剤**：持続性注射剤は，長期にわたる有効成分の放出を目的として，筋肉内などに適用する注射剤である．本剤を製するには，通例，有効成分を植物油などに溶解もしくは懸濁する

か，または生分解性高分子化合物を用いたマイクロスフェアの懸濁液とする．本剤は，適切な放出特性を有する．

2.2.3 粘膜に適用する製剤の種類と特性

　粘膜に適用する製剤としては，口腔内に適用する製剤（口腔用錠剤，口腔用液剤，口腔用スプレー剤，口腔用スプレー剤），気管支・肺に適用する製剤（吸入剤），目に適用する製剤（点眼剤，眼軟膏剤），耳に投与する製剤（点耳剤），鼻に適用する製剤（点鼻剤），直腸に適用する製剤（坐剤，直腸用半固形剤，注腸剤），腟に適用する製剤（腟錠，腟用坐剤）がある．

a. 口腔内に適用する製剤

1）口腔用錠剤

　【定義】　口腔用錠剤は，口腔内に適用する一定の形状の固形の製剤で，トローチ剤，舌下錠，バッカル錠，付着錠およびガム剤が含まれる．

　【製法】　本剤を製するには，「錠剤」の製法に準じる．

　【規格】　本剤は製剤均一性試験法に適合する．本剤は，適切な溶出性または崩壊性を有する．

　【貯法】　本剤に用いる容器は，通例，密閉容器とする．

　【口腔用剤の小分類】

　①トローチ剤：トローチ剤は，口腔内で徐々に溶解または崩壊させ，口腔，咽頭などの局所に適用する口腔用錠剤で，服用時の窒息を防止できる形状とする．

　②舌下錠：舌下錠は，有効成分を舌下で速やかに溶解させ，口腔粘膜から吸収させる口腔用錠剤である．

　③バッカル錠：バッカル錠は，有効成分を臼歯と頬の間で徐々に溶解させ，口腔粘膜から吸収させる口腔用錠剤である．

　④付着錠：付着錠は，口腔粘膜に付着させて用いる口腔用錠剤で，本剤を製するには，通例，ハイドロゲルを形成する親水性高分子化合物を用いる．

　⑤ガム剤：ガム剤は，咀嚼により，有効成分を放出する口腔用錠剤である．本剤を製するには，通例，植物性樹脂，熱可塑性樹脂およびエラストマーなどの適切な物質をガム基剤として用いる．

2）口腔用液剤

　【定義】　口腔用液剤は，口腔内に適用する液状または流動性のある粘稠なゲル状の製剤である．

　【製法】　本剤を製するには，通例，有効成分に添加剤および精製水または適当な溶剤を加え，混和して均質に溶解，または乳化もしくは懸濁し，必要に応じてろ過する．本剤のうち変質しやすいものは，用時調製する．

　【規格】　本剤の分包品は製剤均一性試験法に適合する．

　【貯法】　本剤に用いる容器は，通例，気密容器とする．

　【口腔用液剤】

　含嗽剤：含嗽剤は，うがいのために口腔，咽頭などの局所に適用する液状の製剤である．本剤には，用時溶解する固形の製剤が含まれる．用時溶解する固形の製剤の場合は，「錠剤」，「顆粒剤」などの製法に準じる．

3）口腔用スプレー剤

　【定義】　口腔用スプレー剤は，口腔内に適用する，有効成分を霧状，粉末状，泡沫状またはペー

スト状などとして噴霧する製剤である.

【製法】

①溶剤などに有効成分および添加剤を溶解または懸濁させ,必要に応じてろ過した後,液化ガスまたは圧縮ガスとともに容器に充填する.

②有効成分および添加剤を用いて溶液または懸濁液を調製し,容器に充填後,スプレー用ポンプを装着する.

【規格】　本剤のうちの定量噴霧式製剤は適切な噴霧量の均一性を有する.

【貯法】　本剤に用いる容器は,通例,気密容器または耐圧性の容器とする.

4) 口腔用半固形剤

【定義】　口腔用半固形剤は口腔粘膜に適用する製剤であり,クリーム剤,ゲル剤または軟膏剤がある.

【製法】　本剤を製するには,通例,有効成分を添加剤とともに精製水およびワセリンなどの油性成分で乳化するか,または高分子ゲルもしくは油脂を基剤として有効成分および添加剤とともに混和して均質とする.本剤のうち,変質しやすいものは,用時調製する.本剤で多回投与容器に充填するものは,微生物の発育を阻止するに足りる量の適切な保存剤を加えることができる.本剤は,口腔粘膜に適用する上で適切な粘性を有する.

【貯法】本剤に用いる容器は,通例,気密容器とする.

b. 気管支・肺に適用する製剤

1) 吸入剤

吸入剤は,有効成分をエアゾールとして吸入し,気管支または肺に適用する製剤である.本剤には,吸入粉末剤,吸入液剤および吸入エアゾール剤がある.本剤の吸入投与のために適切な器具または装置を使用するか,または吸入用の器具を兼ねた容器に本剤を充填する.

i) 吸入粉末剤

①吸入粉末剤は,吸入量が一定となるように調製された,固体粒子のエアゾールとして吸入する製剤である.

②本剤を製するには,通例,有効成分を微細な粒子とし,必要に応じて乳糖などの添加剤と混和して均質とする.

③本剤のうち定量吸入式の製剤は,吸入剤の送達量均一性試験法に適合する.

④本剤は,吸入剤の空気力学的粒度測定法に適合する.

⑤本剤に用いる容器は,通例,密閉容器とする.

ii) 吸入液剤

①吸入液剤は,ネブライザなどにより適用する液状の吸入剤である.

②本剤を製するには,通例,有効成分に溶剤および適切な等張化剤,pH調節剤などを加え,混和して均質に溶解または懸濁し,必要に応じてろ過する.

③本剤で多回投与容器に充填するものは,微生物の発育を阻止するに足りる量の適切な保存剤を加えることができる.

④本剤に用いる容器は,通例,気密容器とする.

iii) 吸入エアゾール剤

①吸入エアゾール剤は,容器に充填した噴射剤とともに,一定量の有効成分を噴霧する定量噴霧式吸入剤である.

②本剤を製するには，通例，有効成分に溶剤および適切な分散剤，安定化剤などを加えて，溶液または懸濁液とし，液状の噴射剤とともに耐圧性の容器に充塡し，定量バルブを装着する．

③本剤は吸入剤の送達量均一性試験法と空気力学的粒度測定法に適合する．

④本剤に用いる容器は，通例，耐圧性の密封容器とする．

c. 目に投与する製剤

1）点眼剤

【定義】 点眼剤は，結膜嚢などの眼組織に適用する，液状，または用時溶解もしくは用時懸濁して用いる固形の無菌製剤である．

【製法】 本剤を製するには，通例，有効成分に添加剤を加え，溶剤などに溶解もしくは懸濁して一定容量としたもの，または有効成分に添加剤を加えたものを容器に充塡する（図2.11）．ただし，微生物による汚染に十分に注意し，調製から滅菌までの操作は製剤の組成や貯法を考慮してできるだけ速やかに行う．有効成分の濃度を％で示す場合にはw/v％を意味する．

本剤を製するのに用いる溶剤，または本剤に添付された溶解液は水性溶剤と非水性溶剤に分けられる．

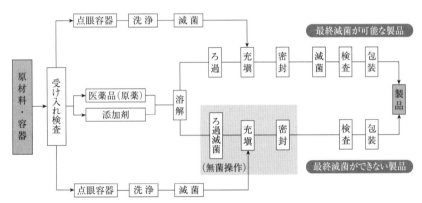

図2.11 点眼剤の製造工程（渡辺善照，芳賀信，外山聡：標準薬剤学改訂第4版，p.215, 南江堂, 2017）

①**水性溶剤**：水性点眼剤の溶剤には，精製水または適切な水性溶剤を用いる．添付する溶解液には，滅菌精製水または滅菌した水性溶剤を用いる．

②**非水性溶剤**：非水性点眼剤の溶剤には，通例，植物油を用いる．また，その他の適切な有機溶剤も非水性溶剤として用いることができる．本剤または本剤に添付された溶解液などには，着色だけを目的とする物質を加えてはならない．本剤には，涙液と等張にするため塩化ナトリウムまたはその他の添加剤を，また，pHを調節するため酸またはアルカリを加えることができる．本剤で多回投与容器に充塡するものは，微生物の発育を阻止するに足りる量の適切な保存剤を加えることができる．

【規格】 本剤および添付された溶解液などは，無菌試験法，点眼剤の不溶性異物検査法および点眼剤の不溶性微粒子試験法に適合する．懸濁性点眼剤中の粒子は，通例，最大粒子径75 μm以下である．

【貯法】 本剤に用いる容器は，通例，点眼剤の不溶性異物検査法の試験に支障をきたさない透明性のある気密容器とする．

2) 眼軟膏剤

【定義】 眼軟膏剤は，結膜嚢などの眼組織に適用する半固形の無菌製剤である．

【製法】 本剤を製するには，通例，ワセリンなどの基剤と有効成分の溶液または微細な粉末を混和して均質とし，容器に充填する（図2.12）．ただし，微生物による汚染に十分に注意し，調製から滅菌までの操作は製剤の組成や貯法を考慮してできるだけ速やかに行う．本剤で多回投与容器に充填するものは，微生物の発育を阻止するに足りる量の適切な保存剤を加えることができる．

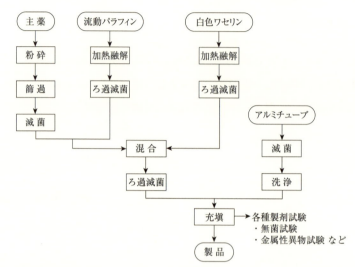

図2.12 眼軟膏剤の製造工程（日本薬学会編：製剤化のサイエンス，p.103，東京化学同人，2006）

【規格】 本剤は無菌試験法に適合する．ただし，メンブランフィルター法により試験を行う．本剤は眼軟膏剤の金属性異物試験法に適合する．本剤中の粒子の最大粒子径は，通例，75 μm 以下である．本剤は眼組織に適用する上で適切な粘性を有する．

【貯法】 本剤に用いる容器は，通例，微生物の混入を防ぐことのできる気密容器とする．

d. 耳に投与する製剤

1) 点耳剤

①点耳剤は，外耳または中耳に投与する，液状，半固形または用時溶解もしくは用時懸濁して用いる固形の製剤である．

②本剤を製するには，通例，有効成分に添加剤を加え，溶剤などに溶解もしくは懸濁して一定容量としたもの，または有効成分に添加剤を加えたものを容器に充填する．ただし，微生物による汚染に十分に注意し，操作は製剤の組成や貯法を考慮してできるだけ速やかに行う．有効成分の濃度を％で示す場合にはw/v％を意味する．本剤を，無菌に製する場合は，「点眼剤」の製法に準じる．

③本剤に用いる容器は，通例，気密容器とする．

e. 鼻に適用する製剤

1) 点鼻剤

①点鼻剤は鼻腔または鼻粘膜に投与する製剤である．本剤には点鼻粉末剤および点鼻液剤がある．

③本剤は，必要に応じて，スプレーポンプなどの適切な噴霧用の器具を用いて噴霧吸入する．

③本剤のうち，定量噴霧式製剤は，適切な噴霧量の均一性を有する．

ⅰ）点鼻粉末剤

①点鼻粉末剤は鼻腔に投与する微粉状の点鼻剤である．

②本剤を製するには，通例，有効成分を適度に微細な粒子とし，必要に応じて添加剤と混和して均質とする．

③本剤に用いる容器は，通例，密閉容器とする．

ⅱ）点鼻液剤

①点鼻液剤は，鼻腔に投与する液状，または用時溶解もしくは用時懸濁して用いる固形の点鼻剤である．

②本剤を製するには，通例，有効成分に溶剤および添加剤などを加え，溶解または懸濁し，必要に応じてろ過する．等張化剤，pH 調節剤などを用いることができる．

③本剤で多回投与容器に充塡するものは，微生物の発育を阻止するに足りる量の適切な保存剤を加えることができる．

④本剤に用いる容器は，通例，気密容器とする．

f. 直腸に適用する製剤

1）坐剤

①坐剤は，直腸内に適用する，体温によって溶融するか，または水に徐々に溶解もしくは分散することにより有効成分を放出する一定の形状の半固形の製剤である．

②本剤を製するには，通例，有効成分に分散剤，乳化剤などの添加剤を加えて混和して均質としたものを，加熱するなどして液状化させた基剤中に溶解または均一に分散させ，容器に一定量充塡し，固化・成形する．基剤として，通例，油脂性基剤または親水性基剤を用いる．

③本剤は，通例，円錐形または紡錘形である．

④本剤は製剤均一性試験法に適合する．

⑤本剤は適切な放出性を有する．なお，油脂性基剤を用いたものは，有効成分の放出性の評価に代えて溶融性の評価によることができる．溶融性は，融点測定法第２法により測定するとき，適切な融解温度を示す．

⑥本剤に用いる容器は，通例，密閉容器とする．

2）直腸用半固形剤

①直腸用半固形剤は肛門周囲または肛門内に適用する製剤であり，クリーム剤，ゲル剤または軟膏剤がある．

②本剤を製するには，通例，有効成分を添加剤とともに精製水およびワセリンなどの油性成分で乳化するか，または高分子ゲルもしくは油脂を基剤として有効成分および添加剤とともに混和して均質とする．

③本剤で多回投与容器に充塡するものは，微生物の発育を阻止するに足りる量の適切な保存剤を加えることができる．

④本剤は直腸に適用する上で適切な粘性を有する．

⑤本剤に用いる容器は，通例，気密容器とする．

3）注腸剤

①注腸剤は，肛門を通して適用する液状または粘稠なゲル状の製剤である．

②本剤を製するには，通例，精製水または適切な水性溶剤を用い，有効成分を溶剤などに溶解または懸濁して一定容量とし，容器に充塡する．分散剤，安定化剤，pH調節剤などを用いることができる．

③本剤に用いる容器は，通例，気密容器とする．

g. 腔に適用する製剤

1) 腔錠

①腔錠は，腔に適用する，水に徐々に溶解または分散することにより有効成分を放出する一定の形状の固形の製剤である．

②本剤を製するには，通例，「錠剤」の製法に準じる．

③本剤は製剤均一性試験法に適合する．

④本剤は適切な放出性を有する．

⑤本剤に用いる容器は，通例，密閉容器とする．

2) 腔用坐剤

①腔用坐剤は，腔に適用する，体温によって溶融するか，または水に徐々に溶解もしくは分散することにより有効成分を放出する一定の形状の半固形の製剤である．

②本剤を製するには，「坐剤」の製法に準じる．

③本剤は，通例，球形または卵形である．

④本剤は，製剤均一性試験法に適合する．

⑤本剤は，適切な放出性を有する．なお，油脂性基剤を用いたものは，有効成分の放出性の評価に代えて溶融性の評価によることができる．溶融性は，融点測定法第2法により測定するとき，適切な融解温度を示す．

⑥本剤に用いる容器は，通例，密閉容器とする．

2.2.4　皮膚などに適用する製剤の種類・特性

皮膚に適用する製剤には，皮膚を通して有効成分を全身循環血流に送達させることを目的とした経皮吸収型製剤も含まれる．経皮吸収型製剤からの有効成分の放出速度は，通例，適切に調節される．

1) 外用固形剤

①外用固形剤は，皮膚（頭皮を含む）または爪に，塗布または散布する固形の製剤である．本剤には外用散剤が含まれる．

②本剤の分包品は製剤均一性試験法に適合する．

③本剤に用いる容器は，通例，密閉容器とする．

i）外用散剤

①外用散剤は粉末状の外用固形剤である．

②本剤を製するには，通例，有効成分に賦形剤などの添加剤を加えて混和して均質とした後，粉末状とする．

2) 外用液剤

①外用液剤は皮膚（頭皮を含む）または爪に塗布する液状の製剤である．本剤には，リニメント剤およびローション剤が含まれる．

②本剤を製するには，通例，有効成分に溶剤，添加剤などを加え，溶解，乳化または懸濁し，必要に応じて，ろ過する．本剤のうち，変質しやすいものは，用時調製する．

③本剤の分包品は乳化または懸濁したものを除き，製剤均一性試験法に適合する．

④本剤に用いる容器は，通例，気密容器とする．

ii）リニメント剤

①リニメント剤は皮膚にすり込んで用いる液状または泥状の外用液剤である．

iii）ローション剤

①ローション剤は，有効成分を水性の液に溶解または乳化もしくは微細に分散させた外用液剤である．

②本剤を製するには，通例，有効成分，添加剤および精製水を用いて溶液，懸濁液または乳濁液として全体を均質とする．

③本剤は，保存中に成分を分離することがあっても，その本質が変化していないときは，用時混和して均質とする．

3）スプレー剤

①スプレー剤は，有効成分を霧状，粉末状，泡沫状，またはペースト状などとして皮膚に噴霧する製剤である．本剤には，外用エアゾール剤およびポンプスプレー剤がある．

②本剤を製するには，通例，有効成分の溶液または懸濁液を調製し，必要に応じて，ろ過した後，容器に充填する．

③本剤のうち，定量噴霧式製剤は適切な噴霧量の均一性を有する．

i）外用エアゾール剤

①外用エアゾール剤は，容器に充填した液化ガスまたは圧縮ガスとともに有効成分を噴霧するスプレー剤である．

②本剤を製するには，通例，有効成分の溶液または懸濁液を調製し，液状の噴射剤とともに耐圧性の容器に充填し，連続噴射バルブを装着する．必要に応じて，分散剤，安定化剤などを用いる．

③本剤に用いる容器は，通例，耐圧性の容器とする．

ii）ポンプスプレー剤

①ポンプスプレー剤はポンプにより容器内の有効成分を噴霧するスプレー剤である．

②本剤を製するには，通例，有効成分および添加剤を溶解または懸濁し，充填後の容器にポンプを装着する．

③本剤に用いる容器は，通例，気密容器とする．

4）軟膏剤

①軟膏剤は，皮膚に塗布する，有効成分を基剤に溶解または分散させた半固形の製剤である．本剤には，油脂性軟膏剤および水溶性軟膏剤がある．

②油脂性軟膏剤を製するには，通例，油脂類，ろう類，パラフィンなどの炭化水素類などの油脂性基剤を加温して融解し，有効成分を加え，混和して溶解または分散させ，全体が均質になるまで混ぜて練り合わせる．水溶性軟膏剤を製するには，通例，マクロゴールなどの水溶性基剤を加温して融解し，有効成分を加え，全体が均質になるまで混ぜて練り合わせる．

5）クリーム剤

①クリーム剤は，皮膚に塗布する，水中油型または油中水型に乳化した半固形の製剤である．油

中水型に乳化した親油性の製剤については油性クリーム剤と称することができる.

②本剤を製するには，通例，ワセリン，高級アルコールなどをそのまま，または乳化剤などの添加剤を加えて油相とし，別に，精製水をそのまま，または乳化剤などの添加剤を加えて水相とし，そのいずれかの相に有効成分を加えて，それぞれ加温し，油相および水相を合わせて全体が均質になるまでかき混ぜて乳化する．本剤のうち，変質しやすいものは，用時調製する.

③本剤は皮膚に適用する上で適切な粘性を有する.

④本剤に用いる容器は，通例，気密容器とする.

6) ゲル剤

①ゲル剤は，皮膚に塗布するゲル状の製剤である．本剤には，水性ゲル剤および油性ゲル剤がある.

②本剤を製するには，通例，次の方法による.

・水性ゲル剤は，有効成分に高分子化合物，その他の添加剤および精製水を加えて溶解または懸濁させ，加温および冷却，またはゲル化剤を加えることにより架橋させる.

・油性ゲル剤は，有効成分にグリコール類，高級アルコールなどの液状の油性基剤およびその他の添加剤を加えて混和する.

③本剤は皮膚に適用する上で適切な粘性を有する.

④本剤に用いる容器は，通例，気密容器とする.

7) 貼付剤

①貼付剤は皮膚に貼付する製剤である．本剤には，テープ剤およびパップ剤がある.

②本剤を製するには，通例，高分子化合物またはこれらの混合物を基剤とし，有効成分を基剤と混和し均質として，支持体またはライナー（剝離体）に展延して成形する．また，放出調節膜を用いた経皮吸収型製剤とすることができる．必要に応じて，粘着剤，吸収促進剤などを用いる.

③本剤のうち，経皮吸収型製剤は製剤均一性試験法に適合する.

④本剤は粘着力試験法，皮膚に適用する製剤の放出試験法に適合する.

ⅰ）テープ剤

①テープ剤は，ほとんど水を含まない基剤を用いる貼付剤である．本剤には，プラスター剤および硬膏剤を含む.

②本剤を製するには，通例，樹脂，プラスチック，ゴムなどの非水溶性の天然または合成高分子化合物を基剤とし，有効成分をそのまま，または有効成分に添加剤を加え，全体を均質とし，布に展延またはプラスチック製フィルムなどに展延もしくは封入して成形する．また，有効成分と基剤またはその他の添加剤からなる混合物を放出調節膜，支持体およびライナー（剝離体）でできた放出体に封入し成形して製することができる.

③本剤に用いる容器は，通例，密閉容器とする.

ⅱ）パップ剤

①パップ剤は，水を含む基剤を用いる貼付剤である.

②本剤を製するには，通例，有効成分を精製水，グリセリンなどの液状の物質と混和し，全体を均質にするか，水溶性高分子，吸水性高分子などの天然または合成高分子化合物を精製水と混ぜて練り合わせ，有効成分を加え，全体を均質にし，布などに展延して成形する.

③本剤に用いる容器は，通例，気密容器とする.

2.2.5 その他の製剤（透析に用いる製剤，生薬関連製剤）の種類・特性
a. 透析に用いる製剤
1）透析用剤　透析用剤は，腹膜透析または血液透析に用いる液状もしくは用時溶解する固形の製剤である．本剤には腹膜透析用剤および血液透析用剤がある．本剤はエンドトキシン試験法に適合する．本剤のうち用時溶解して用いるものは，適切な製剤均一性を有する．透析用剤の使用法を図 2.13 に示した．

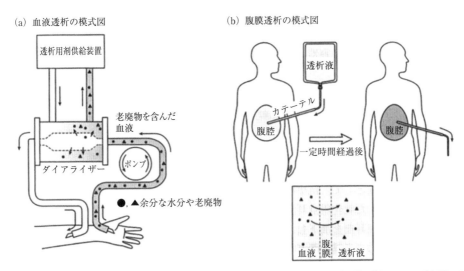

図 2.13　透析用剤の使用法（原島秀吉，伊藤智夫，寺田勝英：パートナー薬剤学改訂第 3 版，p.309，南江堂，2017）

ⅰ）腹膜透析用剤
【定義】　腹膜透析用剤は，腹膜透析に用いる無菌の透析用剤である．
【製法】　本剤を製するには，通例，有効成分に添加剤を加え，溶剤に溶解して一定容量としたもの，または有効成分に添加剤を加えたものを容器に充塡し，密封する．必要に応じて滅菌する．本剤は，pH 調節剤，等張化剤などの添加剤を加えることができる．本剤を製するに用いる溶剤は，注射用水とする．
【規格】　本剤は，無菌試験法，注射剤の採取容量試験法，注射剤の不溶性異物検査法および注射剤の不溶性微粒子試験法に適合する．
【貯法】　本剤に用いる容器は，通例，密封容器，または必要に応じて，微生物の混入を防ぐことができる気密容器とする．本剤に用いる容器は注射剤用ガラス容器試験法に適合する無色のものである．ただし，注射剤用ガラス容器試験法に適合する着色容器またはプラスチック製医薬品容器試験法に適合するプラスチック製水性注射剤容器を用いることができる．本剤の容器のゴム栓は，輸液用ゴム栓試験法に適合する．

ⅱ）血液透析用剤
【定義】　血液透析用剤は血液透析に用いる透析用剤である．
【製法】　本剤を製するには，通例，有効成分に添加剤を加え，溶剤に溶解して一定容量としたもの，または有効成分に添加剤を加えたものを容器に充塡する．用時溶解する固形の製剤の場合は，「錠剤」，「顆粒剤」などの製法に準じる．本剤は，pH 調節剤，等張化剤などの添加剤を加えるこ

とができる．本剤を製するに用いる溶剤は，注射用水または透析に適した水とする．

【貯法】本剤に用いる容器は，通例，微生物の混入を防ぐことのできる気密容器とする．

b. 生薬関連製剤

生薬関連製剤は，主として生薬を原料とする製剤であり，エキス剤，丸剤，酒精剤，浸剤・煎剤，茶剤，チンキ剤，芳香水剤および流エキス剤を含む．代表的な製法は，図2.14に示した．

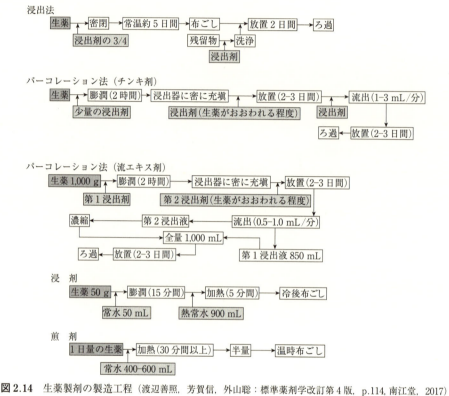

図2.14 生薬製剤の製造工程（渡辺善照，芳賀信，外山聡：標準薬剤学改訂第4版，p.114, 南江堂，2017）

1) エキス剤

①エキス剤は，生薬の浸出液を濃縮して製したもので，軟エキス剤と乾燥エキス剤がある．

②適切な大きさとした生薬に適切な浸出液を加え，一定時間冷浸，温浸またはチンキ剤のパーコレーション法に準じて浸出し，浸出液をろ過し，適切な方法で，濃縮または乾燥する．

③本剤は，重金属試験法に適合する．

④本剤に用いる容器は，気密容器とする．

2) 丸剤

①丸剤は，経口投与する球状の製剤である．

②本剤を製するには，通例，有効成分に賦形剤，結合剤，崩壊剤またはその他適切な添加剤を加えて混和して均質とした後，適切な方法で球状に成形する．また，適切な方法により，コーティングを施すことができる．

③本剤は崩壊試験法に適合する．

④本剤に用いる容器は，通例，密閉容器または気密容器とする．

2.2 代表的な製剤

3) 酒精剤

①酒精剤は，通例，揮発性の有効成分をエタノールまたはエタノールと水の混液に溶解して製した液状の製剤である．

②本剤は，火気を避けて保存する．

③本剤に用いる容器は，気密容器とする．

4) 浸剤・煎剤

①浸剤および煎剤は，いずれも生薬を，通例，常水で浸出して製した液状の製剤である．

②本剤を製するには，通例，生薬を次の大きさとし，その適量を，浸煎剤器に入れる．

　葉，花，全草：粗切

　材，茎，皮，根，根茎：中切

　種子，果実：細切

ⅰ）**浸剤**：通例，生薬 50 g に常水 50 mL を加え，約 15 分間潤した後，熱した常水 900 mL を注ぎ，数回かき混ぜながら 5 分間加熱し，冷後，布ごしする．

ⅱ）**煎剤**：通例，1 日量の生薬に常水 400～600 mL を加え，30 分以上かけて半量を目安として煎じ，温時，布ごしする．本剤は，用時調製する．

③本剤は，これを製するに用いた生薬の臭味がある．

④本剤に用いる容器は，通例，気密容器とする．

5) 茶剤

①茶剤は，通例，生薬を粗末から粗切の大きさとし，1 日量または 1 回量を紙または布の袋に充填した製剤である．

②本剤は，通例，「4. 浸剤・煎剤」の製法に準じ用いられる．

③本剤に用いる容器は，通例，密閉容器または気密容器とする．

6) チンキ剤

①チンキ剤は，通例，生薬をエタノールまたはエタノールと精製水の混液で浸出して製した液状の製剤である．

②本剤は，火気を避けて保存する．

③本剤に用いる容器は，気密容器とする．

7) 芳香水剤

①芳香水剤は精油または揮発性物質を飽和させた澄明な液状の製剤である．

②本剤は，これを製するに用いた精油または揮発性物質の臭味を有する．

③本剤に用いる容器は，気密容器とする．

8) 流エキス剤

①流エキス剤は，生薬の浸出液で，その 1 mL 中に生薬 1 g 中の可溶性成分を含むように製した液状の製剤である．

②本剤に用いる容器は，気密容器とする．

2.3 代表的な医薬品添加剤の種類・用途・性質

SBO E5(2)②1 代表的な医薬品添加剤の種類・用途・性質について説明できる.

医薬品の製剤中に含まれる医薬品添加剤は，各製剤の添付文書を読めば記載されており，インターネット検索により，添付文書の pdf ファイルは誰でも手に入れられる時代を迎えている．また，医療保険財政の改善を目的として，厚生労働省から平成 25 年に「後発医薬品（ジェネリック医薬品）のさらなる使用促進のためのロードマップ」が策定され，さらに，ジェネリック医薬品の数量シェアを平成 30 年度から平成 32 年度末までの間のなるべく早い時期に 80 ％以上とするという目標が公表されている.

ジェネリック医薬品は，先発医薬品と同じ有効成分を使っており，品質，効き目，安全性が先発医薬品と治療学的に同等である医薬品である．しかし，先発医薬品とジェネリック医薬品では，製造に用いられる医薬品添加剤および製造方法は異なることを理解しなくてはならない．薬剤師は患者に積極的にジェネリック医薬品の使用を推奨する立場にあるため，医薬品添加剤の種類・用途・性質に関して基礎知識を有することは必然であり，添加剤に関する情報もできる限りわかりやすく伝える必要がある.

日局 17 の製剤総則において，添加剤は「製剤に含まれる有効成分以外の物質で，有効成分及び製剤の有用性を高める．製剤化を容易にする，品質の安定化を図る，又は使用性を向上させるなどの目的で用いられる．製剤には，必要に応じて，適切な添加剤を加えることができる．ただし，用いる添加剤はその製剤の投与量において薬理作用を示さず，無害でなければならない．また，添加剤は有効成分の治療効果を妨げるものであってはならない.」と定義されている．実際の添加剤の使用用途は数十種類にのぼるため，ある添加剤の使用目的はと尋ねられても，その目的は一義的に決まるわけではなく，さまざまな性質を持っていることを薬剤師として忘れてはならない．主な使用用途を理解したうえで，添加剤の役割を理解することが望まれる.

2.3.1 経口投与製剤（錠剤，カプセル剤など）で用いられる添加剤

1）賦形剤 fillers, diluents 経口製剤中の医薬品含量は少ないため，服用性を高めるような剤形にするためには，有効成分を添加剤粉末で希釈して増量しなくてはならない．医薬品溶液を希釈する場合，溶液中で有効成分は均一に溶解しているため，水で希釈しても均一性は失われないが，固形の製剤中では，安全でできるだけ均一に分散可能な添加剤が必要である．このような添加剤は賦形剤と呼ばれる．代表的な例として，乳糖水和物（lactose），デンプン（starch），結晶セルロース（microcrystalline cellulose），マンニトール（mannitol）などが使用される.

2）結合剤 binders 結合剤は，粉体の成形を目的として添加されるもので，粉と粉の結合力を上昇させ硬度を高めてくれるような素材である．メチルセルロース（methylcellulose），ヒドロキシプロピルセルロース（hydroxypropyl cellulose：HPC），ヒプロメロース（hydroxypropyl methylcellulose：HPMC, hypromellose）などの水溶性を高めたセルロース誘導体や，ポリビニルピロリドン（polyvinylpyrrolidone：PVP），デンプンなどが使用されている.

3）崩壊剤 disintegrants 崩壊剤は，錠剤などを服用後，消化管内で崩壊させることを目的としている．水の浸透性が高い導水型の崩壊や，水を吸収して膨潤する膨潤型の崩壊が起こるような添加剤が崩壊剤であり，部分アルファー化デンプンを含むデンプン類や，カルメロース

(carboxymethyl cellulose, carmellose)，クロスカルメロースナトリウム（croscarmellose sodium），低置換度ヒドロキシプロピルセルロース（low-substituted hydroxypropyl cellulose：L-HPC）などがある．なお，ヒドロキシプロピルセルロースに着目した場合，結合剤と崩壊剤の性質を併せ持っており，セルロース骨格のヒドロキシプロポキシ基の置換度の違いによって性質が変わるだけでなく，粒子の大きさや形状（繊維状か否か）の違いによっても性質は異なっている．製剤の設計には単純な物質名だけでなく，その粒子の大きさや形状などの性質の違いによっても添加剤の特性が変化するため，添付文書で添加剤の名称を見ただけでは詳細な剤形設計はわからないことも頭に入れておく必要がある．

4）滑沢剤 lubricants　錠剤成型時の粉体の流動性の改善や，臼・杵への錠剤の付着防止を目的として使用される．ステアリン酸マグネシウム，タルク，マクロゴールなどがよく使用されている（表2.5）．

表2.5　固形製剤に使われる添加剤の例

添加剤の使用用途	代表例	添加剤の働き
賦形剤	乳糖水和物 デンプン マンニトール 結晶セルロースなど	医薬品含量が少ない時に一定の大きさと質量を与えかさを増すことができる
結合剤	デンプン ヒドロキシプロピルセルロース ヒプロメロース カルメロースナトリウム ポリビニルピロリドンなど	原料粉末間の結合力を高め，適度な硬さ形状を保つ
崩壊剤	デンプン クロスカルメロースナトリウム 部分アルファー化デンプン 低置換度ヒドロキシプロピルセルロース 炭酸水素ナトリウムなど	経口投与後の顆粒剤や錠剤の崩壊性を高める
滑沢剤	ステアリン酸マグネシウム タルク マクロゴールなど	原料の流動性の改善や，圧縮時の圧力伝達性の向上，臼杵への付着防止などにより打錠障害を防ぐ

5）コーティング剤 coating agents　錠剤や顆粒剤中の有効成分の安定化や，腸溶性，徐放性などの体内での崩壊・溶出性の調節，苦みのマスキングなどの服用性の向上を目指して，錠剤や顆粒の表面に被覆可能な添加剤である．白糖などの糖類や，目的に応じた性質を持つ高分子などがあり，ヒドロキシプロピルセルロース（HPC），ヒドロキシプロピルメチルセルロース（HPMC）などがフィルムコーティング基剤，エチルセルロース（ethyl cellulose）などが徐放性コーティング基剤，セラセフェート（cellulose acetate phthalate, cellacefate），ヒプロメロースフタル酸エステル（hypromellose phthalate：HPMCP），ヒプロメロース酢酸エステルコハク酸エステル（hypromellose acetate succinate：HPMCAS）などが腸溶性コーティング基剤として使用されている（表2.6）．

表 2.6 添加剤として使用される代表的な高分子素材

高分子の分類	高分子素材の名称	代表的な用途
天然高分子	アラビアゴム	乳化剤，懸濁化剤，結合剤，コーティング剤，粘着剤，賦形剤，分散剤
	アルギン酸ナトリウム	結合剤，分散剤，増粘剤，懸濁化剤
	カラギーナン	ゲル化剤，増粘剤，安定剤，懸濁化剤，乳化剤
	ゼラチン	カプセル基剤，結合剤，コーティング基剤，乳化剤，粘着剤
	デンプン	賦形剤，崩壊剤，結合剤
	トラガント	懸濁化剤，増粘剤，結合剤，崩壊剤
セルロース系高分子	結晶セルロース	賦形剤，吸着剤，結合剤，懸濁化剤，コーティング剤，糖衣剤，軟化剤，分散剤，崩壊剤，崩壊補助剤，流動化剤
	メチルセルロース	乳化剤，増粘剤，分散剤，コーティング基剤
	エチルセルロース	徐放性コーティング基剤，マトリックス基剤
	カルメロース	崩壊剤
	カルメロースナトリウム	結合剤，増粘剤，分散剤，保護コロイド剤，コーティング剤，崩壊剤，崩壊補助剤，溶解補助剤
	カルメロースカルシウム	崩壊剤，崩壊補助剤，結合剤，懸濁化剤
	ヒドロキシプロピルセルロース	結合剤，フィルムコーティング基剤
	ヒプロメロース	増粘剤，コーティング基剤，結合剤，懸濁化剤，分散剤，崩壊剤，崩壊補助剤
	ヒプロメロースフタル酸エステル	腸溶性コーティング基剤
	ヒプロメロース酢酸エステルコハク酸エステル	腸溶性コーティング基剤
	セラセフェート	腸溶性コーティング基剤，結合剤
合成高分子	ポビドン（ポリビニルピロリドン）	結合剤，増粘剤，分散安定化剤，可溶化剤
	クロスポビドン（架橋型ポリビニルピロリドン）	崩壊剤
	ポリビニルアルコール	コーティング基剤，乳化剤，分散剤
	マクロゴール（ポリエチレングリコール）	水溶性軟膏基剤，坐薬基剤，コーティング基剤
	メタクリレートコポリマー	コーティング基剤
	ポリ乳酸-ポリグリコール酸共重合体	DDS 製剤の生分解性基剤
	エチレン-酢酸ビニル共重合体	経皮治療システム製剤の放出制御膜

2.3.2 注射剤や液剤で用いられる添加剤

1）溶剤 solvent　注射用の溶剤とは医薬品を溶解させるための液体であり，水溶性溶剤と非水性溶剤がある．注射用の水性溶剤には，注射用水，生理食塩液，リンゲル液などがある．一方，非水性溶剤には，オリーブ油，ゴマ油，大豆油などの植物油やエタノールやプロピレングリコールなどの有機溶媒が使用される．

2）溶解補助剤 solubilizing agents　水に溶解しにくい医薬品に対して，添加することでその溶解を助ける役割がある．医薬品と添加剤が可溶性の複合体を形成する代表的な例としては，カ

フェインと安息香酸ナトリウム，リボフラビンとニコチン酸アミド，テオフィリンとエチレンジアミンなどがあげられる．また，薬物と固溶体を形成する溶解補助剤として，ポリビニルピロリドン（PVP）やヒプロメロース（HPMC）などがある．

3）安定化剤 stabilizing agents　医薬品の変質を防ぐために加えられる添加剤であり，アスコルビン酸などの水溶性の抗酸化剤，トコフェロールなどの脂溶性の抗酸化剤，エデト酸（ethylenediaminetetraacetic acid：EDTA）ナトリウム水和物と金属とのキレート形成による主薬の安定化などが知られている．

4）保存剤 preservatives　微生物の繁殖を防ぐ目的などで添加される．ワクチンに用いられるフェノール，アドレナリン注射液中のクロロブタノールや，各種注射剤の保存剤としてパラオキシ安息香酸エステル類が用いられている．ただし，大量に投与するリンゲル液などの輸液製剤には保存剤の添加は認められていない．

5）等張化剤 tonicity agents　血液や涙液などの浸透圧に合わせる目的で添加される添加剤であり，塩化ナトリウム，グリセリン，ブドウ糖などが用いられる．なお，生理的食塩水の浸透圧は286 mOsm であり，これは 0.9% NaCl 溶液に相当し，氷点降下度 0.52℃ を示す．

6）緩衝剤 buffers，pH 調整剤 pH adjustment agents　医薬品の溶液中での安定性の向上などを目的として pH の調整が行われる．その際の添加剤として，クエン酸ナトリウム，リン酸ナトリウムなどの pH 変動を防止する目的で添加する緩衝剤があり，単に pH を調整する目的で塩酸，硫酸，リン酸，水酸化ナトリウムなども用いられる．ホウ酸は点眼剤には用いられるが，注射剤には通例使用しない．

7）懸濁化剤 suspending agents，乳化剤 emulsifiers　懸濁とは液中に薬物粒子が分散した状態であり，懸濁化剤は分散液の粘性を上げることや，保護コロイドを形成することによって懸濁状態の分散安定化を目的として加えられる．水系での懸濁化剤としてはポリビニルピロリドン（PVP），アルギン酸ナトリウム（sodium alginate），カルメロースナトリウム（carmellose sodium）などが用いられる．また，乳化とは液体中に液体が分散した状態であり，本来混ざり合わない液体どうしが，どちらか一方に分散して均一な状態となっている．水の中に油が分散した系（o/w）が最も一般的であり，水と油の界面での性質を変える界面活性剤のうち乳化目的で加えられる添加剤を乳化剤という．

8）着色剤 coloring agents　着色剤は，識別性を高めたり，外観を改善するために用いる．酸化チタンや酸化鉄などの無機物質と，カラメルや β-カロテンなどの天然有機色素およびタール系色素の合成有機色素がある．注射剤，点眼剤には通例，着色剤の使用は認められていない．

2.4　製剤化の単位操作，製剤機械，製剤の製造工程

> **SBO E5（2）②2**　製剤化の単位操作，汎用される製剤機械および代表的な製剤の具体的な製造工程について説明できる．

　薬剤師の業務においては，製品化された製剤を薬局や病院で患者に提供することがほとんどである．医薬品はその薬物単独の粉として投与されることはまれであり，種々の添加剤とともに何らかの剤形に加工され使用される．医薬品を含む粉体を種々の操作により加工して，より取り扱いのしやすい形状へと変化させ，顆粒や錠剤などを作り出すことが製剤化であり，教科書などで学習する

だけなら，その操作は一見簡単なものととらえられるかもしれない．しかし，医薬品は薬理作用を有する化合物であり，少量で劇的な薬理効果を示すことや，含量のバラツキが副作用を起こす可能性があることから，均一性のきわめて高い品質が要求され，製剤の加工に対しても GMP (Good Manufacturing Practice) により厳格な規制がされている．製剤における個々の単位操作は医薬品の効き目に対して重要な意味を持つため，まずその意義を理解し，また単位操作の組み合せにより実際の製剤の調製方法を理解し，製剤としての品質の保証にどのように関わってくるのかを理解することが必要である．

2.4.1 代表的な単位操作
a. 粉砕 milling, grinding

粉砕とは図 2.15 に示すように，固体粒子に衝撃力，圧縮力，摩擦力，せん断力などの機械的な外力を加えて粒子を破壊する操作であり，粒子径の減少（size reduction）による粒子の比表面積増加に伴う溶解速度の向上や，固体粒子の大きさを揃えることによる混合性の向上などを目的とする，最も単純かつ汎用される製剤操作の1つである．しかし，粉砕によって粉体はどこまでも細かくなるわけではなく，材料や粉砕の条件に応じた限界粒子径が存在する．粉砕機内での粒子径が小さくなれば粒子の数が増大するために，粉体層の中で粉砕機からの力が吸収されて伝わらなくなることや，粉砕による粉体表面の活性化（メカノケミカル効果）に伴う凝集などがその原因である．メカノケミカル効果は固体の結晶構造の無定形化などの表面特性を変化させるが，これを利用した反応などにより新素材の開発なども行われており，粉砕は古くて新しい操作といえる．

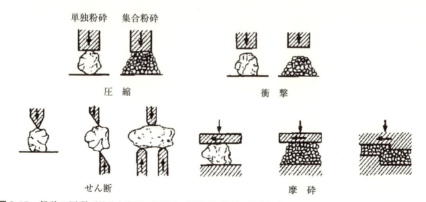

図 2.15 粉砕の原理（仲井由宣編：医薬品の開発⑪ 製剤の単位操作と機械, p.2, 廣川書店, 1989 より)

粉砕操作は水などの液体の存在の有無により，湿式粉砕と乾式粉砕に大別される．湿式粉砕時の湿度が医薬品や賦形剤の結晶形転移に影響を与えることや，医薬品が水に分解されやすいケースもあるため，医薬品の場合は一部の剤形を除いては一般的に乾式粉砕が行われることが多い．表 2.7 には代表的な乾式粉砕機の種類と特徴を示した．粉砕時には熱が発生することや，外力が大きすぎることにより，医薬品結晶自体の性質が変化してしまうことがあり，たとえば，凝集，熱による分解，結晶形の転移，非晶質化，結晶水の脱水などに注意する必要がある．

表 2.7 代表的な粉砕機とその特徴

粉砕機	粉砕機構	特徴	用途
ハンマーミル	機械式	中速回転するハンマーによる衝撃	医薬品，スラッグの粉砕
スクリーンミル	機械式	高速回転するハンマーによる衝撃	医薬品の粉砕
ボールミル	機械式	容器内のボールによる，摩擦，衝撃	医薬品の粉砕
カッターミル	機械式	カッターによるせん断	低融点医薬品の粉砕
ジェットミル	気流式	空気による衝撃，せん断	微粉化，熱分解性の医薬品の粉砕
乳棒・乳鉢	手動	手動での粉砕	少スケールの粉砕

b. 分級 size classification

粉体を目的とするそれぞれの大きさとなるように分ける操作である．粒子径がばらついたままで次の製剤工程を行うと，粒度のバラツキがトラブルを引き起こし，品質の均一性に問題を生じる可能性があるので，剤形の均質性を確保するために必要な操作である．製剤のプロセスにおいて粉体の混合を確実に行うためには，粉体の流れを制御しなくてはならない．一般に粉体粒子の運動性は粒子径に依存するので，粉体の流れの制御のために粉体粒子の大きさを揃えること，すなわち分級が必要操作となる．

分級の方法には，ふるいを用いた方法と流体分級装置による方法があげられる．最も簡便に用いられる方法は，ふるい分け（seiving）である．また，原薬や添加剤粉体の粒子径分布の評価方法として，一般試験法 3.04 粒度測定法が規定されており，第1法光学顕微鏡法および第2法ふるい分け法により評価される．なお，日局においてのふるいの規格（号）は規格範囲内のふるいの目の数を表すものであり，番号が大きいほど小さな目開きのふるいであることを示している．

c. 混合 mixing

2種類以上の異なる粉体を均一に混ぜ合わせる操作であり，製剤において混合操作は，含量均一性の保証のための重要なステップである．一般試験法 6.02 製剤均一性試験法に規定されるように，主薬含量の均一性は重要であり，主薬含量がきわめて少ないものは，含有される薬物の薬理的効果がきわめて大きいことを示唆している．したがって，含量のバラツキが治療効果や副作用発現頻度に大きな影響を与えるため，製剤工程の中での混合操作は重要なプロセスである．

混合に用いられる混合機として，混合する粉体の入った容器本体を回転し混合させるタイプ（図 2.16 a～d）のものや，粉体の入った容器本体は回転させず，機械撹拌力で混合させる容器固定型（図 2.16 e, f）のものが知られている．

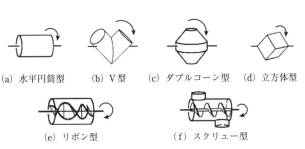

(a) 水平円筒型　(b) V型　(c) ダブルコーン型　(d) 立方体型
(e) リボン型　(f) スクリュー型

図 2.16　代表的な混合用機械の形状

d. 造粒 granulation

造粒とは粉体を取り扱う時，使用目的に応じた大きさや形に整えることを目的とし，粉体や溶液状の原料から，均一な形状と大きさを有する粒子を造り出す操作である．特に医薬品製造においては，医薬品の顆粒剤や錠剤作成時に汎用されている．

医薬品の造粒に使用されている造粒法は，結合剤の溶媒と熱の使用の有無から分類すると粉末に結合剤を加えて造粒する湿式造粒法と粉末を圧縮して造粒する乾式造粒法に大別され，造粒の機構および操作面からは①押し出し造粒法，②攪拌造粒法，③転動造粒法，④噴霧乾燥造粒法，⑤流動層造粒法，⑥破砕造粒法などが知られている．以下に代表的な造粒手法の概略について簡潔に述べる（表2.8）．

表2.8 造粒の主な目的

流動性の改善：粒は粉に比べ流動性がよく，輸送包装・充填などの操作が容易となり，計量の自動化や連続化が可能．
成分の偏析防止：流動性が悪いために粉末にみられる成分の分離や偏析の防止．
発塵の防止：微粉末の発塵飛散性による装置への付着や交互汚染および環境汚染，さらには原料の損失の防止．
密度の調整と溶解性の改善：造粒方法の適切な選択により，見かけ密度の調整と薬物の溶解性の改善．
審美性：造粒製品の外観の改善による，商品の信頼性に及ぼす心理的効果．

1）押し出し造粒法 医薬品混合物に結合剤溶液を添加して練合した湿潤物を，一定の口径から円柱状に押し出したのち乾燥させる操作で，比較的密度の高い円柱状の造粒物が得られる．円柱状の造粒物をSpheronizerを用いて丸めることにより球形顆粒の製造に用いられる（図2.17）．

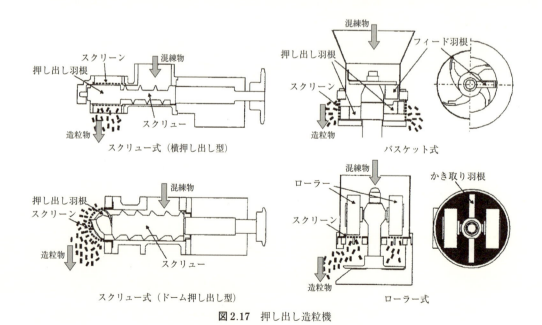

図2.17 押し出し造粒機

2）攪拌造粒法 粉体を容器に入れ医薬品粉末を攪拌羽根とチョッパー（解砕羽根）などを用いて，攪拌による混合を行った後，液体の結合剤を添加し，粉体が液に濡れ始めると徐々に造粒が

始まる．混合，練合，造粒が密閉構造中で同時に行われ，球形に近い粒子が得られる（図 2.18）．

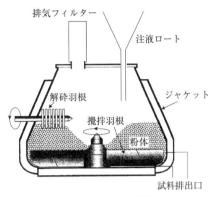

図 2.18 撹拌造粒機

3) **転動造粒法**　回転する装置内に原料粉体をスリットから吹き上げられる空気などによって転動させ，結合液を噴霧することによって，雪だるまが成長するように顆粒へと成長する方法で粒子径の均一な球状顆粒が得られる（図 2.19）．

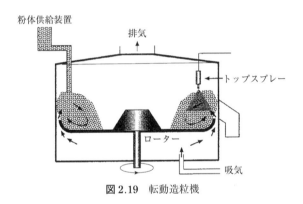

図 2.19 転動造粒機

4) **噴霧乾燥造粒法**　薬物溶液または懸濁液を微細な液滴としてスプレーなどで乾燥室内に分散させ，熱風によって瞬時に乾燥させる操作で，比較的小さな粒子が得られる．濃縮，乾燥，造粒が 1 つの工程で終了する．球状で粒度の揃った細粒が得られる（図 2.20）．

5) **流動層造粒法**　チャンバー内で，医薬品粉末を多量の空気で吹き上げて流動させ，水や結合剤溶液を噴霧して造粒させた後，空気を熱風に切り替えて造粒物を乾燥させ造粒する方法．濃縮，乾燥，造粒が 1 つの工程で終了する．柔らかくポーラスな造粒物が得られる（図 2.21）．

6) **破砕造粒法**　粉体原料を塊状にして，これをカッターで破砕，分割などして粒子化する方法であり，すべてを乾式で行うことができるなどの利点を有するが，欠点として得られた顆粒の強度が弱いことや，粒度分布の制御が困難な点があげられる（図 2.22）．

e. **打錠**

打錠とは顆粒あるいは粉末を臼と杵を用いて圧縮し，錠剤を成形する操作であり，図 2.23 に示したように，①原料粉体の臼内への充填過程，②上杵の下降による圧縮過程，③上杵が上昇し，続

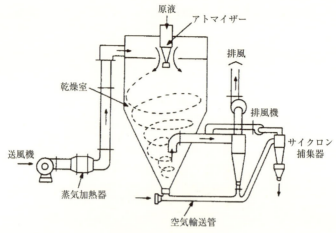

図 2.20　噴霧乾燥造粒機

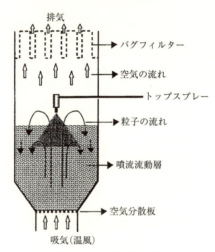

図 2.21　流動層造粒機

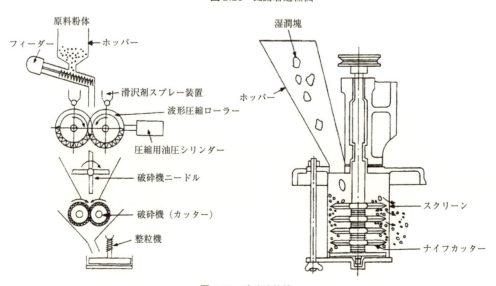

図 2.22　破砕造粒機

2.4 製剤化の単位操作，製剤機械，製剤の製造工程　　117

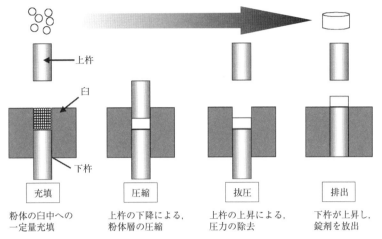

図 2.23 錠剤を製造する（医薬品粉末を圧縮する）プロセス

いて下杵が徐々に上昇する抜圧過程，④下杵による錠剤排出過程の工程により錠剤が完成する．打錠機の種類には，1サイクルによって1錠の錠剤が排出される単発打錠機とロータリー打錠機がある．ロータリー打錠機は複数の臼がターンテーブルに取り付けられており，それぞれの臼に上杵と下杵がセットされ，ターンテーブルが1回転する間に，充填，圧縮，抜圧，排出のすべての工程が行われるため大量生産に適した構造となっている（図2.24）．

打錠機を用いての生産にはしばしば打錠障害といわれるトラブルが発生し，生産において深刻な問題を引き起こす．これらの打錠障害とその主要な発生原因を表2.9に示した．

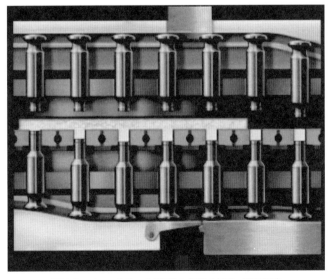

図 2.24 ロータリー打錠機の充填の様子（側面図）

f. コーティング

コーティングは錠剤，顆粒剤や散剤の表面を白糖や高分子で覆い被膜を形成させる操作である．

2 製 剤 設 計

表 2.9 主な打錠障害とその原因

	キャッピング (capping)	スティッキング (sticking)
	ラミネーション (lamination)	バインディング (binding)
顆粒中の水分	不足	過量
結合剤	不足	過量
滑沢剤	過量	不足

　その主な目的として，①外観の向上，②経口投与時の不快な味や臭いのマスキング，③防湿，遮光，酸化防止による主薬の変質の防止，④コーティング剤の性質を利用した薬物の溶出挙動のコントロールなどがあげられる．最も一般的に用いられている白糖を用いたシュガーコーティングや，高分子の性質を生かして腸溶性製剤，徐放性製剤などの機能を付与することの可能なフィルムコーティングなどが代表的なコーティングである．表 2.10 にはコーティング被膜剤の種類について示した．

表 2.10 主なコーティングと用いられる代表的な被膜剤

コーティング被膜	用いられる代表的な被膜剤	特徴
シュガーコーティング	ショ糖	
ゼラチンコーティング	ゼラチン	
フィルムコーティング	Hydroxypropylmethylcellulose phtalate (HPMCP，ヒプロメロースフタル酸エステル)	腸溶性
	Poly(methacrylic acid/methyl methacrylate) (Eudragit L，オイドラギット L)	腸溶性
	Cellulose acetate phtalate (CAP，セラセフェート)	腸溶性
	Polyvinylacetal diethylaminoacetate (AEA)	胃溶性
	Aminoalkylmethacrylate copolymer (Eudragit E，オイドラギット E)	胃溶性
	Hydroxypropylmethylcellulose (HPMC，ヒプロメロース)	水溶性
	Hydroxypropylcellulose (HPC，ヒドロキシプロピルセルロース)	水溶性
	Ethylcellulose (EC，エチルセルロース)	水不溶性
	Aminoalkylmethacrylate copolymer (Eudragit RS，オイドラギット RS)	水不溶性

2.4.2 単位操作の組み合せによる代表的製剤の作成
a. 顆粒剤の作成方法

日局15までは，ふるいによって'粒子の大きさ'という観点から散剤と顆粒剤を分類していたが，日局17の製剤総則においては，散剤と顆粒剤との大きな相違点は，造粒操作を行ったか否かとなっており，粒状に造粒した製剤が顆粒剤である．したがって，造粒操作が行われない散剤には一般試験法の6.09崩壊試験法は適用されない．また，現在でも18号（850μm）ふるいを全量通過し，30号（500μm）ふるいに残留するものが全量の10%以下のものを細粒剤と称することができる．

顆粒剤の製造方法としては，水または結合剤などの液体を用いる湿式造粒法と，使用しない乾式造粒法の2つに大別される（図2.25）．乾式造粒は水によって変質しやすい化合物などの造粒に有効であるが，一般に湿式造粒法のほうが主薬の含量均一性に優れており，発散性が少ないことが知られている．

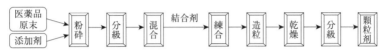
(a) 湿式造粒法
（押し出し造粒法，攪拌造粒法，転動造粒法，噴霧乾燥造粒法，流動層造粒法など）

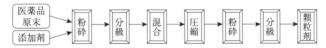
(b) 乾式造粒法
（スラッギング法，ローラー圧縮法など）

図2.25 顆粒剤の製造工程のフローチャート

b. 錠剤の作成方法

通常見られる錠剤は，ほとんどが粉粒体を打錠機で加圧成型して得られる圧縮錠剤であるため，ここでは圧縮錠剤の製法に関して述べる．錠剤の製造方法には，いったん顆粒を作成してから打錠する顆粒圧縮法（間接圧縮法）と混合された粉末を直接圧縮する直接粉末圧縮法（直打法）がある．顆粒圧縮法はいったん顆粒を調製し滑沢剤などを加えて打錠する方法であり，顆粒を造ることによって発塵，付着，凝集，偏析が防止され，流動性や成形性が向上する．図2.26に示したように顆粒圧縮法には造粒の仕方の違いによって①湿式顆粒圧縮法と②乾式顆粒圧縮法に分けられる．直接粉末圧縮法のほうが製造工程が少ないという点でメリットが大きいが，顆粒圧縮法に比べて混合した粉末の流動性が低いために質量のバラツキが大きくなることや，圧縮成型性に問題があるなどのデメリットも多い．

c. 軟膏剤の調製

半固形製剤の1つである軟膏剤は用いる基剤により，油脂性軟膏，および水溶性軟膏がある（表2.11）．それぞれの製法の概略は以下のとおりである．軟膏剤の調製は，主に2通りあり，主薬を，乳棒・乳鉢，軟膏へら・軟膏版，混合機などを用いて，直接基剤と練合する練合法と，基剤を加熱して溶解させたのちに，主薬を加えて混合した後，冷却して固化させる溶融法がある．

1) 油脂性軟膏 油脂性基剤は，水を含まないため，加水分解する薬剤を軟膏にするのに適し

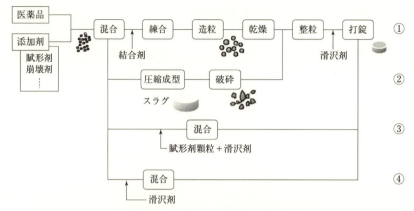

図 2.26 代表的な圧縮錠剤の製法
①湿式顆粒圧縮法, ②乾式顆粒圧縮法, ③セミ直打法, ④直接粉末圧縮法 (直打法)

表 2.11 代表的な軟膏基剤の分類

分類	名称	例	特徴
疎水性	油脂性基剤	白色ワセリン	石油から得た炭化水素類の混合物を脱色して精製したもの. 潤滑剤や皮膚の保湿保護剤としても用いられる.
		白色軟膏	白色ワセリンとサラシミツロウの配合剤
		流動パラフィン	精製された, 液状の炭化水素類の混合物
		プラスチベース	炭化水素ゲル軟膏基剤. 流動パラフィン95%, ゲル化剤としてポリエチレン樹脂5%を含む
		シリコン	シロキサン結合による主骨格を持つ, 人工高分子化合物
		ミツロウ（サラシミツロウ）	ミツバチの巣を構成する蝋を精製したもの. サラシミツロウはミツロウを漂白したもの
		単軟膏	蜜蝋（みつろう）33%に植物油67%を混ぜて製した黄色の軟膏
		豚脂（ラード）	豚の脂を精製した油脂
		スクワラン	鮫の肝油の主成分であるスクワレンに, 化学的に水素を加えて安定化させたもの
		植物油	オリーブ油, ナタネ油など
親水性	水溶性基剤	マクロゴール	ポリエチレングリコール（Polyethylene glycol）. 常温では, マクロゴール400（液状）, マクロゴール1500（ワセリン様）, マクロゴール6000（パラフィン様）
	懸濁性基剤（ゲル基剤）	ハイドロゲル基剤	高分子が化学結合によって網目状構造をとり, 網目に多量の水を保有する. 薬剤の経皮吸収性を高めることを狙ったもので, 脂漏性疾患などに適する
		リオゲル（FAPG基剤）	ステアリルアルコール等（Fatty Acid etc.）をプロピレングリコール（Propylene Glycol）中に懸濁させてゲル化したもので, 経皮吸収性に優れる. 吸湿性があり皮膚を乾燥させる.

ている. 油脂性軟膏剤は, 植物油などに, ワックス類, ロウ類などを配合し, 使用目的に合った適当な稠度に調製した軟膏である. 配合成分間の相溶性が悪い場合には, 基剤の安定性が低下するため, 界面活性剤の添加も必要である. また, 植物油などの不飽和脂肪酸の酸化の防止を目的として, 酸化防止剤が加えられることもある. 油脂性軟膏剤は基剤が油性成分のみであり微生物は繁殖

しにくいため，その他の添加物はあまり必要とされない．

　油脂性軟膏剤を製するには，通例，油脂類，ロウ類，パラフィンなどの炭化水素類などの油脂性基剤を加温して融解し，有効成分を加え，混和して溶解または分散させ，全体が均質になるまで混ぜて練り合わせる．代表的な手順としては，原料基剤を加温して融解させた後に混和する．半ば冷却した後，基剤以外の医薬品で液状のものはそのまま基剤の一部と混和し，固形のもので油溶性のものは少量の油に溶かした後に基剤の一部と混和し，また，不溶性のものは細末にしてから基剤の一部と混和し，残りの基剤を加えて全質均等になるまでかき混ぜて練り合わせる．

　2）水溶性軟膏　マクロゴール（ポリエチレングリコール，PEG）をベースにした軟膏で，水溶性薬剤の調製に適している．水溶性基剤であるマクロゴールは分子量によって融点が異なり，分子量 800 ぐらいまでは常温で液状だが，それ以上の分子量のものは固体となる．水溶性軟膏は油脂性軟膏と比較して使用感がよいが，微生物の繁殖や pH の変化などが起こる可能性があるため，保存剤などが必要となる場合もある．

　通例，マクロゴールなどの水溶性基剤を加温して融解し，有効成分を加え，全体が均質になるまで混ぜて練り合わせる．代表的な操作としては，固形の基剤は水浴上で溶かした後，約 75℃ に保温する．その後，水溶性の基剤を水に溶かして，約 75℃ または若干高い温度に加温したものを加え，かき混ぜて全質均等とする．

d. クリーム剤の調製

　クリーム剤は，水中油型または油中水型に乳化した半固形の製剤であり，水中油型（o/w）のクリームは親水クリームと呼ばれ，油中水型（w/o）のクリームは吸水クリームと称される．クリーム剤は，分散性がよいため水溶性薬剤および親油性薬剤のどちらでも配合性は良いが，水相を有するため，加水分解しやすい薬剤には使用できない．

　クリーム剤を製するには，通例，ワセリン，高級アルコールなどをそのまま，または乳化剤などの添加剤を加えて油相とし，別に，精製水をそのまま，または乳化剤などの添加剤を加えて水相とし，そのいずれかの相に有効成分を加えて，それぞれ加温し，油相および水相を合わせて全体が均質になるまでかき混ぜて乳化する．

　1）親水クリーム　水中油型（o/w）の親水クリームは，薬剤を配合したバニシングクリームである．塗るとすぐに消えて馴染む（vanishing）ことからつけられている．親油性薬剤を配合する場合には，油成分に薬剤を溶解したのちに 80〜90℃ 程度の温度で乳化する．水溶性薬剤の場合は，水相に薬剤を溶解するか，ポリエチレングリコールなどに溶解したのちに乳化する．o/w の水相には，微生物の繁殖などが起こるため，保存剤の添加が必要となる．

　2）吸水クリーム　油中水型（w/o）の吸水クリームは，薬剤を配合したコールドクリームである．塗布した部位を冷却する効果があることからつけられている．薬剤を配合するに際には，薬剤の油相における分配率に注意する必要がある．均一相を形成するためには，薬剤は油相へ完全に溶解する必要があるが，油相への溶解度が大きすぎると，塗布した際に皮膚上の油膜へ局在し，皮膚への吸収が起こらず，目的とする薬効が得られない場合があるため，その場合には，薬物の溶解度の低い油を加え，薬物の分配性をコントロールする必要が生じる場合がある．表 2.12 には，それぞれのクリーム剤調製において用いられる代表的基剤をまとめた．

表 2.12　乳濁性基剤の分類

名称	例	特徴
油中水型（w/o）	親水ワセリン	w/o 型で水相を欠く．100 g 中，サラシミツロウ 8 g，ステアリルアルコール 3 g，コレステロール 3 g，白色ワセリン適量
	精製ラノリン	w/o 型で水相を欠く．羊毛から得た脂肪様物質を精製したもので淡黄色．吸水能が高い．
	吸水クリーム	w/o 型で水相を有する．
	加水ラノリン	w/o 型で水相を有する．精製ラノリンに水を加えたもの．
水中油型（o/w）	親水クリーム	o/w 型の代表的基剤．水洗いが容易．

2.5　汎用される容器，包装の種類や特徴

SBO E5(2)②3　汎用される容器，包装の種類や特徴について説明できる．

　日局 17 の通則における容器とは，「医薬品を入れるもので，栓，蓋なども容器の一部である．容器は内容医薬品に規定された性状及び品質に対して影響を与える物理的，化学的作用を及ぼさない」とされている．つまり，医薬品を入れるものを構成しているすべての要素が容器とみなされる．日本薬局方の医薬品で，医薬品各条において表示量，表示単位，または有効期限の規定があるものについては，その含量，含有有効単位または最終有効年月を，直接の容器または直接の被包に記載しなければならない．また，「医薬品を巡る環境の変化とともに医薬品の容器・包装への新技術の導入も著しい．そこで，医薬品の品質保証における容器・包装の役割の観点，さらには国際調和の視点を加味しながら，容器・包装の用語，定義，および規定を整備するとともに，容器・包装に関する試験法を整備する．」との考え方から，日局 17 より，'製剤包装通則'が新規収載され，包装適格性（packaging suitability）の項が追加された．包装適格性には，保護（protection），適合性（compatibility），安全性（safety）および機能（performance）の要素が含まれる．したがって，医薬品包装では，防湿性，遮光性，気体および微生物に対するバリア機能，ならびに輸送時などの衝撃に対する保護性能 ［保護］，製剤と物理的，化学的な相互作用を起こさない形状，材料から構成されること ［適合性］，構成成分および不純物の製剤への溶出量，移行量が安全性の見地から十分に低い材料から構成されること ［安全性］，単純に製剤を保護するだけではなく，患者の服薬遵守の向上，使いやすさ，誤飲防止などの安全性確保，医療従事者の安全性向上が図れること ［機能］ などが期待される．

　日本薬局方通則では製剤の使用用途に応じて 3 つの容器が規定されており，以下のように分類されている．

　①**密閉容器 well-closed container**：固形の異物が混入することを防ぎ，内容医薬品の損失を防ぐことのできる容器であり最も簡単な容器である．

　②**気密容器 tight container**：固形または液状の異物が侵入せず，内容医薬品の損失，風解，潮解または蒸発を防ぐことができる容器である．気体は通過することはやむをえないが，液体の異物，固体の異物あるいは水分から内容医薬品を保護できる容器である．

　③**密封容器 hermetic container, airtight container**：気体の侵入しない容器であり，最も厳密な容器である．アンプル，バイアルなどの注射剤ではこの容器を用いる．

また，その他にも，光の通過を防ぎ内容医薬品を光の影響から保護できる容器として遮光容器がある．容器の外側に用いられ，容器を入れるものは被包と呼ばれ，容器と被包を用いて医薬品の品質の保護をする技術は包装と呼ばれる．錠剤やカプセル剤などの固形製剤への被包としては，SP (strip package) 包装，PTP (press through package) 包装が最も汎用されている．SP はセロファンやアルミニウムを外層，熱可塑性の高分子を内層にラミネート上にしたフィルムで固形医薬品を上下からはさみ，周囲を加熱圧着したものである．PTP 包装は，目的の大きさの錠剤やカプセル剤を入れることが可能な形に熱可塑性の高分子を成型した後，固形医薬品を入れて，アルミニウムに高分子をラミネートしたフィルムでふたをして加熱圧着したものである．これらの包装は内容医薬品の品質の保護のほか，使用者の使用性，操作性の向上にも寄与しているが，一方でPTP 包装から薬を取り出さずに，直接飲んでしまう事故が問題となり，現在では1錠ずつ切り離すことができないように1シート内のミシン目を少なくするなどの工夫がされている．また，PTP あるいはSP 包装した医薬品の防湿性をより高めるために，小包装単位（例：100錠で1つの包装など）ごとにポリエチレンなどで二次包装したものがピロー包装である（図2.27）．

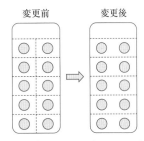

図 2.27　包装シート（PTPシート）のミシン目の変更例

日本薬局方において，容器，包装材料に関する規定は一般試験法の「7. 容器・包装材料試験法」に収載されており，特に注射剤に関しては直接皮内，筋内，または静脈に使用するために「7.01 注射剤用ガラス容器試験法」，「7.02 プラスチック製医薬品容器試験法」，「7.03 輸液用ゴム栓試験法」の3種の試験が規定されている．

近年では，開発医薬品のライフサイクルの延長，医療現場での利便性などを目的として，プレフィルドシリンジ製剤やキット注射剤が開発され，容器の果たす役割は大きなものとなってきている．図 2.28 に示すように，プレフィルドシリンジは，あらかじめ薬液が充填，滅菌されたシリンジ製剤で，そのまま使用できるため医療過誤の低減に大きな役割を担っている．

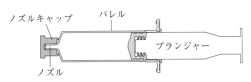

図 2.28　プレフィルドシリンジの概略図

参 考 文 献
1) 上釜兼人，川島嘉明，竹内洋文，松田芳久編：最新製剤学 第3版，廣川書店，2011.
2) 仲井由宣編：医薬品の開発⑪ 製剤の単位操作と機械，廣川書店，1989.

124   2 製剤設計

2.6 製剤に関する試験法

SBO E5(2)②4　製剤に関連する試験法を列挙し，説明できる.

2.6.1 局方に規定される試験法

　医薬品製剤が目的にかなった機能，適正な品質を有していることを保証するために種々の試験法が開発されてきた. 日本薬局方では，これらの試験法を検討し，適切な形で一般試験法として掲載し，規定している. これらの試験法は，医薬品製剤の申請時また承認された後の品質を保証するために利用される.

　現在の局方における一般試験法は，1. 化学的試験法，2. 物理的試験法，3. 粉体物性測定法，4. 生物学的試験法／生化学的試験法／微生物学的試験法，5. 生薬試験法，6. 製剤試験法，7. 容器・包装材料試験法，8. その他，9. 標準品，標準液，試薬・試液，計量器・容器等の9つに分類され，規定されている. 表2.13に示すように，製剤の機能，品質の保証に関連する試験には，6. 製剤試験法はもとより，それ以外の各種試験法，測定法の多くが関連している.

　本節では，日本薬局方に記載されている試験法を中心として，製剤設計にとって重要な試験法，測定法に関して解説する. 製剤均一性試験法のように，種々の剤形に適用される試験法もあるが，大部分は剤形に特有であるため，剤形大分類ごとに説明する.

2.6.2 固形製剤に関する試験法・測定法

　固形製剤の設計に関しては，表2.1中の物理的試験法の中の**熱分析法**，**粉末X線回折測定法**，および**粉体物性試験法**のすべてが深く関係する. すでに，第1章においてその原理，測定法は説明されているので，それらの測定法が局方でも規定されていることを再度確認されたい. 本節では，製剤設計に基づいて調製された製剤に関する試験を中心に説明する.

a. 製剤均一性試験法

　製剤均一性試験法は，必ずしも固形製剤に限定される試験法ではないが，錠剤，カプセル剤の固形製剤を中心に，個々の製剤の間での有効成分の均一性の程度を示すための試験法である. 有効成分の均一性は薬効，副作用の発現にも影響する可能性があることもあり，きわめて重要な特性といえる. 製剤含量の均一性は**含量均一性試験法**または**質量偏差試験法**のいずれかの方法で試験される（表2.14）.

　質量偏差試験は，有効成分濃度（有効成分質量を製剤質量で割ったもの）が均一であるという仮定で行われる試験であるため試験の適応範囲が限定されている. 一方，**含量均一性試験**は，製剤個々の有効成分の含量を測定し，それぞれの成分の含量が許容域内にあるかどうかを確認するため，より厳密に均一性を担保でき，また，すべての製剤に適応可能である.

　なお，含量均一性試験および質量偏差試験の各製剤への適用は表2.14のようになっている.

　1）含量均一性試験　試料30個以上をとり試験を行う. 固形製剤，液剤のどちらにおいても，試料10個について個々の製剤中の有効成分含量を適切な方法で測定し，以下の方法で判定値を計算する.

$$判定値 = |M - \overline{X}| + ks$$

ここで，M：基準値，$\overline{X}$：表示量に対する%で表した個々の含量の平均（x_1, x_2, $\cdots$, x_n），x_1, x_2, $\cdots$, x_n：試料した個々の試料に含まれる有効成分含量（表示量に対する%），w_1, w_2, $\cdots$, w_i, $\cdots$,

2.6 製剤に関する試験法

表 2.13 製剤の品質，機能の保証に関連する日局一般試験法

化学的試験法	アルコール数測定法	アルコール数とは，チンキ剤又はその他のエタノールを含む製剤について，規定の方法で測定した 15℃ における試料 10 mL 当たりのエタノール層の量（mL）をいう．
	鉱油試験法	本法は，注射剤及び点眼剤に用いる非水性溶剤中の鉱油を試験する方法である．
物理的試験法	浸透圧測定法（オスモル濃度測定法）	本法は，試料のオスモル濃度を凝固点降下法を用いて測定する方法である．
	水分測定法（カールフィッシャー法）	本法は，メタノールなどの低級アルコール及びピリジンなどの有機塩基の存在で，水がヨウ素及び二酸化イオウと次の式に示すように定量的に反応することを利用して水分を測定する方法である．
	熱分析法	本法は，物質の温度を一定の温度プログラムに従って変化させながら，その物理的性質を温度又は時間の関数として測定する分析法の総称である．
	粘度測定法	本法は，試料の粘度を粘度計によって測定する方法である．
	粉末 X 線回折測定法	本法は，粉末試料に X 線を照射し，その物質中の電子を強制振動させることにより生じる干渉性散乱 X 線による回折強度を，各回折角について測定する方法である．
粉体物性測定法	かさ密度及びタップ密度測定法	粉末状医薬品の疎充てん時及びタップ充てん時におけるみかけの密度を測定する方法である．
	比表面積測定法	気体吸着法により粉末医薬品の比表面積を算出する方法である．
	粉体の粒子密度測定法	粉末状医薬品又は医薬品原料の粒子密度を測定する方法である．
	粒度測定法	粉末状等の医薬品原薬，添加剤等の粒度性を確認するために，外観，形状，大きさ及びその分布を直接又は間接に測定する方法である．
	収着-脱着等温線測定法及び水分活性測定法	固体-水間の相互作用を評価する試験法である．
生物学的試験法/生化学的試験法/微生物学的試験法	エンドトキシン試験法	本法は，カブトガニの血球抽出成分より抽出されたライセート試薬を用いてグラム陰性菌由来のエンドトキシンを検出又は定量する方法である．
	発熱性物質試験法	本法は，発熱性物質の存在を健康なウサギを用いて試験する方法である．
	無菌試験法	本法は，培養法によって増殖しうる微生物（細菌又は真菌）の有無を試験する方法である．
	眼軟膏剤の金属性異物試験法	本法は，製剤総則中の眼軟膏剤の金属性異物を試験する方法である．
製剤試験法	製剤均一性試験法	本法は，個々の製剤の間での有効成分の均一性の程度を示すための試験法である．
	製剤の粒度の試験法	本法は，製剤総則中の製剤の粒度の規定を試験する方法である．
	制酸力試験法	本法は，胃において酸と反応し，制酸作用を発現する医薬品原体及び製剤の制酸力を求める試験法である．
	注射剤の採取容量試験法	本法は，表示量よりやや過剰に採取できる量が容器に充てんされていることを確認する試験法である．
	注射剤の不溶性異物検査法	本法は，注射剤中の不溶性異物の有無を調べる検査法である．
	注射剤の不溶性微粒子試験法	本法は，注射剤および輸液中に混在してはならない不溶性微粒子を試験する方法である．

表 2.13 製剤の品質，機能の保証に関連する日局一般試験法（つづき）

製剤試験法	点眼剤の不溶性微粒子試験法	本法は，点眼剤中の不溶性微粒子の大きさ及び数を試験する方法である．
	点眼剤の不溶性異物検査法	本法は，点眼剤中の不溶性異物の有無を調べる検査方法である．
	崩壊試験法	本法は，錠剤，カプセル剤，顆粒剤，丸剤が試験液中，定められた条件下で規定時間内に不お買いするかどうかを確認する試験法である．
	溶出試験法	本法は，経口製剤について溶出試験規格に適合しているかどうかを判定するために行うものであるが，併せて著しい生物学的非同等を防ぐことを目的としている．
	皮膚に適用する製剤の放出試験	本法は，皮膚に適用する製剤からの医薬品の放出性を測定する方法を示し，放出試験規格に適合しているかどうかを判定する試験法である．

表 2.14 含量均一性試験および質量偏差試験の各製剤への適用

剤　形	タイプ	サブタイプ	含量/有効成分濃度	
			25 mg 以上かつ 25 % 以上	25 mg 未満または 25 % 未満
錠剤	素　錠		MV	CU
	コーティング錠	フィルムコーティング錠	MV	CU
		その他	CU	CU
カプセル剤	硬カプセル		MV	CU
	軟カプセル	懸濁剤，乳化剤，ゲル	CU	CU
		液剤	MV	MV
個別容器の固形製剤（分包，凍結乾燥製剤等）	単一成分		MV	MV
	混合物	凍結乾燥剤	MV	MV
		その他	CU	CU
個別容器の液剤			MV	MV
その他			CU	CU

w_n：試験した個々の試料の重量，n：試料数（試験した試料の全個数），k：判定係数（n が 10 のときは $k=2.4$，n が 30 のときは $k=2.0$ とする），s：試料の標準偏差．

$$s = \sqrt{\frac{\sum_{i=1}^{n} (x_i - \overline{X})^2}{n-1}}$$

L_1：判定値の最大許容限度値（$L_1=15.0$，他に規定する場合を除く），L_2：個々の含量 M からの最大許容偏差，個々の含量の下限値は $0.75M$，上限値は $1.25M$（$L_2=25.0$，他に規定する場合を除く）

　目標含量 T は各条で別に規定する場合を除き 100.0% とするが，基準値 M は $T \leq 101.5$ の場合と，$T > 101.5$ の場合で適用が異なっている．

2.6 製剤に関する試験法　　127

表2.15　各剤形別の崩壊試験条件, 判定基準

製剤	試験液	時間	備考
錠剤（素錠）	水	30分	
錠剤（コーティング錠）	水	60分	
カプセル剤	水	20分	
丸剤（生薬を含まない）	水	60分	
丸剤（生薬を含む）	崩壊試験第1液	60分	試料の残留物をガラス管内に認めるときは引き続き崩壊試験第2液で60分間試験を行う
顆粒（剤皮を施していないもの）	水	30分	
顆粒（剤皮を施したもの）	水	60分	
腸溶錠及び腸溶性カプセル	崩壊試験第1液 + 崩壊試験第2液	120分 + 60分	
腸溶顆粒及び腸溶顆粒を充填したカプセル	崩壊試験第1液 + 崩壊試験第2液	60分 + 30分	

2）質量偏差試験　　判定値の計算は含量均一性試験の項に従って計算する. ただし $\overline{X}$ は A にまた個々の試料の有効成分量は推定値に置き換える.

$$x_i = w_i \times \frac{A}{W}$$

ここで, x_1, x_2, $\cdots$, x_i, $\cdots$, x_n：試料1個に含まれる主薬含量の推定値, w_1, w_2, $\cdots$, w_i, $\cdots$, w_n：試験した個々の試料の重量, A：適当な方法で測定して求めた有効成分含量（表示量に対する%）, $\overline{W}$：個々の質量（w_1, w_2, $\cdots$, w_i, $\cdots$, w_n）の平均値, L_1：判定値の最大許容限度値（$L_1=15.0$, 他に規定する場合を除く）, L_2：個々の含量 M からの最大許容偏差, 個々の含量の下限値は $0.75M$, 上限値は $1.25M$（$L_2=25.0$, 他に規定する場合を除く）.

3）含量均一性試験, 質量偏差試験の判定基準　　初めの試料10個について判定値を計算し, その値が L_1% を超えないときは適合. もし判定値が L_1% を超えるときには, さらに残り20個について同様に試験を行い判定値を計算し, 30個の試料の判定値が L_1% を超えず, かつ個々の製剤の含量が, 含量均一性試験または質量偏差試験の「判定値の計算」の項で示した $(1-L_2 \times 0.01)M$ 以上で, かつ $(1+L_2 \times 0.01)M$ を超えるものがないときは適合（ただし, 別に規定するもののほか, L_1 を 15.0, L_2 を 25.0 とする）.

b. 崩壊試験法

崩壊試験 disintegration test とは, 錠剤, 顆粒剤, カプセル剤, 丸剤が定められた条件で規定時間内に崩壊するかどうかを確認する試験法であり, 製剤中の有効成分の溶解に関しては目的としていない. 試験液は規定に従い, 水, または規定された試験液（崩壊試験第1液：pH1.2, 崩壊試験第2液：pH6.8）を用いる.

1）適用される製剤　　経口投与する製剤として錠剤, カプセル剤, 顆粒剤, 生薬関連製剤として丸剤, 腸溶性製剤として腸溶錠および腸溶性カプセル, 腸溶顆粒および腸溶顆粒を充填したカプセル剤が適用となっており, 剤形ごとに試験方法（試験液, 試験時間）, 判定基準が若干異なる.

ただし，口腔内での消化管とは異なる環境での崩壊を製剤特性として有する口腔内崩壊錠や，発泡錠のうち有効成分を溶解させる製剤および溶解錠には適用されない．また，発泡顆粒剤のうち溶解させる製剤には適用されない．

2）装置　図2.29に示す試験器，浸漬部の内径97〜115 mmで高さ138〜160 mmの1000 mLビーカー，加熱器，電動機で構成される．また，操作法に従い，図に示す補序盤，補助筒を用いる．

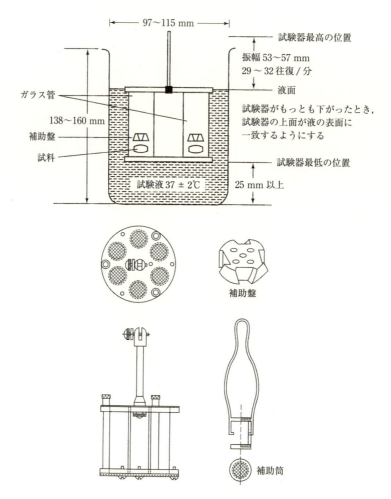

図2.29　崩壊試験装置

3）方法

・試験器の設定：1分間に29〜32往復，振幅は53〜57 mm．試験器の最上点では試験器の網面が液面から少なくとも15 mm以上離れ，最下点では試験器の網面がビーカーの底から25 mm以上で，試験器が完全に沈み込むようなことがあってはならない．

・温度：37±2℃．

・試料：顆粒剤の他は試験器のガラス管（6本）内に1個ずつ入れる．顆粒剤は30号ふるいを用いて製剤の粒度の試験（1）顆粒剤の規定に準じてふるい，30号ふるいに残留するもの0.10 gず

つを補助筒 6 個にとり，補助筒を 1 個ずつガラス管にいれて底に固定する．

・補助筒：上述の顆粒剤のほか，腸溶顆粒および腸溶顆粒を充填したカプセル剤に用いる．

・補助盤：補助盤の使用が規定されている場合は，錠剤，カプセル剤，丸剤の試験に用いる．また，腸溶性製剤（顆粒状の形で充填したカプセル剤以外の錠剤，丸剤）の第 2 液での試験にも用いる．

4）崩壊試験液　本試験に用いる，水以外の試験液に関しては，以下のように調製法が規定されている．崩壊試験第 1 液—溶出試験第 1 液と同様であり，塩化ナトリウム 2.0 g に塩酸 7.0 mL および水を加えて溶かし 1000 mL とする．この液は無色澄明で，その pH は約 1.2 である．崩壊試験第 2 液— 0.2 mol/L リン酸二水素カリウム試液 250 mL に 0.2 mol/L 水酸化ナトリウム試液 118 mL および水を加えて 1000 mL とする．この液は無色澄明で，その pH は約 6.8 である．

5）崩壊の適否の判定基準　すべての試料が崩壊した場合は適合とする．1 個または 2 個が崩壊しなかった場合は，さらに 12 個の試料について試験を行い，計 18 個の試料のうち 16 個以上の試料が崩壊した場合は適合とする．

c. 溶出試験法

溶出試験法 dissolution test は，経口製剤について溶出試験規格に適合しているかどうかを判定するために行うものであり，あわせて著しい生物学的非同等性を防ぐことを目的とする．この意味するところは，本試験によって完全に製剤間の生物学的同等性を予測するのは困難であっても，ある程度の指標になり得るとの考えである．

この観点から，次のような製剤に適用されることとなる．

①銘柄間あるいはロット間で溶出速度が変動しやすい製剤

②溶出速度の変動がバイオアベイラビリティの変動につながりやすい製剤

③これまでに銘柄間で生物学的非同等性が問題となった製剤

また，近年の後発医薬品の品質保証における溶出試験の役割はきわめて大きい．先発品との同等性を保証する手段の 1 つとしてこの溶出試験法を用い，液性（pH）の異なる溶出液に対して溶出特性が一致することが示されている．

以下に説明するように，試験方法として，回転バスケット法，パドル法，フロースルーセル法の 3 種が規定されている．

1）装置　図 2.30 に回転バスケット法，パドル法，フロースルーセル法の装置について示した．容器は図には示されていないが，回転バスケット法，パドル法に共通の円筒形の 1 L 容器を用いて，試験時にはふたをする．また，フロースルーセル法においては，ガラス玉を一定量充填し，必要に応じ試料ホルダーを装着したセルを定流量ポンプと接続し恒温水槽に浸漬して用いる．セル，試料ホルダーの形状についても詳細に規定されている．

なお，装置の適合性を保証するために，定期的に溶出試験装置が適切な性能を有しているかどうかを判定する必要がある．

2）方法

・回転バスケット法，パドル法：医薬品各条に規定された一定量の試験液を容器にとり，温度 37.0±0.5℃で行う．バスケット，パドルの位置，試験液採取の場所についても規定されている．回転数は医薬品各条の規定に従う．パドル法では規定に従い，必要に応じてシンカーを使い製剤を容器の底に沈める．

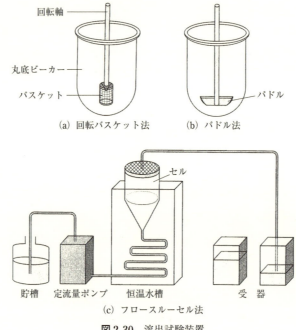

(a) 回転バスケット法 (b) パドル法
(c) フロースルーセル法
図 2.30 溶出試験装置

・フロースルーセル法：セルに定められたフィルターを装着し，37.0±0.5℃に加温された試験液をセル下方から上方に，定められた値の±5％以内の流量で流す．

3) 判定法　即放性製剤，徐放性製剤，腸溶性製剤において判定方法は異なり，それぞれに水準・試験個数・判定基準の明示された判定基準表が局方に示されている．判定は各製剤に示された判定基準表（表 2.16）に基づいて行い，適否を判定する．以下に各製剤別の判定基準を示す．

①**即放性製剤**：医薬品各条で Q 値が規定されている場合は判定法 1 に従い，その他の場合は判定法 2 に従う．

・判定法 1：別に規定するもののほか，試料からの有効成分の溶出率が判定基準表（表 2.16 (a)）を満たすときに適合とする．S1 または S2 を満たさない場合には，S3 まで試験を行う．Q は規定された有効成分の溶出であり，表示量に対する百分率で表す．

・判定法 2：別に規定するもののほか，試料 6 個について試験を行い，個々の試料からの溶出率がすべて医薬品各条に規定する値のときは適合とする．規定する値から外れた試料が 1 個または 2 個のときは，新たに試料 6 個をとって試験を繰り返す．12 個中，10 個以上の試料の個々の溶出率が規定する値のとき適合とする．

②**徐放性製剤**

・判定法 1：別に規定するもののほか，試料からの有効成分の溶出率が判定基準表（表 2.16 (b)）を満たすときに適合とする．L1 または L2 を満たさない場合には，L3 まで試験を行う．限度値は，規定された（場合によっては投与間隔を区切った）各試験液採取時間でのそれぞれの溶出率 Q_i の値である．各条に複数の範囲が示されている場合は，それぞれの範囲で判定基準を適用する．

・判定法 2：別に規定するもののほか，試料 6 個について試験を行い，個々の試料からの溶出率がすべて医薬品各条に規定する値のときは適合とする．規定する値から外れた試料が 1 個または 2

2.6 製剤に関する試験法

表 2.16 溶出試験の判定基準表

(a) 即放性製剤

水準	試験個数	判定基準
S1	6	個々の試料からの溶出率が $Q+5\%$ 以上.
S2	6	12 個（S1+S2）の試料の平均溶出率 $\geqq Q$，$Q-15\%$ 未満のものがない.
S3	12	24 個（S1+S2+S3）の試料の平均溶出率 $\geqq Q$，$Q-15\%$ 未満のものが 2 個以下，$Q-25\%$ 未満のものがない.

(b) 徐放性製剤

水準	試験個数	判定基準
L1	6	すべての個々の溶出率が，それぞれの規定範囲内（限度値も含む）であり，かつ，最終試験時間では，すべての個々の溶出率が，規定された値以上である.
L2	6	12 個（L1+L2）の試料の平均溶出率が規定された範囲内（限度値も含む）であり，かつ，試験終了時の 12 個（L1+L2）の試料の平均溶出率が規定された値以上である；また，個々の試料からの溶出率は，規定された範囲から表示量の $\pm10\%$ を超えて外れるものがなく，かつ，試験終了時に規定された値より表示量の 10％ を超えて下回るものがない.
L3	12	24 個（L1+L2+L3）の試料の平均溶出率が規定された範囲内（限度値も含む）であり，かつ，試験終了時の 24 個（L1+L2+L3）の試料の平均溶出率が規定された値以上である；規定された範囲から表示量の 10％ を超えて外れるものが，24 個のうち 2 個以下であり，かつ，試験終了時に規定された値よりも表示量の 10％ を超えて下回るものが，24 個のうち 2 個以下である．さらに，規定された範囲から表示量の 20％ を超えて外れるものがなく，かつ，試験終了時に規定された値よりも表示量の 20％ を超えて下回るものがない.

(c) 腸溶性製剤
1 溶出試験第 1 液による試験

水準	試験個数	判定基準
A1	6	個々の試料からの溶出率が 10％ 以下.
A2	6	12 個（A1+A2）の試料の平均溶出率が 10％ 以下で，かつ，25％ を超えるものがない.
A3	12	24 個（A1+A2+A3）の試料の平均溶出率が 10％ 以下で，かつ，25％ を超えるものがない.

2 溶出試験第 2 液による試験

水準	試験個数	判定基準
B1	6	個々の試料からの溶出率が $Q+5\%$ 以上.
B2	6	12 個（B1+B2）の試料の平均溶出率 $\geqq Q$，$Q-15\%$ 未満のものがない.
B3	12	24 個（B1+B2+B3）の試料の平均溶出率 $\geqq Q$，$Q-15\%$ 未満のものが 2 個以下，$Q-25\%$ 未満のものがない.

個のときは，新たに試料 6 個をとって試験を繰り返す．12 個中，10 個以上の試料の個々の溶出率が規定する値のとき適合とする．複数の範囲が示されている場合は，それぞれの範囲で判定基準を適用する.

　③**腸溶性製剤**：医薬品各条において，溶出試験第 2 液による試験で Q 値が規定されている場合は判定法 1 に従い，その他の場合は判定法 2 に従う.

　・溶出試験第 1 液による試験：別に規定するもののほか，溶出試験第 1 液による試験においては，有効成分の溶出率が判定基準表（表 2.16（c）1）を満たすときに適合とする．A2 で 25％ を超

えるものがなく平均溶出率が適合しない場合には，A3まで試験を行う．

・溶出試験第2液による試験：別に規定するもののほか，有効成分の溶出率が判定基準表（表2.16（c）2）を満たすときに適合とする．B1またはB2を満たさない場合には，B3まで試験を行う．Qは各条に規定された有効成分の溶出率であり，表示量に対する百分率で表す．

・判定法2：別に規定するもののほか，溶出試験第1液，溶出試験第2液による試験とも，試料6個について試験を行い，個々の試料からの溶出率がすべて医薬品各条に規定する値のときは適合とする．規定する値から外れた試料が1個または2個のときは，新たに試料6個をとって試験を繰り返す．12個中，10個以上の試料の個々の溶出率が規定する値のとき適合とする．

d. 製剤の粒度の試験法

製剤総則中の製剤の粒度の規定を試験する方法である．試料10gを正確に量り，18号（850 μm），30号（500 μm）のふるいを用いて試験する．操作法は，ふるいを重ね合せ，上蓋をして3分間水平に動かしながら時々軽くたたいてふるう．ふるいおよび受器の残留物の質量を量る．

一般試験法中の粉体物性測定法に規定される「**粒度測定法**」は，原薬や添加剤の粒度分布を評価するためのものである．第1法の光学顕微鏡法，第2法のふるい分け法の2方法が規定されている．

2.6.3 固形製剤に関連するその他の特性の評価法

局方に規定のない試験法でも固形製剤の品質を保証するためにいくつかの試験法が汎用されている．また，局方試験の中にも留意の必要な試験法もある．それらについて以下に記す．

a. 錠剤硬度測定法

現時点では，硬度 hardness の測定は，局方には規定されていないが，錠剤の品質を確保する上ではきわめて重要な特性値である．錠剤を保持，直径方向に加圧し破断したときの応力を硬度とする．単位はN（ニュートン）あるいはKgで表される．

装置は，最も簡単な手動バネ式のモンサント硬度計から，種々の電動式の機種がある．図2.31にはその一例を示す．測定部での錠剤の保持のしかたが，立てるものと寝かすものの2種に大別される．また，質量，厚み，硬度を連続的に測定することを目的に設計されたターンテーブルタイプのものも知られている．

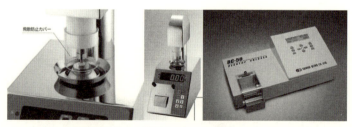

図2.31　錠剤硬度計の一例（シロ産業，岡田精工ホームページより）

b. 摩損度試験法

製剤プロセス，製品の輸送時などに錠剤は欠けてはならない．そのため本試験では，一定の衝撃を与えその摩損 friability の割合を評価する．

日局17にはまだ規定はないが，USPにはその規定がある．以下それに基づいて説明する．装置

は，図2.32に示すような透明プラスチック性で静電気を帯びにくいドラムとそれを回転させるモーターからなる．ドラムが回転するたびに錠剤は落下を繰り返すことになる．回転落下が不規則な場合は，ドラムの基軸を約10°傾けることが指示されている．

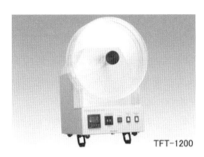

図 2.32 錠剤摩損度試験器（富山産業ホームページより）

測定法は，表面の粉末を完全に除去した所定量の錠剤の質量を測定した後，装置のドラム内に入れ，一定時間回転させた後錠剤をすべて取り出し，錠剤表面の粉体を完全に除去してから質量を測定する．減少質量割合が摩損度である．

なお，USPに示されている操作条件は，錠剤量が6.5 g相当量（1錠が650 mgを超えるときは10錠），回転数が100回転（25±1回転／分）である．

c. 収着-脱着等温線測定法および水分活性測定法

固形製剤の水分は薬物の安定性にも影響を及ぼす場合があり，その管理は重要である．全水分量を測定するカールフィッシャー法に加えて，日局17より，収着-脱着等温線測定法および水分活性測定法が規定された．

固体表面での相互作用を**吸着**と呼ぶが，**収着**とは，固体中に浸透，吸収も同時に起こる場合を意味する．また，水分活性は，試料と同じ温度における飽和水蒸気圧に対する試料の水蒸気圧の比を意味する．試料を含む密閉空間の相対湿度を測定した場合の100分の1の値が水分活性の値となる．実際の測定はセンサーを備えた機器に試料を封入して平衡状態となった時の値を読み取ることができる．

2.6.4 注射剤，点眼剤などの無菌製剤に関する試験法

注射剤，点眼剤は代表的な無菌製剤であり，直接体内へあるいは眼粘膜に適用される．無菌製剤であることの保証，あるいは，異物の混入がないことの保証など，無菌製剤特有の試験法の適用がこれらの製剤には規定されている．また，試験法には，注射剤，点眼剤と剤形を規定した試験法もいくつかあり，その差異にも留意が必要である．

a. エンドトキシン試験法

エンドトキシン endotoxin とは，グラム陰性菌由来の内毒素であり，発熱性物質の代表である．本試験法は，製剤中のエンドトキシンの有無を *in vitro* で試験する方法である．次に示す発熱性物質試験法と比較して，動物を使わないため，簡便，迅速，安価である．近年，試薬の感度も高くなり，発熱物質検出の第1選択の試験法となった．注射剤および透析溶剤に適用されるが，直接静脈内に投与されない皮下，皮内および筋肉注射のみが目的の注射剤には適用されない．

測定原理は，カブトガニ（*Limulus polyphemus* または *Tachypleus tridentatus*）の血球抽出成分より調製された**ライセート試薬**がエンドトキシンにより活性化され，ゲル化することによる.

測定法には，ゲル化法，比濁法，および比色法の合計3種の方法がある．ただし，その結果について疑義のある場合は，別に規定するものの他，ゲル化法によって最終の判定を行う．なお，試験に用いるすべてのガラス器具は，250℃で少なくとも30分間の乾熱処理を行う．エンドトキシン標準原液，標準溶液の調製には，エンドトキシン試験用水を用いる.

①**ゲル化法**：ライセート試液中に存在する凝固酵素がエンドトキシンにより活性化されコアグローゲンがコアグリンに変換されゲルを形成する．このゲル形成能がエンドトキシン量に比例することを利用してエンドトキシンを検出，定量する.

②**比濁法**：同様にしてゲル化が起こる時に生じる濁度変化を検出する手法.

③**比色法**：ライセート試液の凝固酵素によって加水分解される配列を持つ合成ペプチドのC末端に発色基を結合させた合成基質を用い，エンドトキシンとライセート試液が反応して活性化された凝固酵素により遊離した発色基の量を測定する.

b. 発熱性物質試験法

発熱性物質とは，注射剤および透析用剤に混入し，静脈内に入った時に発熱，悪寒をもよおす物質の総称であり，その代表としてエンドトキシン endotoxin がある．本試験は，注射剤に発熱性物質の存在しないことを確認するため，実際に健康なウサギに注射して発熱の有無を調べる試験である．同様の目的で，前述のエンドトキシン試験法が確立されており，近年では，エンドトキシン試験法を適用できない場合に本試験法が適用される．局方には，「容器に10 mL を超えて充填された静脈性注射剤および注射剤の水溶性溶剤で，エンドトキシン試験法の適用が困難な場合に用いることができる」と示されている.

1）動物，装置　体重1.5 kg 以上の健康なウサギを用いる．本試験において，陽性と判断されたウサギは再度用いることはできない．陰性と判断されたウサギは，十分な休養期間を取れば再度試験に用いることができる.

測定精度±0.1℃以内の直腸体温計または体温測定装置を用いる．発熱性物質除去処理のために，注射筒，注射針はあらかじめ250℃で30分間以上加熱する.

2）方法　ウサギを用い，試料を10 mL／kgを耳静脈に注射し，注射後3時間までに30分以内の間隔で体温を測定する．対照体温と最高体温との差を体温上昇とする.

3）判定基準

・1回目（ウサギ3匹の体温上昇度の合計により判定）

体温上昇度の合計が2.5℃以上：陽性

体温上昇度の合計が1.3℃から2.5℃の間：再試験

体温上昇度の合計が1.3℃以下：陰性

・2回目（ウサギ3匹を追加し合計6匹より判定）（再試験）

体温上昇度の合計が4.2℃以上：陽性

体温上昇度の合計が3.0℃から4.2℃の間：再試験

体温上昇度の合計が3.0℃以下：陰性

・3回目（ウサギ3匹を追加し合計9匹より判定）（再々試験）

体温上昇度の合計が5.0℃以上：陽性

体温上昇度の合計が 5.0℃ 未満：陰性

c. 無菌試験法

局方の無菌試験法 sterility test は，規定された培地（液状チオグリコール酸培地，変法チオグリコール酸培地，ソイビーン・カゼイン・ダイジェスト培地）あるいは洗浄液を用い増殖しうる微生物の有無を判定する．方法は，試料をろ過したフィルターを用いるメンブランフィルター法，試料を直接用いる直接法の 2 法がある．

①**メンブランフィルター法**：メンブランフィルター（孔径 0.45 μm 以下）を用いて沪過し，洗浄後，そのメンブランフィルターを培地に入れるか，または炉過器に培地を入れて培養する方法である．

②**直接法**：試料の全部または一部を直接培地に加えて培養する方法であり，通例，メンブランフィルター法を適用できない医薬品およびメンブランフィルター法より本法の適用が合理的である医薬品に適用する．菌の発育を認めない時は，無菌試験に適合とする．菌の発育が認められた時は，不適と判定する．ただし，試験に供した検体とは関係なく無菌試験自体に問題があったことが立証された場合には，再試験を行うことができる．再試験の結果，菌の発育が認められない時は，無菌試験に適合とする．菌の発育が認められた時は，不適と判定する．

d. 注射剤の不溶性異物検査法

注射剤中に含まれる不溶性異物の有無を調べる検査法であり，溶液，懸濁液または乳濁液である注射剤および用時溶解または用時懸濁して用いる注射剤の溶剤のための第 1 法，用時溶解または用時懸濁して用いる注射剤のための第 2 法がある．第 1 法は全数検査（非破壊検査），第 2 法は抜き取り検査（破壊検査）である．

いずれも白色光源の直下，2,000～3,750 lx の明るさの位置で肉眼観察による判定を規定している．判定は，澄明で，たやすく検出される不溶性異物を認められなければ合格である．なお，第 1 法においてプラスチック製水性注射剤容器を用いた注射剤は，上部および下部に白色光源を用いて 8,000～10,000 lx の明るさの位置で肉眼で観察する．

e. 点眼剤の不溶性異物検査法

d 項の注射剤と同様に，白色光源の直下で，肉眼で判定するが，白色光源は 3000～5000 lx の明るさと規定されている．

f. 注射剤の不溶性微粒子試験法

混在してはならない不溶性微粒子を試験する方法である．第 1 法（光遮蔽粒子計数法），または第 2 法（顕微鏡粒子計数法）で行う．第 1 法は，微粒子の粒径および各粒径の粒子数を自動的に測定できる光遮蔽原理に基づいた装置を用いる．第 2 法では，不溶性微粒子をメンブランフィルター上に捕集し，乾燥後顕微鏡にて不溶性粒子の大きさと数を計測する．

第 1 法での試験を優先するが，場合によってはまず第 2 法で試験し，次に第 1 法で試験する必要がある．原則として乳濁性注射剤および懸濁性注射剤以外にはすべて適用されている．

g. 点眼剤の不溶性微粒子試験法

点眼剤中の不溶性微粒子の大きさおよび数を試験する方法である．注射剤の不溶性微粒子試験法の第 2 法（顕微鏡粒子計数法）に準じた方法で試験する．300 μm 以上の不溶性微粒子の数を調べ，1 mL 当たりの個数に換算して判定する．

h. 注射剤の採取容量試験法

表示用よりやや過剰に採取できる量が容器に充填されていることを確認する試験法である．アンプル，プラスチックバックなどの単回投与容器または分割投与容器で提供される注射剤は，通常，表示量を投与するのに十分な量の注射液で充填されており，過量は，品質の特性に応じて決まる．

懸濁性注射剤および乳濁性注射剤では，内容物を採取する前および密度を測定する前に振り混ぜる．油性注射剤および粘性を有する注射剤では，必要ならば表示された方法に従って加温し，内容物を移し替える直前に振り混ぜてもよい．測定は，20～25℃に冷やした後に行う．単回投与注射剤，分割投与注射剤，カートリッジまたは注射筒に充填された注射剤，輸液用注射剤により試験の方法は異なるが，製剤の採取用量が表示量以上であることが必要とされる．

i. 浸透圧測定法（オスモル濃度測定法）

浸透圧，凝固点降下，沸点上昇などは溶液の束一的性質に従う現象であり，日局17では，別に規定するものの他は，**氷点降下法**を用いることを規定している．この原理に基づく浸透圧計が利用できる．また，等張である0.9 w/v%塩化ナトリウム溶液の浸透圧に対する相対値を浸透圧比と規定している．

j. 鉱油試験法

本法は，注射剤および点眼剤に用いる非水性溶剤中の鉱油の有無を試験する方法である．植物性油中への鉱物性油（パラフィン，流動パラフィンなど）の混在を調べるものである．

方法は，試料中に水酸化ナトリウム溶液およびエタノールを加えた後，しばしば振り混ぜて水浴上で透明になるまで加熱し，次に，磁性皿上に移し，水浴上で加熱してエタノールを蒸発させる．蒸発後の残留物に水を加えて，水浴上で加熱するとき液が濁らなければ適合となる．

k. 眼軟膏剤の金属性異物試験法

眼粘膜に直接投与する眼軟膏剤に関しては，金属性異物が存在しないことを確認する試験法が規定されている．

方法は，試料をペトリ皿にとり，85～100℃で2時間加温し，ワセリン，プラスチベース®などの基剤を融解させた後，40倍以上の顕微鏡で，50 μm以上の金属性異物を数える．

l. 注射剤用ガラス容器試験法

内容医薬品と物理的または化学的に作用してその性状または品質に影響を与えないもので，完全に密封できるか，または他の適当な方法によって微生物が侵入しないようにし，内容医薬品を保護できるものであり，以下の規格に適合する．ただし，表面処理を施した輸液用容器は，アルカリ溶出試験第1法の融封できない容器の規定に適合した材質を用いて製する．

①容器は無色または淡褐色透明で，注射剤の不溶性異物試験法の試験に支障をきたす気泡があってはならない．

②分割使用を目的とする容器は，ゴム栓または他の適当な栓を用いて密封する．

③アルカリ溶出試験法は，容器の形状および内容医薬品の用途によって次の2方法に分ける．

・第1法：融封できる容器または内容100 mL以上の輸液用容器以外の融封できない容器について行う方法

・第2法：融封できない内容100 mL以上の輸液用容器について行う方法

④着色容器の鉄溶出試験

⑤着色容器の遮光性試験

m. 輸液用ゴム栓試験法

輸液として用いる注射剤に使用する内容 100 mL 以上の容器に用いるゴム栓（プラスチックなどの材料でコーティングまたはラミネートしたものを含む）に適用され，①カドミウム，②鉛，③溶出物試験，④急性毒性試験，⑤発熱性物質試験，⑥溶血性試験，の規格に適合する．

n. プラスチック製医薬品容器試験法

プラスチック製医薬品容器の設計および品質評価に用いる．常に，どのような容器についても，以下に示すすべての試験を行うことが必要なわけではない．他方，本試験法がプラスチック製医薬品容器の設計・品質評価に必要なすべての試験方法を示すものではない．必要に応じて他の試験を追加する必要がある．

試験項目は以下の通りである．

①灰化試験（強熱残分，重金属，鉛，カドミウム，スズ）
②溶出物試験（泡立ち，pH，過マンガン酸カリウム還元性物質，紫外吸収スペクトル，蒸発残留物）
③微粒子試験
④透明性試験
⑤水蒸気透過性試験
⑥漏れ試験
⑦細胞毒性試験

2.6.5 皮膚に適用する製剤の試験

a. 皮膚に適用する製剤の放出試験

固形製剤の溶出試験同様，皮膚に適用する製剤も製剤からの薬物の放出が製品にとって重要な特性となる場合がある．特に，経皮吸収型製剤などでは，有効成分の放出挙動の適切な維持管理が必要である．そのような観点から，日局 17 より，皮膚に適用する製剤からの医薬品の放出性を測定する方法が規定された．これらの製剤では，医薬品の有効性と放出性の関係は個々の製剤特性に依存するため，製剤ごとの品質管理に活用される．

試験方法として，①パドルオーバーディスク法，②シリンダー法，③縦型拡散セル法の 3 種が規定されている．図 2.33 に縦型拡散セルの一例について示す．

①**パドルオーバーディスク法**：パドルと容器の他に，試料を容器の底に沈めるために，ステンレス製の網（目開き 125 µm）でできたディスクを使用する．

②**シリンダー法**：溶出試験法のパドル法の装置のうち，容器はそのまま使用し，パドルはシリンダー回転部品に置き換えて試験を行う．パドルオーバーディスク法およびシリンダー法の装置の適合性や試験液の取扱いなどに関しては，原則として溶出試験法に従う．

③**縦型拡散セル法**：図 2.33 に示すように 2 つのチャンバーに分かれた縦型の拡散セルからなり，2 つのチャンバーはクランプにより固定されている．

1）方法　パドルオーバーディスク法では容器の底部に，ディスクを試料の放出面が上になるように，パドル翼の底部や試験液面と平行に設置し，設置後速やかにパドルを回す．

シリンダー法ではシリンダーを溶出試験装置に取り付け，規定された回転数でシリンダーを回転させる．

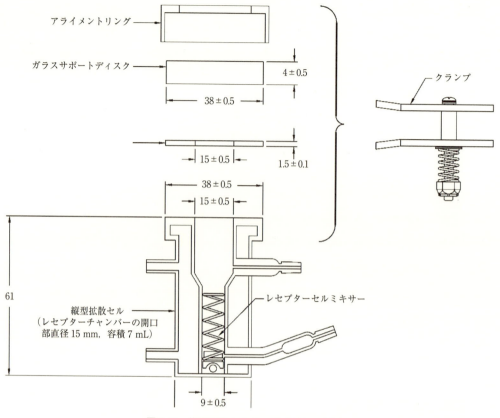

図2.33 縦型拡散セルの一例（日局17より）

縦型拡散セル法では試料をドナー側に均一に設置し，速やかに一定の回転数でマグネチックスターラーにより回転子を回転させる．

2) 判定法　医薬品各条には，試験液採取時間における試料からの放出率の規格幅を記載する．別に規定するものの他，試料からの有効成分の放出率が判定基準表を満たすときは適合とする．最初の6個に関して行った結果（水準 L_1：個々の放出率が規定範囲内であれば適合）または次の6個を加えた12個に関しての結果（水準 L_2：平均放出率が規定された範囲内で，いずれの値も±10％を超えない）で判定して，いずれも満たさない場合にはさらに12個の結果を追加して判定（水準 L_3）を行う．

b. 粘着力試験

貼付剤は皮膚への付着力が製剤特性として重要となる．その試験法として日局17より本試験法が規定された．試験方法としては，ピール粘着力試験法，傾斜式ボールタック試験法，ローリングボールタック試験法，プローブタック試験法の4種類がある．図2.34にはローリングボールタック試験用装置の例を示す．

c. 半固形剤のレオロジー特性評価試験法

レオロジーに関連する一般試験法としては，粘度測定法が局方に規定されており，毛細管粘度計法および回転粘度計法のいずれかにより液体の粘度を測定することとなっている．一方，クリーム，軟膏剤のような半固形剤の製剤特性を表すレオロジー評価については，現在17局第一追補に，

2.6 製剤に関する試験法

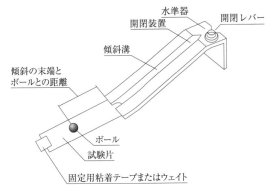

図 2.34　ローリングボールタック試験用転球装置の例（日局 17 より）

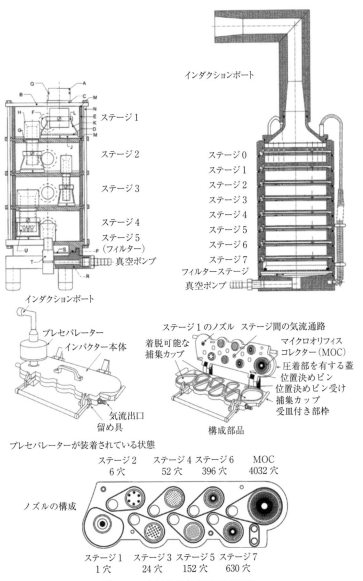

図 2.35　空気力学的粒度測定装置

半固形製剤の流動学的測定法として，スプレッドメーターによる展延性試験法およびペネトロメーターによる稠度試験法の2方法を収載する方向で検討がなされている．各測定機器，手法に関しては，第1章（図1.54）に説明されている．

2.6.6　吸入剤の特性評価試験法

日局16より局方剤形として規定された吸入剤の定義の中には，「適切な有効成分の送達量の均一性を有する，本剤の有効成分の粒子は空気力学的に適切な粒子径を有する」，と記載されている．これに対応する試験法として，日局17第1追補において，「6.14 吸入剤の送達量均一性試験法」「6.15 吸入剤の空気力学的粒度測定法」が掲載された．

空気力学的粒度の測定に使用される装置としては，マルチステージリキッドインピンジャー（MSLIP），アンダーセンカスケードインパクター（ACIP），次世代インパクター（NGI）が掲載された．各装置の概略図を図2.35に示す．

参 考 文 献

1)　第十七改正日本薬局方 一般試験法，2016.
2)　竹内洋文他編：最新製剤学第4版，廣川書店，2016.
3)　寺田勝英編：物理薬剤学・製剤学—製剤化のサイエンス—，朝倉書店，2008.

2.7　製剤の特性と生物学的同等性

> **SBO E5(2)③1** 製剤の特性（適用部位，製剤からの薬物の放出性など）を理解した上で，生物学的同等性について説明できる．

2.7.1　製剤の薬物放出特性

医薬品製剤は治療目的や使用目的に応じて様々な剤形として供給される．特に，経口投与製剤や皮膚に適用する製剤においては，コンプライアンスの向上や，副作用の回避および，治療効果の持続化などの目的のために，**ドラッグデリバリーシステム（Drug Delivery System：DDS）**の技術を利用した放出性制御型製剤が開発されている．一方，高騰し続ける医療費を抑制し，医薬品の適正使用と患者負担を減少させる目的として，先発医薬品メーカーの成分特許あるいは製剤特許が切れた医薬品に対する後発医薬品（ジェネリック）の開発と使用が推奨される現状にある今日，後発医薬品には先発医薬品による治療成績を逸脱しない製剤特性と治療効果を有することが求められている．特に，放出制御型製剤の多くは，1日1回の服用による効果の持続化を目的とした製剤設計が施されており，後発医薬品においては先発医薬品の薬物放出特性に追従する特性を有する必要がある．図2.36に放出特性の異なる各種製剤投与後の薬物放出パターン（*in vitro*）と血中薬物濃度推移の概念を示す．

速放性製剤に比べて腸溶性，大腸送達性製剤などの放出制御型製剤では，溶出が始まるまでに時間がかかる一方，目的の部位において速放性製剤と同様の放出パターンを示す．これに対し徐放性製剤では，投与後の時間を通じて一定の放出パターンを示す．また，血中薬物濃度については，腸溶性・大腸送達性製剤では，目的部位に到達した後に速放性製剤と同様の指数関数的挙動を取ることが理論上予測できる．一方，徐放性製剤の血中濃度推移は一定の放出速度に起因する投与後の血

2.7 製剤の特性と生物学的同等性

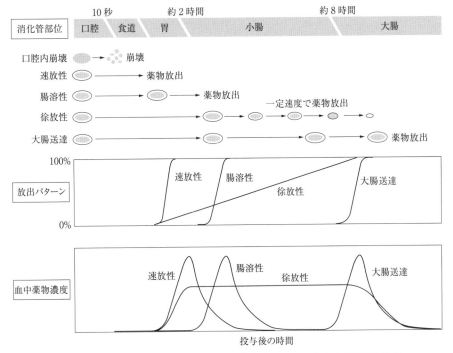

図 2.36 経口投与後の各種製剤の崩壊，薬物放出パターンと血中薬物濃度推移
（大塚誠，湯淺宏：コンパス物理薬剤学・製剤学 改訂第 2 版，p175，南江堂，2012）

中薬物濃度の増減に顕著な差がない平坦な血中濃度推移を示す．したがって，薬効の強弱も徐放性製剤の方が安定しているものと考えられる．言い換えれば，製剤設計の違いは投与後の薬物の製剤からの放出性に影響を及ぼすので，結果，血中薬物濃度推移が影響を受け，薬理効果が製剤間で異なってくる原因となる可能性がある．本節では，様々な製剤の薬物放出特性について理解し，製剤の評価方法ならびに生物学的同等性を確保するための考え方について解説をする．

a. 製剤設計における薬物放出制御の方法

製剤に即放性を付与する放出制御の方法には，薬物の溶解速度を向上させる方法，製剤の崩壊を促進する方法がある．また，製剤に徐放性を付与する方法として，薬物の拡散速度を制御する方法，浸透圧を利用する方法がある．

1) 製剤への速放性の付与　薬物の溶解速度は Noyes-Whitney の式で表される．

$$\frac{dC}{dt} = k \cdot S \cdot (C_s - C) \tag{1}$$

ここで，C は時間 t までに溶解した溶液中の薬物濃度，k は溶解速度定数，S は粉体の表面積，C_s は薬物の溶解度（飽和濃度）を示す．この式は消化管での吸収過程の律速段階が溶解過程の場合には消化管内では薬物は溶解と同時に吸収も行われるので，シンク条件では，$C_s \gg C$ であるから，式 (1) は式 (2) のように書ける．

$$\frac{dC}{dt} = k \cdot S \cdot C_s \tag{2}$$

また，薬物粒子を球体と仮定した場合，形状係数よりその表面積 S と粒子径 d との間には，以下の関係が成立する．

$$S = \frac{6}{d} \times \frac{\omega}{\rho} \tag{3}$$

ここで，ω は薬物の質量，ρ は薬物の密度を示す．したがって，式 (1)〜(3) より，薬物粒子を微細化することにより比表面積が大きくなり，薬物が溶液に接触する面積が増えるので，溶解速度が増加することがわかる．また，薬物の溶解性を向上させる方法として，薬物の結晶多形の準安定形，無晶形，無水物などを用いる．結晶多形では，薬物の化学組成は同じであるが，結晶構造が異なる現象で，準安定形は安定形よりもエネルギー状態は高く，溶解性は良い．無晶形は原子や分子が無秩序な構造をとっており，エネルギー状態は高く，溶解性は結晶多形の準安定形よりも高い．溶媒和物は薬物の再結晶により有機溶媒や水がその結晶内に一定の割合で含まれたもので，溶解性は溶媒和物＞無水物＞水和物の序列になる．溶解性が良い結晶は生体内利用率の向上につながるので，医薬品の設計においては準安定形，無晶形，有機溶媒和物や無水物が用いられる．

2) 製剤の崩壊促進による速放性の付与　口腔内崩壊錠 oral dispersing tablet（OD 錠）と呼ばれる製剤は，薬物を含む湿潤した練合物を一定の型にはめ込んだり，低圧で打錠剤したりして成形後，凍結や温風あるいは減圧乾燥して製する湿性錠剤である．これらの製剤は口腔内の唾液程度の水分により，遅くとも 20 秒以内に崩壊あるいは溶解する製剤である．高齢者や小児，あるいは嚥下困難な患者，水分の摂取制限のある患者，胃ろうや腸ろうなどを装着している患者には有用な製剤である．

3) 製剤への放出遅延の付与　徐放性製剤のように製剤からの薬物の放出速度を一定に保つことで血中薬物濃度を維持しながら効果を持続させる方法と，腸溶製剤のように胃では溶けずに腸で解けるように剤皮を施し，放出時間を遅らすことにより薬物の分解や胃での刺激性を回避する方法などがある．

b. 薬物の拡散速度を制御する方法

1) 膜透過制御（リザーバー）型　経口投与製剤や経皮吸収型製剤およびマイクロカプセルなどに適応されている．薬物透過制御膜には水溶性あるいは不溶性の高分子が用いられ，薬物は高分子の内部（リザーバー）に貯蔵された状態となる．水溶性高分子膜による放出制御は，膜の厚さを調節することにより薬物の溶出時間をコントロールする．不溶性高分子膜による放出制御では，膜に作製された細孔を拡散することで放出速度が制御される．エチレン・酢酸ビニル共重合体が透過制御膜によく利用される．図 2.37 には膜透過制御型製剤の模式図を示す．

投与後水が浸入し，リザーバー内で薬物が飽和状態にある期間はラグタイムの後，一定の放出速度，すなわち 0 次速度で薬物が放出される．この放出速度は，膜の厚さを変えることにより調節することができる．

2) マトリックス型　経口投与製剤や経皮吸収型製剤およびマイクロスフェアなどに適応されている．マトリックスとは，薬物の放出制御を目的として，高分子物質の網目構造の中に薬物を均一あるいは不均一に分散させた剤形のことで，素材の性質により不溶性，膨潤性および崩壊性マトリックスに分類される．経口徐放性製剤に使用される主なマトリックス基剤を表 2.17 に示す．

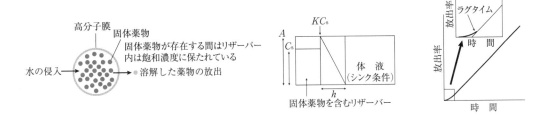

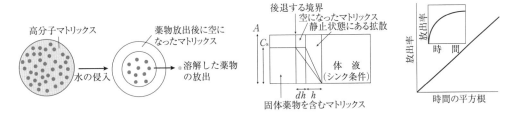

図 2.37 膜透過制御型（リザーバー型）およびマトリックス型製剤からの薬物放出メカニズム
(金尾義治，森本一洋：パワーブック生物薬剤学，p.403，廣川書店，2001 を改変)

表 2.17 経口徐放性製剤の設計に用いられる天然あるいは合成高分子

基剤〔特徴〕	例
放出制御膜基剤〔徐放性コーティング剤〕	エチレン・酢酸ビニル共重合体（EVA），アクリル酸エチル・メタクリル酸共重合体，アミノアルキルメタクリレート共重合体，ポリエチレン，ポリアミド，エチルセルロース，ポリメチルメタクリレート
不溶性マトリックス基剤〔生体内非分解性で水に溶けない〕	カルナウバロウ，ステアリルアルコール，セトステアリルアルコール，メチルアクリレート，メチルメタクリレート
膨潤性マトリックス基剤〔水で膨潤してゲル化する高分子〕	ヒドロキシプロピルセルロース（HPC），ヒプロメロース（HPMC），カルボキシビニルポリマー，架橋ポリヒドロキシエチルメタクリレート，ポリビニルアルコール
崩壊性マトリックス基剤〔生体内分解性で生体適合性がある〕	多糖類（デンプン，デキストラン，アルギン酸，キトサン），アルブミン，フィブリノーゲン，コラーゲン，ゼラチン（以上天然） ポリ乳酸・グリコール酸共重合体（PLGA），ポリオルソエステル（以上合成）

　マトリックスからの薬物の放出は，最初に水が浸透圧によってマトリックス内に浸入しその中の薬物が溶解する．ついでマトリックス内を薬物が拡散し放出される．薬物の放出は水と接触している表面から始まり，細孔を作りながら徐々に内部へと移行するので，薬物が入っていない空のマトリックス（ゴーストマトリックス）が残る．マトリックスがステアリルアルコールなどの不溶性マトリックスで形成されている場合の薬物の放出メカニズムはHiguchiの式（1章参照）に従う．すなわち，薬物の放出速度は時間の平方根に比例する．また，不溶性マトリックス自体は崩壊しないことから，時間の経過とともに拡散速度は遅くなり，薬物の放出速度はリザーバー型に比べて徐々に遅くなることが知られている．

3) その他の放出制御方法　その他の薬物放出制御の方法として，浸透圧を利用する方法，イ

オン交換樹脂を利用する方法がある．浸透圧を利用する方法では，わが国では適用製剤はないが，Alza社で開発された経口投与製剤 OROS® (Osmotic-controlled Release Oral delivery System) が有名である．図2.38に示すように，水のみを透過させる半透膜（エチレン・酢酸ビニル共重合体）で製されたリザーバー中に浸透圧誘発物質が充填されており，その1部に直径100 nm 程度の小孔が設けられている．

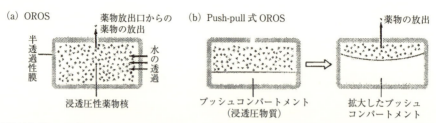

図2.38 浸透圧を利用した薬物の放出制御型製剤 OROS（三嶋基弘，内田享弘他編：臨床製剤学，p.245，南江堂，2006より）

浸透した水が浸透圧誘発物質を溶解すると，内外に浸透圧差が生まれ，内部の薬物が小孔から0次の速度で放出される．この結果一定の薬物の放出速度が得られる．イオン交換樹脂を利用する方法では，薬物をイオン交換樹脂に吸着させた状態で製剤化すると，経口投与後，消化管内で K^+，Na^+，H^+，Cl^- などのイオンと徐々に交換され薬物を放出することを利用するものであり，レジネート型徐放錠として知られている．

c. 代表的な経口徐放性製剤

医薬品製剤において最も数の多い剤形は錠剤およびカプセル剤であり，放出制御型 DDS としての徐放性を付与した製剤が数多く開発され，上市されている．表2.18に代表的な経口徐放性製剤を列挙する．

コンチンシステム型やグラデュメット型は，広義にはマトリックス型製剤に属する製剤である．マトリックス型の錠剤は単一製剤（シングルユニットシステム）であるが，近年では，消化管内の生理環境に起因する製剤の移動時間などを考慮すると，多単位製剤（マルチプルユニットシステム）の方が徐放化に有利であるといわれている．スペイスタブ型のテオドール®錠などはその例である．テオドール®錠は有効成分のテオフィリンを賦形剤とコーティング剤を用いて層状に重層して製した徐放性顆粒のコアをテオフィリンと賦形剤を混合して製したマトリックス中に分散して打錠したもので，テオフィリンの即放性と徐放性の2つの放出特性が期待できる．また，放出制御を目的としたカプセル剤は，腸溶性や徐放性の小顆粒を多数充填したマルチプルユニットシステムのカプセル剤を除いて，ほとんどが放出性の異なる複数の顆粒が充填されている複合タイプのスパンスルー型である．

d. 代表的な経皮治療システム（TTS）

外用放出制御型製剤の代表例として，経皮治療システム Transdermal Therapeutic System (TTS) がある．これらの製剤には経口投与製剤と同じく膜制御型とマトリックス型の製剤，加えて感圧接着性テープ（Pressure Sensitive Adhesive：PSA）型がある（図2.39）．

膜制御型 TTS 製剤およびマトリックス型 TTS 製剤からの薬物放出特性は，経口投与製剤のそれらと同様のメカニズムであり，シンク条件下では一定の放出速度を示す．膜制御型 TTS 製剤ではエチレン・酢酸ビニル共重合体からなる放出制御膜が用いられ，代表的製剤にはニトロダーム

2.7　製剤の特性と生物学的同等性

表 2.18　経口投与製剤の徐放化製剤の分類（三嶋基弘，内田享弘他編：臨床製剤学，p.245，南江堂，2006 を改変）

徐放化システムの名称	模式図	形態・特徴	医薬品名（商品名）
1.　錠剤 　マトリックス型 　（matrix）	ワックスマトリックス	疎水性・親水性の放出制御物質である基剤のマトリックス中に薬物を分散させて，単純に打錠したもの. ワックスマトリックスは薬物をワックス格子中に分散したもの.	塩化カリウム（スローケー） 硫酸鉄（スローフィー） ジルチアゼム塩酸塩 　（ヘルベッサー） ジソピラミドリン酸塩 　（リスモダン R） バルプロ酸ナトリウム 　（デパケン R）
コンチンシステム型 （continues system）	ゲル形成性高分子 （セルロースなど） 薬物 高級脂肪アルコール （ステアリルアルコールなど）	マトリックス型の徐放性製剤. 薬物を含有したゲル形成性高分子の素錠に高級脂肪アルコール類の皮膜を被せたもの.	モルヒネ硫酸塩 　（MS コンチン） オキシコドン塩酸塩 　（オキシコンチン） テオフィリン 　（ユニフィル LA, ユニコン）
グラジュメット型 （gradumets）	薬物 多孔性プラスチック格子	マトリックス型の徐放性製剤. 薬物を多孔性の不溶性プラスチック格子（マトリックス）中に分散したもの.薬物は拡散によって放出する.	硫酸鉄 　（フェロ・グラジュメット）
スパスタブ型 （spacetabs）	○ 速放性顆粒 ● 徐放性顆粒1 徐放性顆粒2 徐放性顆粒3	徐放性顆粒と速放性顆粒とを打錠したマルチプルユニットシステムの錠剤. つなぎ部分は速放性のマトリックスからなる. スパンスール型顆粒を打錠したもの.	テオフィリン 　（テオドール） 　（テオロング） 硝酸イソソルビド 　（フランドル）
レペタブ型 （repetabs）	糖衣　速放層 内核錠 腸溶性または徐放性皮膜	内層は腸溶性または徐放性皮膜のコーティング錠で放出が制御され，その外層部分は胃内で速やかに崩壊・吸収する速放層から成る.表面は糖衣を施してある.	ペルフェナジン（トリラホン） *d*-クロルフェニラミンマレイン酸塩（ネオマレルミン TR）
ロンタブ型 （lontabs）	速溶層 徐放性内核錠	薬物を徐放性マトリックスに分散して製した錠剤を内核に持ち，速溶性の外層で覆った有核錠. タイムスパン（Timespan）やエクステンタブ（Extentabs）とも呼ばれる.	ニフェジピン（アダラート CR）
スパンタブ型 （spantabs）	速放層 徐放層	速溶層と徐放層を重ね合わせた多層錠.	現在,わが国に該当する製剤はない.
レジネート型 （resinates）	薬物 イオン交換樹脂	イオン交換樹脂に薬物を吸着させたもの. 薬物は消化管液中のイオンと徐々に交換し放出される.	現在,わが国に該当する製剤はない.

表 2.18 経口投与製剤の徐放化製剤の分類（つづき）（三嶋基弘，内田享弘：臨床製剤学，p.245，南江堂を改変）

徐放化システムの名称	模式図	形態・特徴	医薬品名(商品名)
2. カプセル剤 徐放性顆粒	徐放性顆粒	多孔性高分子皮膜でコーディングし，皮膜孔から薬物が拡散する．徐放性の小顆粒を多数充填したマルチプルユニット製剤．	硝酸イソゾルヒド （ニトロール R） テオフィリン （スロービッド） プロプラノロール塩酸塩 （インデラル LA）
スパンスル型 （spansules）	○速放性粒子　※徐放性顆粒2 ※徐放性顆粒1　◇徐放性顆粒3	速放性顆粒と厚さが異なり放出時間に差のある徐放性顆粒を数種混合してカプセルに充填したもの．	インドメタシン （インテバン SP） イソプレナリン塩酸塩 （イソメニール） ペントキシベリンクエン酸塩 （トクレス）
速放性顆粒 ＋ 腸溶性顆粒	○速放性顆粒 ※腸溶性顆粒	スパンスール型に属する．速放性(胃溶性)と腸溶性の混合顆粒を充填したもの．	ニフェジピン （セパミット R） モルヒネ硫酸塩 （カディアン）
速放性顆粒 ＋ 徐放性顆粒	○速放性顆粒 ※徐放性顆粒	スパンスール型に属する．速放性と徐放性(遅溶性)の混合顆粒を充填したもの．	ジクロフェナクナトリウム （ボルタレン SR） アンブロキソール塩酸塩 （ムコソルバン L） ニカルジピン塩酸塩 （ニカジルス L）
速放性錠剤 ＋ 徐放性錠剤	速放性錠剤　徐放性錠剤	スパンスール型に属する．速放性皮膜錠 1 錠と徐放性皮膜錠 4 錠をゼラチン硬カプセルに充填したもの．	ブニトロロール塩酸塩 （ベトリロール L）
半固形性油性 マトリックス	薬物　半固形油性基剤 ゼラチン・シール　硬カプセル	薬物を半固形油性基剤の連続相に分散しカプセルに充填したもの．ゼラチンカプセルが溶解すると，消化管液が半固形油性基剤のマトリックスに浸透し，消化管運動によって薬物が徐々に放出する．	カプトプリル （カプトリル R）
3. 顆粒剤 速放性顆粒 ＋ 腸溶性顆粒	○速放性顆粒 ※腸溶性顆粒	速放性(胃溶性)顆粒と腸溶性顆粒を混合した持続性製剤．	セファレキシン （L-ケフレックス） セファクロル （L-ケフラール）
4. シロップ剤 徐放性 マイクロカプセル	D-ソルビトール濃厚溶液 薬物 マイクロカプセル (不溶性セルロース誘導体)	薬物を含有した粒子径 $100\,\mu m$ 以下の徐放性微粒子製剤（マイクロカプセル）を液相に懸濁した懸濁シロップ剤と糖類を主体とする添加剤で造粒したドライシロップ剤．薬物が分散した徐放性マトリックス内部に消化液が侵入すると，薬物が徐々に溶解し放出する．	テオフィリン 〔テオドールシロップ テオドールドライシロップ〕

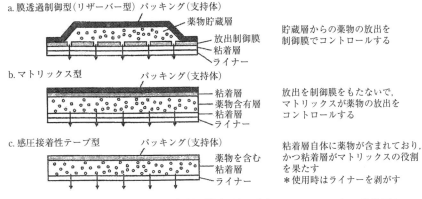

図 2.39 代表的な経皮膚吸収型製剤の構造（金尾義治：NEW パワーブック物理薬剤学・製剤学 第 3 版, p.370, 廣川書店, 2017 を改変）

TTS（ニトログリセリン），エストラダーム TTS（エストラジオール），デュロテップパッチ（フェンタニル）などがある．一方，マトリックス型 TTS 製剤では，シリコン系ゴムやアクリル系高分子などの半固形状あるいは固形のマトリックスに薬物を分散させた薬物層が使用され，代表的製剤にはデュロテップ MT パッチ（フェンタニル），ニコチネル TTS（ニコチン）などがある．PSA 型経皮吸収製剤は，粘着層と薬物含有層を兼ねた製剤で，ゴム系，アクリル系，シリコン系などの高分子や樹脂からなる粘着層自身に薬物を高濃度に含ませたものである．薬物を含まない粘着層がないぶん，薬物を高濃度かつ持続的に経皮吸収させることが可能である．代表的な PSA 型経皮吸収型製剤としては，ミリステープ（ニトログリセリン），フランドルテープ（硝酸イソソルビド），ホクナリンテープ（ツロブテロール塩酸塩）などがある．

2.7.2 製剤に共通する評価試験

医薬品開発では，探索研究，非臨床試験，臨床試験を経て承認申請を行い，承認後には市販ご調査が数年にわたって実施される．開発初期には，主薬の安定性や安全性などが評価され，以後の非臨床試験では，製剤としての安定性や各製剤の剤形に特徴的な各種機能試験が行われる．第 I 相から第 II 相までの臨床試験においては臨床における有効性や安全性が評価される．第 II 相の後期に何らかの理由で製剤の剤形を変更する必要が生じた場合は，各剤形に応じた生物学的同等性試験を実施した上で変更申請することになる．一方，製剤技術の進歩，発展に伴い，近年多くの薬物を対象とした**ドラッグデリバリーシステム**（drug delivery system：DDS）が研究開発され，臨床に応用されている．中でも，放出制御型の経口製剤の範疇にある徐放化経口製剤は DDS の中でも最も多く研究されている．徐放性製剤は通常の速放性製剤に比べ，投与回数を減少させ，薬効を持続させたり，副作用または毒性の発現を低減させたりすることができるなど，有効性，安全性上の利点も多い．先発医薬品の欠点を改善するような DDS 製剤を開発する場合においても，各剤形に応じた開発プロセスおよび生物学的同等試験を実施する必要がある．

a. 製剤均一性試験

製剤均一性試験法は，有効成分の含有量の均一性を評価する試験であり，**含量均一性試験**と**質量偏差試験**とがある．含量均一性試験は，有効成分の含有量を定量評価する試験である．質量偏差試

験は，理論上，均一性に問題がないと考えられる有効成分だけからなる製剤や溶液状製剤（凍結乾燥品も含む）および含量の多い製剤（25 mg 以上または有効成分の濃度が25％以上）に適用される（1章参照）．製剤均一性試験が適用される剤形は多く，錠剤，カプセル剤，トローチ剤，坐剤には原則適用で，注射剤では用事溶解または懸濁して用いるものに適用される．散剤，顆粒剤，シロップ剤については1回量が分包されたものに適用される．固形製剤で製剤均一試験法の適用を受けないのは丸剤だけである．

b. 安定性試験

　製剤設計で決定した製剤の諸機能が，製剤を保管した時にも維持されていることを確認するための試験が製剤の安定性試験である．製剤の安定性に影響を与える環境因子には，温度，湿度，光，時間があり，安定性試験ではこれらを単独および組み合わせて試験する．長期保存試験，中間的試験，加速試験，光安定性試験がある．なお，安定性試験では，原薬（有効成分）について個別に実施するのと，製剤について実施するのがある．原薬の化学変化については，たとえば温度の影響などについて**アレニウスの式**などを利用する理論的な考察は可能であるが，製剤については製剤添加物との複合系であること，溶出性に代表される製剤機能は科学的な安定性に比べて様々な因子が複雑に関与するため，個々の製剤についての安定性を理論的に予測することは困難である．そのため，理論的な基盤の上に，経験的な情報を加味した安定性の条件が国際的に決められており，この条件において各種製剤の安定性試験を実施することになっている．

　1）長期保存試験　医薬品を標準的な環境に保管した場合の安定性を評価する．申請する貯蔵方法において，原薬または製剤の物理的，化学的，生物学的および微生物学的性質が申請する有効期間を通じて適正に保持されることを評価するための試験である．市販予定の製剤と同一組成，同一の製造方法，同一の包装容器で試験する．

　2）加速試験　医薬品を標準的な保管条件よりも温度と湿度が激しい条件で試験し，長期保存の安定性を予測する．原薬または製剤の化学的変化，物理的変化を促進する保存条件を用いて行う．なお，加速試験の結果が物理的変化の予測に適用できるとは限らない．市販予定の製剤と同一組成，同一の製造方法，同一の包装容器で試験する．

　3）苛酷試験　加速試験よりも苛酷な保存条件を用いて行う．流通の間に遭遇する可能性のある苛酷な条件における品質の安定性に関する情報を得るための試験であり，市販予定の製剤と同一組成，同一の製造方法，同一の包装容器で試験する．

　4）中間的試験　加速試験で規格を逸脱した場合に評価する条件である．ゼラチンを含有する糖衣錠やカプセル剤などでは，長期保存試験では規格を満たしても加速試験では製剤の崩壊により規格を満たさなくなる．このような場合，中間的な保存条件で試験を行う．

　5）光安定性試験　苛酷試験に分類される試験であり，製剤を無包装および包装した条件で試験を行う．試料は，総照度として120万 lux・hr 以上および総近紫外放射エネルギーとして200W・h/m^2 以上の光に曝されなければならない．

c. 各剤形の特性を調べるために適用される一般試験法

　日本薬局方の医薬品各条で用いられている共通の試験法については一般試験法としてまとめて記載されている．また，製剤総則に収載されている各剤形についてもその製剤試験法が一般試験法中に記載されている．現在，各種製剤に適用される一般試験法を表2.19に示す．

　また，医薬品の剤形によっては特徴的な評価試験がある．口腔内崩壊錠，口腔用錠剤の崩壊性お

表 2.19 各種製剤に適用される一般試験法（金尾義治：NEW パワーブック物理薬剤学・製剤学 第 3 版, p.447, 廣川書店, 2017 より）

試験法 ＼ 剤形	錠剤	カプセル剤	顆粒剤	飲剤	経口液剤	懸濁剤	シロップ剤	シロップ用剤	経口ゼリー剤	口腔用錠剤	口腔用液剤	注射剤	埋め込み注射剤	透析用剤	腹膜透析用剤	点眼剤	眼軟膏剤	点耳剤	坐剤	膣錠	膣用坐剤	外用固形剤	外用液剤	貼付剤	エキス剤	丸剤	流エキス剤
鉱油試験法													○														
重金属試験法																										○	○
エンドトキシン試験法												⑤		○													
発熱性物質試験法												⑥															
無菌試験法												○				○		⑨									
眼軟膏剤の金属性異物試験法																	○										
製剤均一性試験法	○	○	○	○				①	①	○	○	①	⑦						○	○	○		⑩	⑪			
製剤の粒度の試験法			○																								
注射剤の採取容量試験法												○			○												
注射剤の不溶性異物検査法												○			○												
注射剤の不溶性微粒子試験法												○			○												
点眼剤の不溶性異物検査法																○											
点眼剤の不溶性微粒子試験法																○											
崩壊試験法	○	○	③																							○	
溶出試験法	○	○	○				②		④																		
注射剤用ガラス容器試験法												○			○												
プラスチック製医薬品容器試験法												○			○												
輸液用ゴム栓試験法												⑧			○												
粘着力試験法																								○			
皮膚に適用する製剤の放出試験法																								○			

① 本剤の分包品に適用する.
② 本剤のうち, 懸濁した製剤に適用する.
③ 本剤のうち, 用時溶解して用いる製剤以外に適用する. また, 製剤の粒度の試験に準じてふるうとき, 30 号ふるいに残留するものが 10% 以下のものには適用しない.
④ 本剤のうち, 用時溶解して用いる製剤以外に適用する.
⑤ 皮内, 皮下および筋肉内投与のみに用いるものを除く.
⑥ エンドトキシン試験法の適用が困難な場合に適用される.
⑦ 用時溶解または用時懸濁して用いるものに適用する.
⑧ 本剤のうち 100 mL 以上の注射剤用ガラス容器に用いるゴム栓に適用する.
⑨ 無菌に製する場合に適合する.
⑩ 分包品のうち, 乳化または懸濁したものを除き, 適合する必要がある.
⑪ 本剤のうち, 経皮吸収型製剤は適合する必要がある.

および溶出性, 吸入用エアゾール剤および吸入粉末剤の送達量均一性と粒子径, 口腔用スプレー剤, 点鼻剤およびスプレー剤の噴霧量均一性, 埋め込み注射剤および持続性注射剤の放出性, 坐剤, 腟錠, および腟用坐剤の放出特性, 口腔用半固形製剤, 眼軟膏剤, 直腸用半固形製剤, 軟膏剤, クリーム剤およびゲル剤の粘性などの試験法の記載は現在のところ収載されていない. しかし, これらの試験は, それぞれの剤形の機能を評価するうえで重要な試験であるので, これらの新規剤形開発時には実施する必要がある. 以下には, 日局 17 に新規収載された皮膚に適用する製剤の放出特性の試験法と貼付剤の粘着力試験法について述べる.

1) 皮膚に適用する製剤の放出試験 本試験法は, 皮膚に適用する製剤からの放出性を測定する方法を示し, 放出試験規格に適合しているかどうかを判定するために用いられる日局 17 より収載された試験法である. これらの製剤では, 医薬品の有効性と放出性の関係は個々の製剤特性に依存するため, 本試験法は製剤ごとの品質管理に有効な試験法である. 特にリザーバー型あるいはマトリックス型の経皮吸収型 DDS 製剤では有効成分の放出挙動の適切な維持管理が必要である. 放出特性を評価する方法として, パドルオーバーディスク法, シリンダー法, 縦型拡散セル法の 3 種

a. パドルオーバーディスク法で用いられる容器(左)とディスク(右)

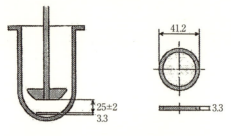

b. シリンダー法で用いられるシリンダー回転部の構造

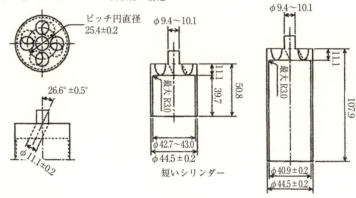

c. 縦型拡散セルの概略図

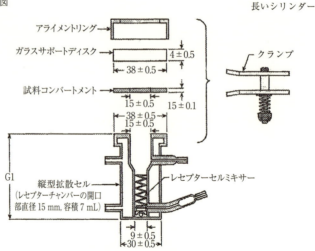

図 2.40 皮膚に適用する製剤の放出試験（日局17を改変）数字はmmを示す．

類が収載されている（図2.40）．

　パドルオーバーディスク法およびシリンダー法では，溶出試験法のパドル法の装置と一部同じものを使用することができる．それぞれ，パドルオーバーディスクや専用のシリンダーの回転部品を用いる．液量は200 mL，500 mL，900 mLとするが，200 mLとする場合には特別なミニパドルを使用する．装置の適合性や試験液の取り扱いは，原則として溶出試験法に準ずる．試験は体表面の温度に近い32±0.5℃に保って行う．縦型拡散セル法では，クランプにより固定された2つのチャンバーからなる縦型の拡散セルが用いられる．試験温度は32±1.0℃に保つ．いずれの方法におい

ても試験液には pH5～7 の範囲の任意の緩衝液を用いる．判定は医薬品各条にある試験液採取時間における試料からの放出率の規格幅を用いて，試料からの有効成分の放出率が本試験法の判定基準表を満たす時に適合とする．

2）粘着力試験法　本試験法は，貼付剤の粘着力を測定する方法である．テープなどの粘着性の物質の代表的な特性には，剥がす時にかかる力（**粘着力**），瞬間的に接着する力（**粘着性**），接着力の強さ（**保持力**）がある．また，貼付剤では薬物が粘着層を通過して放出されるため，粘着力は薬物の放出性に影響を及ぼす製剤的な因子であると考えられる．粘着力試験法ではこのうち粘着力と粘着性を試験する．貼付剤の粘着力を測定する粘着力試験法には，**ピール粘着力試験法**，**傾斜式ボールタック試験法**，**ローリングボールタック試験法**および**プローブタック試験法**がある（図2.41）．粘着力試験法は環境温度に依存するので，24±2℃で行う．

ピール粘着力試験法では，装置に圧着装置と引張試験機を用いる．試料を試験板に圧着装置を使って圧着する．引張試験機の下部のチャックに試験板の片端を固定し，上部のチャックに試料の掴みしろを固定する．引張試験機を 5.0±0.2 mm/sec の速度で動かし測定を開始する．その後，試料が試験板から50％の長さを引き剥がされた時の粘着力測定値（N/cm）を平均する．傾斜式ボールタック試験法，ローリングボールタック試験法およびプローブタック試験法はいずれも粘着性を測定する方法である．使用する装置はタッキング試験機と呼ばれ，比較的軽い力で短時間に被着体に接着する力を測定する．傾斜式ボールタック試験法では，転球装置として傾斜板を用いて上端より直径 0.8～25.4 mm の高炭素クロム鋼材ボールを転がし，粘着面で停止したボールのナンバーを記録して測定値とする．ローリングボールタック試験法は傾斜式ボールタック試験法に準じた方法で，傾斜後の水平面に試料を設置し，規定のボールが停止した距離を計測して測定値とする．プローブタック試験法は貼付剤の粘着面に規定された円柱状のプローブを短時間接触させた後，引き剥がす時の応力を検出する方法である．

2.7.3　生物学的同等性試験

1960 年代から 70 年代にかけて，種々の薬物について，成分が同等であっても製剤間でその生物学的利用能に違いがあることがわかってきた．特にジゴキシンのように，治療域と中毒域が近接しているような薬物では大きな問題であった．こうしたことから製剤間での治療上の同等性と非同等性が注目されるようになった．また，生物学的利用能の違いが治療上の非同等性をもたらす可能性が認識されるとともに，生物学的利用能の量的な側面だけではなく，薬それぞれの薬効によって，吸収の速さの違いが重要となることも認識されていた．このように，1970 年前後に製剤間差や後発医薬品の問題が認識され，その後，**レギュラトリーサイエンス** regulatory science として生物学的同等性評価法が確立されてきた．製剤技術の進歩により，消失の速い薬物の投与回数を少なくするための，いわゆる long-acting を目的とした徐放性製剤，胃酸への曝露を避けるための遅放性あるいは腸溶皮膜製剤などの放出修飾製剤が開発されるようになった．

a.　生物学的同等性試験の必要性

特定の薬物の製剤間で生物学的利用能が同じであることを，**生物学的同等性** bioequivalence という．さらに，薬物療法の観点から製剤間の同等性の条件としては，治療効果が同じであることが求められる．これは**臨床的同等性** clinical equivalence といわれるが，治療効果の評価は容易ではなく，相当規模の臨床試験の実施が要求される．しかし，薬物速度論の観点から，生物学的利用能

a. ピール粘着力試験法に用いられる装置

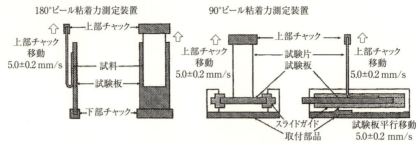

b. 傾斜式ボールタック試験法に用いられる装置

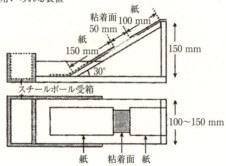

c. ローリングボールタック試験法に用いられる装置

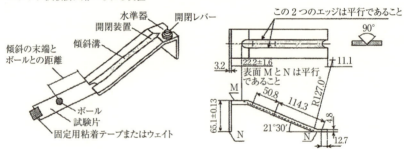

d. プローブタック試験法に用いられる装置

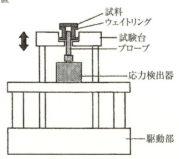

図 2.41 貼付剤の粘着力試験（山本昌，岡本浩一他編：製剤学改訂第 7 版，p.251-252，南江堂，2017 を改変）

2.7 製剤の特性と生物学的同等性　　153

の程度および体内動態の両要素において一致をみることにより，血中薬物濃度推移が同等であるならば，血中薬物濃度と薬理効果発現性との関係原理から，薬効ないしは治療効果の同等性は保証される．したがって，臨床試験において治療効果が確認されている医薬品については，比較的容易に客観的かつ定量的な評価が可能な生物学的同等性試験の実施をもって，臨床的同等性の代用が可能となる．生物学的同等性試験が特に有用であり，また，制度的にも規定されている例として，後発医薬品の開発に関しての適用があげられる．新規に開発される医薬品（先発医薬品）の場合，前臨床試験から始まり，治療効果の評価も含めた詳細かつ膨大な臨床試験が要求される．承認後の特許期間満了時以降に製造可能となる後発医薬品（同一の効果・効能，剤形・含量，用法・用量を有するもの）では，治療効果の評価のための試験は生物学的同等性試験を主とする簡略化された方法で代用でき，開発プロセス全般を簡略化することで，後発医薬品を先発医薬品よりも安価に提供することが可能である．しかし，先発医薬品には薬物自体への特許に加え製剤特許があるので，後発医薬品を先発医薬品と全く同じ製剤工程により製造されることはなく，後発医薬品では主薬と用量は同じであるものの，製剤設計が全く異なる場合がほとんどである．このため，製剤設計の違いが治療効果に差異をもたらすことが少なくなく，生物学的同等性試験の厳密な実施は質の良い後発医薬品を開発するための必須条件である．生物学的同等性試験では基準製剤と被験製剤（後発医薬品）についてガイドラインに基づき，ヒトでの臨床試験を行う．加えて経口製剤では，製剤間の薬物の溶出挙動が血中薬物濃度推移を左右し，生物学的同等性に関する重要な情報を与えるので，溶出試験を日本薬局方の規定およびガイドラインに従って実施する．

b. 生物学的同等性試験に必要となる *in vivo* 薬物動態学的パラメータ

生物学的同等性は生物学的利用能の同等性を意味するので，新規製剤の標準製剤に対する同等性を証明する場合，全身循環に入り作用部位へ到達する速さと程度が同等であることが要求される．生物学的同等性を評価する薬物動態学的パラメータとして，一般的には，**血中薬物濃度－時間曲線下面積**（AUC）と**最高血中薬物濃度**（C_{max}）が用いられる．AUC には，単回投与時の無限大時間まで外挿した $AUC_{0-\infty}$ と観察した時間 t までの AUC_{0-t} が用いられるが，試験実施においては観察時間を十分に取ること（たとえば $AUC_{0-t} \geqq 0.8 AUC_{0-\infty}$）が必要である．これらのパラメータの他に最高血中薬物濃度到達時間 t_{max}，消失速度定数 k_{el}，消失半減期 $t_{1/2}$，なども求めることが一般的であるが，生物学的同等性の評価には AUC と C_{max} を用い，他のパラメータは評価データの裏付・参考という位置づけとなる．また，C_{max} は t_{max} の時の血中（血漿，血清）薬物濃度という意味であるが，最大曝露濃度という呼び方もある．これは主に，**ファーマコキネティクス**（PK）と**ファーマコダイナミックス**（PD）との関係（PK-PD）を議論する際によく用いられる．また，即放性製剤の中でも，期待する作用や懸念される副作用が早期に発現する薬剤では，投与後初期の曝露量を評価するという考え方もある．さらに，持続性製剤などの放出制御型製剤のように複雑な吸収特性を示す製剤については，投与後初期の部分的な AUC による評価も検討されている．

c. *In vivo* 生物学的同等性の評価

一般的に製剤学的に特別な処置をしていない即放性の製剤について，2 つの製剤（たとえば標準製剤と試験製剤の生物学的同等性を評価する時，2 時期，2 処置，2 順序の組み合せで，単回投与のクロスオーバー試験で実施される．生物学的同等性試験を実施するにあたって，期待する結果は，試験製剤と標準製剤の薬物動態指標 AUC および C_{max} が同等ということである．しかし，通常の仮説検定で，「両者に差がない」とする帰無仮説を検定により棄却された場合に，「両者に差が

ある」という対立仮説を採択するというような方法論では，期待する結果（同等性）を担保できないということが論議となり，その後現在の国際協調（日米欧三極医薬品規制ハーモナイゼーション国際会議 International Conference on Harmonization of Technical Requirements for Registration of Pharmaceuticals for Human Use：ICH）で打ち出された生物学的同等性の基準では，2つの片側検定（$\alpha=0.05$）あるいは 90% 信頼区間法などによって解析し，本質的にパラメータ間に差異はないことが判定基準となっている．具体的には試験製剤と標準製剤の AUC_t および C_{max} の対数値の平均値の差の 90% 信頼区間が log（0.8）～log（1.25）の範囲にある時，試験製剤と標準製剤は生物学的に同等と判定される．

d. 生物学的同等性試験で実施される *in vitro* 溶出試験

In vitro 溶出試験は，各製剤に適当な方法でバリデーションを行った溶出試験法および分析法を用いて試験を行う．試験回数は，溶出試験の1条件につき各製剤12ベッセル以上で試験を行う．試験時間は，溶出相を pH1.2 とするとき2時間，その他の試験液では6時間とする．ただし，標準製剤の平均溶出率が 85% を越えた時点で試験を終了することができる．溶出試験装置にはパドル法を用い，試験液の量は原則として 900 mL とする．酸性薬物を含む製剤，中性または塩基性薬物を含む製剤，コーティング製剤，難溶性薬物を含む製剤，腸溶性製剤の範疇に分類し，それぞれについて規定されるパドルの回転速度，溶出相の pH，試験時間に従って試験を実施する．溶出挙動の類似性の判定は，試験製剤の平均溶出率を，標準製剤の平均溶出率と比較することにより行う．すべての溶出試験条件において，基準に適合する時，溶出挙動が類似していると判定する．ただし，少なくとも1つの溶出試験条件において規定する試験時間内に標準製剤の平均溶出率が 85% 以上に達しなければならない．また，標準製剤の溶出にラグタイムがあるときには，試験製剤と標準製剤の平均溶出ラグタイムの差は 10 分以内でなければならない（判定基準の詳細については「後発医薬品の生物学的同等性試験ガイドライン」を参照）．なお，本試験による薬物溶出の類似性の判定では，それ自体でもって生物学的同等性を判定するものではないことに留意する必要がある．

参 考 文 献

1) 第十七改正日本薬局方製剤試験法，2016.
2) 金尾義治編：NEW　パワーブック物理薬剤学・製剤学 第3版，廣川書店，2017.
3) 三嶋基弘他編：臨床製剤学 第4版，南江堂，2017.
4) 緒方宏泰編：臨床薬物動態学 薬物治療の適正化のために，丸善出版，2015.

演 習 問 題

問 2.1　以下の添加剤のうち，滑沢剤として主に用いられるのはどれか．1つ選べ．

　　A　カルメロースカルシウム　　B　ヒプロメロースフタル酸エステル　　C　エチルセルロース

　　D　ステアリン酸マグネシウム　　E　乳酸・グリコール酸共重合体

問 2.2　医薬品の容器・包装に関する記述のうち，正しいのはどれか．2つ選べ．

（第 101 回薬剤師国家試験より）

　　A　プラスチック製医薬品容器試験法は，輸液の容器のみに適用される．

　　B　SP（strip package）は，ポリ塩化ビニルなどで成形したくぼみに錠剤やカプセル剤を入れたものである．

　　C　ピロー放送は，包装された医薬品の防湿性を高めるために，ラミネートフィルムなどで二次包装

2.7 製剤の特性と生物学的同等性　　155

したものである.
D 密閉容器の規定がある場合には，気密容器を用いることはできない.
E プレフィルドシリンジは，注射液をあらかじめ注射器に充填した製剤である.

問 2.3 図は製剤機械の模式図である．それぞれの名称で正しいのはどれか．1つ選べ．
A 混合装置　　B 造粒装置　　C 破砕装置　　D 造粒装置
E コーティング装置　　F 乾燥装置

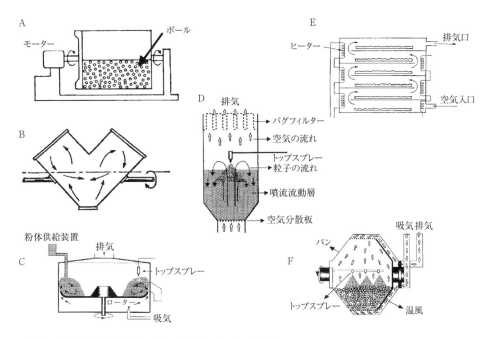

問 2.4 粉体の造粒に関して正しいものはどれか．2つ選べ．
A 造粒は，粉と粉を結合させる必要があるため，湿式操作が必要である．
B 噴霧乾燥造粒は，溶液や懸濁液をノズルからスプレーするなどして微粒子化して熱風により乾燥させる操作で，比較的小さな粒子を造粒するのに適している．
C 球形顆粒を製造するには，まず押し出し造粒機によって円柱状湿塊に製し，その後ジェットミルを用いて球状に破砕する．
D 撹拌造粒とは，粉体を容器に入れ，撹拌しながら液体の結合剤を添加して粒子を凝縮させ，その後凝集した粒子を乾燥させる操作であり，球形に近い粒子が得られる．
E 転動層造粒とは，粉体を入れた容器に装置下方から熱風を送り，粉体が空中にやや浮いた状態で結合剤を吹きつけ，粒子を凝集乾燥させる操作で比較的かさ高い造粒物が得られる．

問 2.5 高分子材料に関する記述のうち，正しいのはどれか．2つ選べ．
A ヒプロメロース酢酸エステルコハク酸エステルは，胃内などの強酸性条件では水には溶解しないが，中性では溶解する．
B ヒアルロン酸ナトリウムは，優れた保水性を有する天然高分子である．
C マクロゴール6000は，常温で液体である．
D セラセフェートは，pH2付近で溶解する胃溶性高分子である．
E カルメロースカルシウムは，水に容易に溶解し，増粘剤として用いられる．

問 2.6 局方の製剤に関わる一般試験法に関する記述のうち正しいものはどれか．2つ選べ．
A 製剤均一性試験は，錠剤，カプセル剤などの経口製剤にのみ適用される．
B 質量偏差試験法は製剤均一性試験法の1つである．
C 崩壊試験は，錠剤にのみ適用される．

D　腸溶性コーティングが施されている錠剤は崩壊試験を適用しない．
E　溶出試験の適否の判定に必要な製剤試料の数は，最低6個，最大24個である．

問2.7　無菌製剤に関する一般試験法に関する記述の内正しいものはどれか．1つ選べ．
A　発熱性物質試験法は，血液内に投与される注射剤すべてに適用される．
B　発熱性物質試験において，健康なウサギを最大6匹使用する．
C　注射剤は，エンドトキシン試験に適合すれば，発熱性物質試験を行う必要はない．
D　局方では不溶性異物の検査法は注射剤のみに規定されている．
E　注射剤の不溶性微粒子試験法は顕微鏡下で肉眼で行うことが規定されている．

問2.8　以下の模式図で表される経皮投与製剤の特徴として，正しいのはどれか．

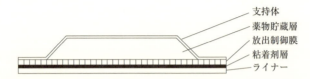

1　マトリックス型製剤である．
2　局所作用のみを目的に用いられる．
3　水溶性薬物の皮膚透過性改善が期待できる．
4　薬物の放出過程において，放出制御膜内の拡散が律速段階となる．
5　放出制御膜にスチレン-マレイン酸共重合体が用いられる．

問2.9　マトリックス型製剤の薬物放出速度がHiguchi（ヒグチ）の式に従う場合，累積薬物放出量と時間の関係として正しいのはどれか．
1　累積薬物放出量は時間に比例する．
2　累積薬物放出量は時間に反比例する．
3　累積薬物放出量は時間の1/2乗に比例する．
4　累積薬物放出量は時間の1/3乗に比例する．
5　相関性はない．

●病棟で医師から薬剤師に先発医薬品と後発医薬品の違いについて質問があった．
（第98回薬剤師国家試験：複合）

問2.10　後発医薬品に関する説明として，誤っているのはどれか．1つ選べ．
1　先発医薬品と有効成分が異なることがある．
2　先発医薬品と添加物が異なることがある．
3　承認を受けた効能・効果は先発医薬品と異なることがある．
4　先発医薬品にはない剤形のものがある．
5　先発医薬品に比べて味が工夫され飲みやすくなっている薬剤がある．

問2.11　後発医薬品は，先発医薬品と生物学的に同等である必要がある．製剤間の生物学的同等性を規定する薬物動態パラメータはどれか．2つ選べ．
1　分布容積
2　最高血中濃度
3　消失半減期
4　平均滞留時間
5　血中濃度時間曲線下面積

問2.12　後発医薬品はその先発医薬品との生物学的同等性が求められている．同じ規格の内用固形製剤において，後発医薬品がその先発医薬品と同一であることが必要なのはどれか．1つ選べ．
（第99回薬剤師国家試験）
1　製造方法　　2　定量法　　3　有効成分の含量
4　添加物の種類　　5　製品の重量

2.7 製剤の特性と生物学的同等性　　157

問 2.13　後発医薬品の承認申請資料として必要なのはどれか．1つ選べ．　　（第102回薬剤師国家試験）
1　加速試験に関する資料
2　効力を裏付ける試験に関する資料
3　副次的薬理・安全性薬理に関する資料
4　反復投与毒性に関する資料
5　がん原性に関する資料

[解答と解説]

2.1　D　正：代表的な滑沢剤である．
　[解説] A：主に崩壊剤として用いられる．
　　　　　B：腸溶性のコーティング剤として用いられる．
　　　　　C：徐放性のコーティング剤として用いられる．
　　　　　E：生体内分解性高分子であり，放出制御型マイクロカプセルの素材として用いられる．

2.2　C　正：ピロー包装は，PTPやSP包装を施した医薬品を，さらに防湿性を図るために小包装ごとに
　　　　　ラミネートフィルムなどで二次包装したものである．
　　　E　正：感染や薬剤の入れ間違いを防ぐことができる．
　[解説] A：プラスチック製医薬品容器全般の設計および品質評価に用いられ，輸液の容器にのみ適用さ
　　　　　れるわけではない．
　　　　　B：PTP（press through package）包装についての記載であれば正しい．
　　　　　D：気密容器を用いることができる．より厳しい基準の容器に入れることは問題ない．

2.3　D　正：流動層造粒装置
　[解説] A：粉砕装置（ボールミル）
　　　　　B：混合装置（V型混合機）
　　　　　C：転動造粒装置
　　　　　E：棚型の乾燥装置．主に散剤や顆粒の乾燥に使用される．
　　　　　F：コーティング装置．

2.4　B　正：粒子径のかなり小さな造粒物が作成可能である．噴霧により医薬品が急激に析出するため，
　　　　　非品質となることもある．
　　　D　正：造粒された粒子は撹拌羽根の粉砕作用によっておおむね均一な粒度となる．
　[解説] A：乾式の造粒法（破砕造粒など）では，結合剤溶液の噴霧などはいらず，湿式操作を伴わずに
　　　　　造粒が可能である．
　　　　　C：球形顆粒を作るのに，ジェットミルは用いられない．ジェットミルは粉砕機の1つである．
　　　　　E：転動層造粒ではなく，流動層造粒についての記述である．

2.5　A　正：腸溶性の基剤であり記述は正しい．
　　　B　正：優れた保湿性がある．
　[解説] C：マクロゴールは分子量が小さいと液体，大きいと固体となる．分子量1000以上で固体として
　　　　　存在する．
　　　　　D：セラセフェートは腸溶性基剤である．
　　　　　E：カルメロースカルシウムは水を吸収し膨張する性質から，主に崩壊剤として用いられる．

2.6　B　正：製剤均一性試験として含量均一性試験と質量偏差試験が規定されている．
　　　E　正：本文の方法の項を参照．
　[解説] A：トローチ剤，注射剤なども対象となる．
　　　　　C：顆粒剤，カプセル剤にも適用される．
　　　　　D：1液および2液を用いて行う．

2.7　C　正：いずれかの試験に適合すればよい．

158 2 製 剤 設 計

［解説］A：エンドトキシン試験で確認してもよい．
　　　　B：まずは，3匹を用いる．
　　　　D：点眼剤不溶性異物検査法もある．
　　　　E：第1法として光遮蔽法に基づいた機器を使用する．顕微鏡を用いる第2法もメンブランフィルター上に捕集して乾燥して観察する．

2.8　　4　正：リザーバー型経皮投与製剤であり，その放出制御膜には不溶性の高分子などが用いられる．薬物の放出はその高分子膜中の拡散により制御されているため，高分子膜内の拡散が律速段階となる．

2.9　　3　正：薬物が不溶性マトリックスから拡散によって放出する際の放出速度は Higuchi の式で表される．この場合，不溶性マトリックス製剤からの累積薬物放出量は，時間の1/2乗に比例する．

2.10　1　正：後発医薬品は，先発医薬品（新医薬品として承認を与えられた医薬品）の再審査終了後かつ特許終了後，先発医薬品と同一の有効成分を含み，品質・有効性・安全性が同等であるものとして厚生労働大臣が製造販売の承認を行っている医薬品である．

2.11　2, 5　正：生物学的同等性試験を行う目的は，先発医薬品に対する後発医薬品の治療学的な同等性を保証することにある．生物学的に同等とは，2つの製剤の量的バイオアベイラビリティと速度的バイオアベイラビリティがともに等しいことをいう．量的バイオアベイラビリティは投与量に対する体循環に流入する薬物量の割合であり，指標として血中濃度時間曲線下面積（AUC）が用いられる．速度的バイオアベイラビリティは薬物が体循環に流入する速度であり，最高血中濃度（C_{max}）と最高血中濃度到達時間（t_{max}）が指標となる．

2.12　3　正：後発医薬品は，同じ規格の先発医薬品と有効成分とその含量や投与経路が同一であることが必要である．また，製造方法や定量法，添加物の種類，製品の重量，効能・効果，用法・用量等は先発医薬品と後発医薬品で異なる場合がある．

2.13　1　正：後発医薬品の承認申請の際には，「規格および試験方法」，「加速試験」，「生物学的同等性」に関する試験の資料が必要で，加えて，「製造方法」関する資料も必要な場合がある．「効力を裏付ける試験」，「副次的薬理・安全性薬理」，「反復投与毒性」，「がん原性」に関する資料は先発医薬品では必要であるが，後発医薬品では必要ない．生物学的同等試験では，先発医薬品に対する後発医薬品の治療学的な同等性（臨床的同等性）を補償することにあり，通常，先発医薬品と後発医薬品の相対的なバイオアベイラビリティを比較する．すなわち，両者の血中薬物濃度プロファイルの同等性が確認されれば，臨床上の効果作用が同等であると推定される．

3 DDS（Drug Delivery System：薬物送達システム）

> **GIO** 薬物の投与形態や薬物体内動態の制御法などを工夫した DDS に関する基本的事項を習得する.

　DDS（薬物送達システム）は，必要な時，必要とする場所に，必要な量を送達することを目標に設計される製剤のことである．種々の剤形に関しては，すでに学んだように，体内への薬物送達を確実に，そして効率良く行う機能が具備されている必要がある．それらの機能をより高度に，あるいは時間的要因，送達する部位などさらに精密に制御することを目標として設計される製剤をDDS と呼ぶ.

3.1 DDS の概念と有用性

> **SBO E5(3)①1** DDS の概念と有用性について説明できる.
> **　　　　　　2** 代表的な DDS 技術を列挙し，説明できる．（プロドラッグについては，E1-(1)-【④代謝】4 も参照）

3.1.1 薬物の体内への送達と DDS
　薬物を実際に投与するためには，薬物の特性を把握して最も適切な投与経路を選択し，できるだけ投与しやすい最終的な薬の形（**剤形**）を考える必要がある．投与される薬物はできるだけ効率良く体内に入ることが望まれる．全身投与を目的とした場合は，投与された薬物が全身血流に届く割合を算出し，**生物学的利用率**（バイオアベイラビティ：BA）と呼び到達の指標とする．この BAができるだけ大きくなるように製剤設計する.

　経口投与の場合，消化管の粘膜における吸収が BA に大きく関与する．粘膜における薬物吸収は，薬物の溶解度と膜透過性に左右される．近年では，開発段階において，この 2 つのファクターを考慮すべきことが強く提唱されており，**BCS**（bio classification system）として知られている（図 3.1）.4 つに分類された中のクラス II に該当する薬物は，製剤化によって溶解特性を改善すれば，良好な吸収が確保できることを意味している．溶解性改善のために，薬物結晶の微細化，固体分散体化，油性担体に溶解してカプセル剤とするなどの様々な製剤手法が知られていることはすでに学んでいるが，実際の製剤にもこれらの手法は利用されている（3.5.1.f 項　参照）．経口製剤において，特に DDS 製剤として取り上げられるのは，**経口放出制御製剤**であり，次の 3.1.2 項および3.2 節にまとめる．3.2 節に示すように，単純な徐放

	高い溶解性	低い溶解性
高い生体膜透過性	**クラスI** メトプロロール アンチピリン デスプラミン ベラパミル 問題なし	**クラスII** ナプロキセン ケトプロフェン カルバマゼピン 歓迎 DDS 領域
低い生体膜透過性	**クラスIII** アテノロール メチルドパ 挑戦的 DDS 領域	**クラスIV** フロセミド ヒドロクロロチアジド 方法なし（？）

図 3.1　薬物の生物薬剤学的分類

性製剤の他にも種々の放出制御も知られている．

　注射剤の場合も徐放化が有効であることが知られている．リュープリンは，恒常的に一定の血中濃度を保持する必要があるという薬物の特性上，皮下注射された後，1か月から数か月の徐放化が達成されている．静脈投与の注射剤においては，体内送達の観点では100％の効率といえるが，その後の目的部位への送達に関しては製剤的な工夫が求められる．いわゆる標的化製剤設計であり，**ターゲティング**と呼ばれる．

　その他の投与経路の製剤では，点眼剤はいかにうまく容器から眼表面に点眼しても，一部は涙液とともに流れ出したり，鼻腔に流れ込み，100％有効に利用されることはない．このような場合は，滞留性の改善が求められ，DDS製剤の目的の1つとされる．それ以外の投与経路においても，DDS製剤は数多く開発されており，3.2節において解説する．

3.1.2　薬物放出制御による薬物送達

　以下に示すように薬物の放出が制御された製剤が多く開発されている．本項ではこれらの放出制御製剤を経口投与とそれ以外の投与経路に分けて概観する．

①徐放性経口製剤（錠剤，顆粒，カプセル剤）
②腸溶性経口製剤（錠剤，顆粒，カプセル剤）
③放出時間制御型経口製剤
④経皮吸収型製剤
⑤徐放性注射剤（マイクロカプセル懸濁剤）
⑥徐放性点眼剤
⑦徐放性ドライシロップ

a．経口投与製剤

　経口投与製剤において，薬物放出速度を制御する代表的な目的は，血中濃度の変動を小さくし，持続させることにある．図3.2にその効果を模式的に示す．通常製剤では，投与するたびに血中濃度は増減を繰り返し，いわゆる"鋸の歯"型の血中濃度パターンを示す（図3.2 (a)）．また，1回

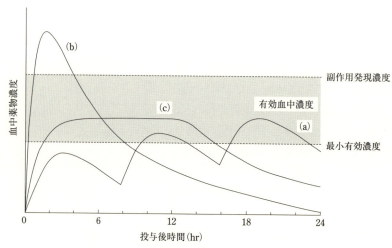

図3.2　製剤投与後の薬物血中濃度推移の模式図

投与量を増大させれば初期の血中濃度が副作用発現濃度を超過するおそれもある（図3.2（b））．逆に，その量が少ない場合は，複数回の連続投与によりようやく有効血中濃度に到達する場合もある．徐放性製剤を用いることによって，初期の薬物血中濃度増大が緩やかになり，副作用域に達することが抑えられる．望ましい形は1回の投与で速やかに有効血中濃度に到達し，可能な限りそれが持続することである（図3.2（c））．さらに，徐放性製剤を用いることにより，服用あるいは投与回数を減らすことができれば服薬コンプライアンス（**アドヒアランス**）の改善に繋がることも期待できる．

　経口製剤の設計において，消化管内の薬物の放出部位を特定したい場合がある．胃酸で分解しやすい薬物を小腸に製剤が移行して初めて薬物が放出されるように設計された**腸溶性製剤**がその代表であり，以前より汎用されている製剤設計法である．さらに，近年では，薬物送達の観点から製剤が大腸に到達してから薬物放出する**放出時間制御型製剤**の開発も進んでいる．また，消化管内を通過する間，薬物を放出し続けることによって吸収特性を向上させうることも期待でき製剤開発が進められている．

　経口投与時の薬物の苦味を抑えるためには，薬物の放出を制御する，あるいは，多少遅延させることが有効である場合がある．溶解した薬物分子がレセプターに結合して苦味を呈するため，溶出される薬物濃度を閾値以下に抑えればこれを回避できる．近年，主にコンプライアンスの改善を目的として，口腔内で速やかに崩壊する錠剤（口腔内速崩壊錠）の開発も盛んであり，このような場合には特に苦味を有する薬物の溶出を制御する製剤設計が重要となる．

b. その他の剤形

　注射剤における放出速度の制御は，注射剤が痛みを伴い，一部の特殊な場合を除いて自己投与ができないため，服用者にとって服用回数の軽減はより有益と考えられる．特に，月単位での長期薬物投与が必要な場合には，徐放性製剤による注射回数の低減は意義深い．また，後述するようにインスリン製剤では治療目的によって薬物溶出速度を制御している．点眼剤もコンプライアンスの観点で，徐放性製剤により大きく利便性を改善できるが，眼粘膜表面に薬物溶液を滞留させることはきわめて困難であり，徐放性製剤の開発が成功した例は多くはない．現在までに知られている例としては，後述するように粘性の向上により滞留性を向上させた数例がある．

　経皮吸収型製剤は，皮膚が薬物透過の抵抗となるため，徐々に薬物の血中濃度が増大する場合もある．製剤側の工夫により放出制御されている例も知られており，放出制御を有効に活用し投与後一定時間に吸収極大を示す気管支喘息治療薬ツロブテロール塩酸塩の製剤はその一例である．また，薬物投与が不要となったときに，製剤をはがすことによって投与を中断できることも，放出制御に含めて考えることができる．また，これは経皮吸収型製剤のみが有する特徴である．

3.1.3　ターゲティング

　薬物が体内に入ってからの標的部位に送達することは，ターゲティングと呼ばれ，DDS製剤の基本概念においても究極の機能である．薬物が目的とする部位，細胞のみに送達されれば治療効率が上るばかりでなく，副作用発現も低下できる．特に活性が細胞毒性につながる制癌剤などにおいては，強く求められる機能である．本項では，これらの標的志向（ターゲティング）製剤の基本的コンセプトについて述べる．

a. 受動的ターゲティング

　血流中に投与された薬物の体内挙動は，その分子量に依存する．低分子薬物は比較的に自由に血管壁を透過できるため，その分子の特性に応じて体内組織に分布する．血管からの分子，分子，粒子の漏出（透過性）は，血管壁の構造が組織によって異なるため，そのサイズの影響を受けることが知られている．また，糸球体ろ過を受け，尿中にも排泄される．糸球体ろ過も，分子量の影響を受け，およそ3万以上の分子量になると糸球体ろ過を受けにくくなることが知られている．

　これらの生体側の特性を理解して，製剤学的な工夫によって体内動態を変化させ，標的への薬物送達を高めることを**受動的ターゲティング**（**passive targeting**）と呼ぶ．低分子薬物を高分子に結合させる，微粒子に封入するなどにより，全身循環血液中での薬物の滞留性を高める検討が数多くなされ，いくつかのDDS製剤も開発されている．

　血液内に投与可能な微粒子に薬物を封入すると，薬物の血中からの薬物消失は制御され，血流内での滞留時間は長くなる．一方，炎症部，癌組織においては血管壁が疎になりやすく，きわめて分子量の大きい高分子，粒子径がおよそ100〜200 nm以下の粒子は選択的にその部位において流出しやすい．したがって，微粒子のサイズを制御することにより炎症，癌組織に薬物を選択的に送達することが可能である．これは，これらの組織では血管壁に穴が開いており，ある程度の大きさであれば薬物を封入した微粒子が組織側に移行しやすくなっていることによる．また，癌組織においてはリンパ系が未発達であり，微粒子製剤の滞留性向上に寄与している．このような現象を，**EPR**（enhanced permeability and retention）**効果**と呼び，受動ターゲティングの基本である．

　このような微粒子キャリアーを利用する場合，肝臓，脾臓などの**細網内皮系**（reticuloendothelial system：RES）により貪食を受けることに留意が必要である．後述するように，そのような貪食を回避するための微粒子製剤設計が，必要とされている．

b. 能動的ターゲティング

　これに対して，たとえば，がん細胞などの標的目的部位表面に選択的に発現する受容体あるいは抗原と特異的な親和性を有するリガンド，抗体などを利用して，選択的に薬物を標的送達する手法を**能動的ターゲティング**（active targeting）という．このようなアクティブターゲティングにおいても，全身血流に投与する限りは，到達経路中での組織への分布，代謝は回避する必要があり，循環血液中の薬物滞留性の向上は必須である．この観点での製剤化研究は数多く行われているが，実用化に至った例は数少ない．

　外界からの刺激により，キャリアーに封入された薬物をピンポイントで放出させる手法もターゲティングの一手法である．外界からの刺激に応答する薬物放出特性を微粒子キャリアーに付与することによって初めて達成できるため，粒子の製剤設計がきわめて重要となる．外界からの刺激としては，超音波，磁場，温熱などが検討されている．

　あらかじめ投与されたポルフィリンなどの薬物が，外部から照射するレーザー光の刺激によって励起して活性酸素を生成し，薬効を示す**光線力学療法**（Photodynamic Therapy：PDT）もこの範疇に含めることができる．癌治療，加齢黄斑変性などの治療薬が開発されている．細胞内の環境で薬効を示すように設計された**プロドラッグ**も一種のアクティブターゲティングである．例えば，アシクロビルはウィルス感染細胞内のチミジンキナーゼによって選択的にリン酸化され抗ウィルス活性を示す．正常細胞内のチミジンキナーゼに対する反応性はきわめて低く標的化が達成されている．

3.2 コントロールドリリースの概要と意義

> **SBO E5(3)②1** コントロールドリリースの概要と意義について説明できる.
> **2** 投与部位ごとに，代表的なコントロールドリリースの技術を列挙し，その特性について説明できる.
> **3** コントロールドリリース技術を適用した代表的な医薬品を列挙できる.

3.2.1 放出制御型製剤の設計

a. 経口徐放性製剤

1) 経口徐放性製剤の要件　経口投与される薬物のうち，徐放化が必要とされる薬物の特徴として，

①生体内（血中）半減期が短い

②薬物治療域（効果発現血中濃度と副作用発現血中濃度の差）が狭い

をあげることができる．これらの薬物のうち，徐放製剤化によって効果が上がる条件として

③消化管吸収性が良好

④肝初回通過効果が小さい

を満たしていることが好ましい．これは徐放化によって，消化管内での薬物濃度が下がり吸収率の低下をもたらしたり，肝臓での代謝により全身循環薬物量が著しく低下したりすることが懸念されるからである.

2) 代表的な経口徐放性製剤　徐放化が有用である薬物は多くあるが，例えば，**経口テオフィリン製剤**はほとんどが徐放性製剤（テオドール，テオロングなど）である．テオフィリンは血中濃度コントロールが重要な薬物の1つであり，徐放性製剤が有効に利用されている．テオフィリンの適用が幼児に多いことを考慮すると，テオフィリンの**ドライシロップ**は有益な剤形である．しかし，シロップ状態にしたときの薬物放出制御は難しく，製剤化のために新規なポリマー（酢酸酪酸セルロース）を使用することによって目的の製剤が設計されている.

すでに述べたように，投与回数を1日3回から1日2回あるいは1回に減らし，服薬コンプライアンスを向上させることも徐放性製剤設計の大きな目的である．比較的長期投与が必要な循環器系薬物などにその例が多く見られる．例えば**ニフェジピン製剤**のアダラートL錠，セパミットRカプセルなどである．これらの製剤例のように，徐放性製剤の商品名にはR（retarded），SR（sustained release）などの添え字が付けてあることが多い．L，LA，CRなどもそれぞれlong，long acting，controlled releaseなどを意味するものと考えられる.

癌性疼痛の緩和のための**モルヒネ**（硫酸モルヒネ）も徐放性製剤（MSコンチン錠，カディアンカプセル）が有効に利用されている薬物の1つである．後者は1日1回の製剤である．また，OTCの風邪薬，鼻炎用製剤に関しても服用回数軽減をうたったものは多い.

血中濃度の増大により副作用の発現が懸念される場合も薬物放出を徐放化することにより回避することができる．例えば，前立腺肥大症に伴う排尿障害に有効な**タムスロシン塩酸塩**は，副作用の起立性貧血を避けるために徐放性カプセル製剤（ハルナール）が上市されている．本薬物に関しては近年さらに検討が進み，後述の口腔内速崩壊錠，持続吸収型徐放システムが開発されている．なお，本製剤の場合，口腔内速崩壊錠においても徐放性は確保されている.

3) 経口徐放性製剤の設計　徐放性製剤を設計するためには，一連の徐放性基剤を利用するの

が通常である．最も一般的には薬物層の外側を放出制御皮膜で被覆する（**コーティング**）する．あるいは，同一の基剤を用いてマトリクス型製剤とすることも可能である．徐放化の手法については，そのメカニズムを含めて後に詳述する．

最も一般的なコーティングタイプの徐放性製剤の一例として，徐放顆粒ニトロールRの構造を図3.3示す．この例のように，不溶性皮膜で溶出コントロールする顆粒剤とする場合には，白糖，白糖・コーンスターチ，微結晶セルロース（セルフィア®）などの球状造粒物を核として用いることが多い．これらの各粒子の上に薬物層を被覆し，さらに薬物制御のコーティング層を被覆して徐放化を達成する．マトリクスタイプの顆粒も知られている．

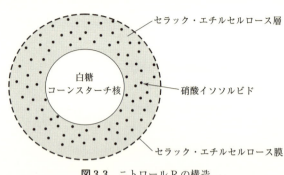

図3.3　ニトロールRの構造

これらの製剤を含めて，今までに上市されている経口徐放性製剤のいくつかを表3.1にまとめて示す．この中で，**グラデュメット**は不溶性プラスチックマトリクスのコーティング・糖衣錠である．また，**スパンスル**と呼ばれるカプセル製剤は，速放性顆粒とともにコーティングの厚みを変えた数種の徐放性顆粒を充填したものであり，**スパスタブ**は同様な顆粒から調製した錠剤である．

速放出部，遅放出部を組み合わせて一剤形とした，複合放出制御タイプの製剤のコンセプトは，速放部により初期の血中濃度を確保し，遅放出の顆粒により血中濃度を維持することにある．前述の**モルヒネ**製剤のカディアンもこのコンセプトで即効性と24時間の徐放化を達成している．最近上市されたモルヒネ徐放性製剤（パシーフカプセル）は，徐放性顆粒と速報性顆粒を8：2の割合で含有するカプセル剤であるが，顆粒の設計に工夫を凝らし1時間以内の最大効果時間を達成するとともに24時間の効果持続性を持ち合わせた製剤となっている．

粒子状製剤の苦味マスキングのための放出制御も様々な工夫がされている．例えば，主として小児を対象とした**クラリスロマイシン**製剤（クラリスドライシロップ）では，油脂性基剤を用いたマトリクス製剤にコーティングを組み合わせて製剤化に成功している．

b．経口製剤の種々の放出制御

1）薬物放出開始時間および部位の制御　　近年，経口投与後一定時間経過後に薬物が放出さ

表3.1　種々の経口徐放性製剤

形態あるいは名称	製剤名	活性成分（薬物）
コーティング顆粒	ニトロールRカプセル	二硝酸イソソルビド
ワックス顆粒	ヘルベッサーカプセル	ジルチアゼム塩酸塩
半固形油性マトリクス	カプトリルRカプセル	カプトプリル
グラデュメット	フェログラデュメット	硫酸鉄水和物
レジネート	ハイスタミン錠	ジフェニルピラリン
スパンスル	インテバンSP	インドメタシン
スパスタブ	フランドル錠	二硝酸イソソルビド
	テオドール錠	テオフィリン
腸溶・胃溶顆粒	ブロクリンLカプセル	ピンドロール

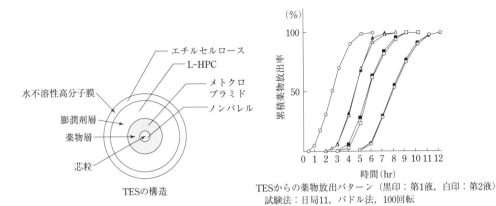

図3.4 TESの構造と薬物放出特性
[秦 武久, 上田 聡：*PHARM TECH JAPAN*, **4**, 1415, 1988 より]

る，いわゆる放出ラグタイムを有する製剤の研究開発が盛んに行われている．その目的としては，
　①サーカディアンリズムを考慮した投薬
　②大腸など消化管目的部位への薬物デリバリー
をあげることができる．**サーカディアンリズム**とはホルモン分泌など生体側の周期的な変動を意味し，明け方の気管収縮による喘息発作などの薬物によ

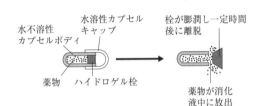

図3.5 Pulsincap®

る予防，治療などはこれを考慮した例といえる．後者は，潰瘍性大腸炎のような大腸特異的な疾患のための薬物送達がその例である．

放出開始時間制御型製剤の例としては，粒子内部に崩壊剤を処方したTES（time controlled explosion system）（図3.4）TIME-CLOCK, Chronotopic, 不溶性カプセルをゲル形成性高分子でふたをしたPulsincap（図3.5）が知られている．

大腸デリバリーの製剤設計法は，放出開始時間制御の他消化管内pH変化の利用，腸内細菌の利用なども考えられている．pH変化の利用には腸溶性コーティングを利用する．また，最近の研究では，徐放性基剤オイドラギットRSが有機酸により透過性が大きく変化する現象を利用したシグモイダルリリースシステム（SRS），あるいは腸内での遊離酸の生成を利用して大腸での薬物放出を目指したデリバリーシステム（CODES）なども報告されている．

また，腸溶性製剤も，胃内での分解抑制ばかりでなく，小腸上部に吸収部位が限られている薬物に対しては，**腸溶性固体分散体**のコンセプトにより，消化管特定部位での薬物濃度を高め吸収を促進する工夫もなされているものもある．

2）口腔内崩壊錠　使用時の利便性の観点で，口腔内でただちに崩壊し，水なしか，ごく少量の水で服用できる製剤（**口腔内崩壊錠**）が注目されており，いくつかの薬剤に適用されている．代表的なものを表3.2に示す．これらの錠剤を調製するための技術として，凍結乾燥法を用いるもの（ZYDIS），特殊な低温乾燥を用いるもの（WOWTAB），特殊な湿製打錠機を用いるもの（EMP

錠), あるいは通常の圧縮成形法を用いて基剤粒子の結晶性制御によるもの (WOWTAB-DRY), 外部滑沢法を利用するもの (EXLUB), 発泡作用利用 (ORASOLV) などがある.

表3.2 口腔内崩壊錠の例

薬　　物	製剤名 (製剤化手法)
オンダンセトロン塩酸塩	ゾフランザイディス錠 (Zydis)
ラモセトロン塩酸塩	ナゼア OD 錠 (WOWTAB)
ファモチジン	ガスター D 錠 (WOWTAB-DRY)
ゾルミトリプタン	ゾーミッグ RM 錠 (ORASOLV)
トリアゾラム	トリアゾラム錠 (EMP 錠)
	フロサイン錠 (EXLUB)

　医療現場においては, 一般錠と比べてもろいなどの指摘があり, 分封時などに欠けることなどが懸念されたが, 最近の速崩壊錠は硬度も増大している. 苦味のある薬物の場合は, それを制御する必要があり, このような場合は, 微粒子コーティングなどの製剤技術も必要とされる. 近年上市されたランソプラゾール口腔内速崩壊錠は, 従来の腸溶性のランソプラゾールカプセルを口腔内速崩壊錠化した製品であるが, 目的にかなった腸溶性顆粒の調製にはコーティング処方の工夫, および多層のコーティングがなされている.

3) 消化管内滞留時間, 吸収性の制御　　経口投与製剤の場合, 薬物の長期徐放化が達成されても, 薬物吸収部位を通過してしまうと目的は達成されず, 速溶性製剤と比較してもバイオアベイラビリティが低下する結果ともなりかねない. 経口投与製剤を吸収部位に確実に滞留させることを目的とした手法として, **胃内浮遊性**および**消化管粘膜付着性** (mucoadhesive) 製剤に関する研究が行われている.

　HBS (hydrodynamically balanced system) はロッシュ社により開発された胃内浮遊性製剤である. 硬カプセル内に, ゲル形成性水溶性高分子, 比重の軽い賦形剤を処方してある. 粘膜付着性製剤に関しては, キトサンなどの粘膜付着特性を有するポリマーを利用した製剤が研究されている.

　滞留時間の持続とともに, 消化管内全域での吸収を確保することによってもバイオアベイラビリティを向上させることが期待できる. 持続吸収型放出技術 (OCAS) はこの考えを具現化したものであり, 塩酸タムスロシンに適用された製剤 (Omnic OCAS) では, 食事の影響を受けにくい吸収特性, および安定な血中濃度が得られることが報告されている.

4) 腸溶性製剤　　消化管内において薬物が分解することが懸念される. その要因の一つに胃内での強酸性がある. 胃内では胃酸 (塩酸) が分泌されるため, 健常人では pH 1〜2 の範囲にあるといわれている. このような条件下では, 容易に分解される化合物は多くある.

　この胃内での分解を防ぐためには, 錠剤, 顆粒 (カプセルに封入されたものを含む) などの表面をコーティングする手法が以前より用いられており, **腸溶性製剤**と呼ばれる. 胃内から十二指腸, 小腸へと移行して pH が上昇した時に, 通例は, 速やかに薬物が溶出することが好ましいので, 通常の徐放性コーティングとは全く異なるコーティング基剤を用いる. コーティング基剤名は後述する. 代表的な腸溶性製剤として, エリスロマイシン, ランソプラゾールなどがある.

c. 非経口放出制御製剤

　経口投与以外の剤形として, 注射剤, 点眼剤などで放出制御製剤のニーズがある. また, 経皮吸収型製剤, 子宮粘膜適用システムなどの DDS 製剤も開発されている. これら製剤の個々の特徴,

実例について述べる.

1) 注射剤　インスリン製剤には表 3.3 に示すように種々のタイプがある. 超即効型は食事直前の注射で食事による血糖値変化の制御に使用される. 一方, 徐放性製剤はインスリンの溶解速度で制御されている. 皮下注射後 4〜8 時間で作用発現する遅効型の結晶性インスリン亜鉛水性懸濁注射液, プロタミンインスリン亜鉛水性懸濁注射液などである. 中間型, 遅効型は懸濁状のインスリンの溶解特性を制御した製剤は, 定常的な血糖値コントロールに利用される.

注射剤において投与回数を減じることは, そのコンプライアンス向上の観点できわめて意義深い. この観点で開発された, 前立腺癌／閉経前乳癌等を適応症とする酢酸リュープロレリン（LH-RH アナログ）製剤の**リュープリン**は, 4 週間に 1 度あるいは 12 週間に 1 度（SR 注射用キット）の皮下注射でよく, 広く受け入れられている. 製剤は, 生分解性高分子である**乳酸・グリコール酸共重合体**（PLGA）の微粒子（マイクロカプセル）中に薬物を封入した懸濁注射剤である.

LH-RH を一定の血中濃度に保つと, 性腺刺激ホルモン放出産生が低下することによりテストステロン産生能が低下し薬効を示す. 本 DDS 注射剤を用いると 1 回の注射により, 注射後初期に一過性に血中濃度は増大するが, 以降は一定量の薬物放出（0 次放出）により一定の薬物血中濃度を維持して薬効を示す. 酢酸ゴセレリン注射剤（ゾラデックス, ゾラデックス LA）も同様なコンセプトの製剤である.

表 3.3　種々のインスリン製剤

効果発現の違い	形態, 性状
超即効型インスリン	遺伝子組換え
即効型インスリン	中性インスリン注射液, インスリン注射液
準即効型インスリン	無晶性インスリン亜鉛水性懸濁注射液
中間型インスリン	インスリン亜鉛水性懸濁注射液, イソフェンインスリン水性懸濁注射液
混合型インスリン	即効型と中間型の混合製剤
遅効型インスリン	結晶性インスリン亜鉛水性懸濁注射液, プロタミンインスリン亜鉛水性懸濁注射液

2) 眼に投与する製剤　緑内障治療のための**ピロカルピン塩酸塩**の 0 次放出が可能なアルギン酸マトリクスを放出制御膜であるエチレン・酢酸ビニル共重合体の膜ではさんだコンタクトレンズ様の眼治療システム（**Ocusert**）が開発されたが, 現在国内では利用されていない. 点眼剤では特に抗菌剤などで, 1 日数回の点眼を必要とするものが多いが, 現時点ではこれらの徐放化製剤はない.

緑内障, 高眼圧症治療のための**チモロールマレイン酸塩**製剤には通常製剤の他に点眼後にゲル化する製剤（チモプトール XE 点眼液）がある. このことにより滞留性が増大し, 1 日 2 回の点眼が 1 回で済むようになっている. また, 同様な製剤（リズモン TG 点眼液）は, 熱応答によるゲル化基剤を使用しているところが異なる. ゲル化基剤はメチルセルロース, クエン酸ナトリウム, マクロゴール 4000 からなる. このようなゲル化点眼剤は他の点眼を併用するときにはその吸収を阻害する可能性もあるので, 最後に点眼するよう留意が必要である.

3) 経皮吸収型製剤　皮膚は生体を外界から保護する気管であり, 本質的には薬物の吸収には適さない. 皮膚表面の角質層は, とりわけ薬物吸収のバリアーとなる. しかし, 薬物によっては皮膚の透過性の高い薬物もあり, 他の製剤には期待できないような特徴も有しているため, 多くの製品が知られている. また, 少量で薬効を発現できる薬物にとっても有効な薬物送達経路の 1 つと考

えられている．本剤形の主な利点としては，

① 肝初回通過効果を受けない

② 不要となった場合にただちに投与を中断できる

をあげることができる．

① は注射剤と同様の利点であるが，自己投与が容易であり痛みを伴わない点がさらに有利である．② は他の剤形には見られない利点であるが，特に体内への送達を最小限としたい場合，あるいは副作用が問題となる薬物には有効である．

このような利点を生かして皮膚を通して薬物を吸収させ，全身循環に到達させるシステムを従来は**経皮治療システム**（transdermal therapeutic system：TTS）と呼んでいたが，日局15より**経皮吸収型製剤**の名称で規定された．現在は，皮膚に適用する製剤の貼付剤の中に包含されている．

経皮吸収型製剤の構造は製剤によって異なるが，図3.6に示すように放出制御膜を組み込んだものがよく知られている．

代表的な経皮吸収型製剤としては，ニトログリセリン，ニコチンなどの製剤が知られている．狭心症に対する治療薬の**ニトログリセリン**経皮吸収型製剤は，就寝中の発作予防としても利用される．**ニコチン**はガム製剤もあるが，経皮吸収とすることにより一定の血中濃度が得られやすい．気管支喘息などの気管支閉塞性障

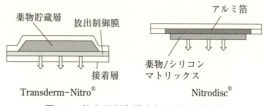

図3.6 放出型制御膜を組み込んだ製剤

害に基づく諸症状の治療薬である**ツロブテロール塩酸塩**製剤（錠剤，ドライシロップ）に対応するツロブテロール貼付剤（ホクナリンテープ）は，この薬効では初めての経皮吸収型製剤である．就寝前の本製剤の使用によって就寝中の発作の防止にもなり有効である．特に，気道収縮が起こりやすい明け方にかけて血中濃度が増大するように設計されている．粘着剤部に薬物結晶を分散させることにより，溶解律速とし血中濃度上昇をコントロールしている．合成麻薬である**フェンタニル**の貼付剤（デュロテップパッチ）は各種モルヒネ製剤同様癌の疼痛管理に利用される．1度の貼付で，3日間ほぼ血中濃度が維持される．1日1回の製品も開発されており，日本ではこちらの方がより受け入れられている．

4）経粘膜吸収製剤　鼻，膣，子宮，肺など粘膜組織を有する各組織に適用する製剤の開発，研究が進められている．これらの粘膜組織は，消化管粘膜に代わる吸収部位として期待される．徐放性製剤としては，**Progestasert** は避妊を目的として，天然の黄体ホルモンであるプロゲステロンを長期にわたって放出する製剤であり，子宮に適用する．1年以上一定速度で薬物を放出する．国内では利用されていない．

3.2.2　徐放性製剤設計の手法
a. 拡散と薬物放出制御

代表的な薬物放出制御機構として高分子膜による薬物の拡散速度の制御がある．図3.7に示すように薬物分子が溶解（分配）しうる膜を隔てて薬物濃度に差異があるとき，定常状態での膜内の単位面積当たりの物質透過速度は **Fick の拡散法則**に従い，膜への分配も考慮すると次式で表される．

$$\frac{dM}{dt} = \frac{DKS(C_{in} - C_{out})}{h} \qquad (3.1)$$

つまり，薬物の膜内の透過速度，すなわち製剤からの薬物放出は有効表面積 S，膜厚 h，膜内の薬物分子の拡散定数 D，および膜への薬物の分配係数 K で決定され，$DK/h(=P)$ を**膜透過係数**という．

このような不溶性の膜により覆われて，その膜によって薬物放出速度が制御された製剤を**リザーバー型**放出制御製剤と言う．リザーバーは貯蔵庫の意味である．式

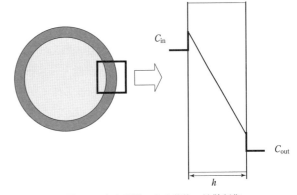

図3.7 高分子膜による薬物の拡散制御

(3.1) からわかるようにシンク条件下では薬物放出速度は放出を開始してからの時間によらず一定（0次放出）となる．

これに対して，薬物が不溶性のポリマー中に分散した状態では，溶解した薬物分子の拡散を製剤中のポリマーが制御する．このようなタイプの放出制御を**マトリクス型**放出制御製剤という．このタイプでは，マトリクス中に分散している薬物が表面から放出されるため，薬物の放出に伴い放出に必要な薬物の拡散距離が増大する．その結果，たとえシンク条件下で溶出が起こっても時間と共に溶出速度は低下する．このような薬物溶出パターンは拡散距離の変化を考慮して導いた **Higuchi 式** (3.2) で説明される．

$$Q = [D(\varepsilon/\tau)(2A - \varepsilon \cdot C_s)C_s \cdot t]^{1/2} \qquad (3.2)$$

ここで，Q は時間 t までの単位面積当たりの薬物放出量，D はマトリクス中の薬物の拡散定数，ε はマトリクスの空隙率，τ はマトリクス中の空隙率，A はマトリクス単位容積当たりの薬物量，C_s はマトリクス中の薬物の溶解度である．

リザーバー型，マトリクス型の両者の構造の模式図および放出パターンの違いを図3.8に示す．マトリクスタイプの放出パターンに従うならば，x 軸を時間の平方根にとってプロットするとマトリクス型製剤の放出プロファイルは直線となる．

本手法は，経口製剤の他経皮吸収製剤，経粘膜投与製剤にも利用されている．

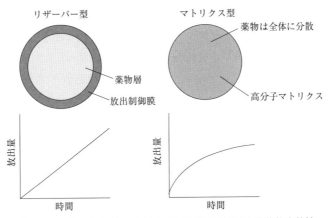

図3.8 リザーバー型とマトリクス型の構造模式図と薬物放出特性

b. 浸透圧ポンプ（osmotic pump）

Alze 社により開発システムであり，錠剤の表面を半透膜で覆い，小孔をあけた製剤によって0次放出が達成されている．**OROS**® (oral osmosis) と呼ばれる．図 3.9 (a) にその基本形態を示す．消化管内では半透膜を通って水が侵入し薬物あるいは無機塩などの浸透圧誘発物質が溶解し，それによって発生する浸透圧差によりさらに水が侵入し，薬物溶液が小孔から放出される．飽和溶解度以上の薬物が存在すると浸透圧は一定となり，一定量の薬物が放出される．すなわち0次放出となる．

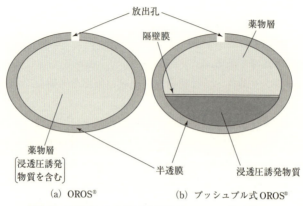

図 3.9　浸透圧による放出制御製剤 OROS の構造模式図

薬物が難溶性の場合は，内部に隔壁を設けて製した薬物層に貯蔵し，浸透圧誘発物質を封入したコンパートメントで押し出すシステム（プッシュプル式 OROS）も考案されている（図 3.9 (b))．プッシュプル方式を利用したインドメタシンナトリウムの Osmosin®（Merck Sharp & Dohme, イギリス）は1983年に市販されたが，消化管内出血と腸窄孔の発生により1984年発売が中止された例がある．

c. その他の放出制御法

1) 侵食（エロージョン），溶解を伴う放出制御　マトリクス型の錠剤でも，親水性のポリマーを用いると薬物溶出中に基剤の侵食，溶解が起こり放出パターンは変化する．この場合の放出パターンの解析には，式 (3.3) が用いられることが多い．

$$M_t/M_\infty = k \cdot t^n \tag{3.3}$$

ここで M_t は時間 t までの放出量，M_∞ は無限大時間までの放出量である．本式において，$n=1$ であれば放出量は時間に比例し，いわゆる0次放出に相当する．$n=0.5$ であれば，フィックの拡散に従ったパターンとなり，$n>0.5$ がそれからはずれた non-Fickian パターンと分類される．non-Fickian となるのは，マトリクスへの溶出液の浸透，マトリクスのエロージョンなどのファクターによる．このようなマトリクス基剤としては，HPC，HPMC などの水溶性高分子が知られている．

一方，前述のリュープリンのような場合は，拡散による薬物の放出はほとんど起こらず，薬物放出は基剤が溶解する速度にほぼ律速される．

2) イオン交換　薬物を不溶性のイオン交換樹脂とイオン結合させ，消化管内でのイオン交換により薬物を放出させるシステムである．イオン交換型としては，レジネートおよび Pennkinetic system（いずれも Pennwalt 社）が有名である．レジネートは陰イオン基を持つ陽イオン交換樹脂

に塩基性薬物を陽イオンの形で結合させたものである．Pennkinetic system は薬物を結合したイオン交換樹脂をエチルセルロース膜で被覆した，イオン交換機構と拡散機構を併用した放出制御である．

d. 放出制御製剤設計のための基剤

放出制御のためには目的にかなった素材を適切に利用して製剤設計をする必要がある．製剤を形作り，目的にかなった機能を発揮する素材を製剤設計のための基剤と呼ぶことが多い．剤形によって，特別な基剤を使用している場合もあるが，本項では経口製剤を中心に代表的な基剤に関して記す．

1）徐放性コーティング基剤　拡散制御を行うため，顆粒，錠剤の表面を水不溶性の高分子でコーティングする．コーティング用高分子としては以下のようなものが汎用される．

①エチルセルロース

②アクリル酸系ポリマー（オイドラギット RS，RL）

いずれも水には不溶であるため，エタノールなどの有機溶媒に溶解して使用されてきた．しかし近年，溶媒の製剤への残留，作業者の安全性の観点から水系でのコーティングへの切り替えが進んでいる．この目的のために，これらの素材をラテックス粒子として水に分散させたコーティング剤が開発されている．

これらのポリマーによるコーティングは粒子あるいは錠剤表面に緻密な皮膜を調製し，ポリマーが成膜しやすくなるように適切な可塑剤を添加する必要がある．可塑剤としてはポリエチレングリコール 6000，シトロフレックスなどが用いられる．

2）腸溶性基剤　セルロース，アクリル酸系ポリマーいずれに関しても，カルボン酸など適当な官能基を導入することにより溶解特性が pH 依存性を示すようになる．胃内の酸性領域では溶出を示さず，腸内において初めて薬物を放出する超要請製剤の設計にはこの腸溶性基剤を用いる．代表的な腸溶性基剤を以下に示す．

①ヒドロキシプロピルメチルセルロースフタレート（局方名：ヒプロメロースフタル酸エステル）

②ヒドロキシプロピルメチルセルロースサクシネート

③アクリル酸系ポリマー（オイドラギット L，S）

3）マトリクス基剤　マトリクス基剤としては，疎水性のワックス，親水性のセルロース誘導体などが用いられる．親水性基剤の場合は，水と接触あるいは水がマトリクス内に浸入してゲル化することに放出制御が達成されることが多い．このような高分子基剤としては，下記がある．

①ヒドロキシプロピルセルロース（局方名も同一）

②ヒドロキシプロピルメチルセルロース（局方名：ヒプロメロース）

合成高分子の疎水性基剤として酢酸ビニル・ポビドンポリマーも実用製剤として使用されている．

4）生分解性ポリマー　ポリエステルである．ポリ乳酸，ポリグリコール酸，乳酸グリコール酸共重合体が代表的である．これらは生体内で，加水分解され生体にも存在する乳酸，グリコール酸へと変換され，最終的には，水，二酸化炭素へと代謝される．分解性は，分子量はもとよりそれらの結晶化度，親水性・疎水性度によって異なる．乳酸グリコール酸共重合体は，両者の混合比によってもこれらのファクターをコントロールできるため，製剤設計に利用しやすい．リュープリンの基剤である．

3.3 ターゲティング（標的指向化）

SBO E5(3)③ 1　ターゲティングの概要と意義について説明できる．
2　投与部位ごとに代表的なターゲティング技術を列挙し，その特性について説明できる．
3　ターゲティング技術を適用した代表的な医薬品を列挙できる．

3.3.1　ターゲティングの概要・意義

　体内の標的部位に薬物分子が到達し，標的細胞表面の受容体などと相互作用することで医薬品は治療効果を発揮し，標的部位以外への薬物移行は副作用の原因となってしまう．したがって，特定の標的部位における薬物の選択的作用が，薬物療法の成否を決定するきわめて重要な因子となる．薬物に標的部位を指向する性質を付与することを**標的指向化**（**ターゲティング**，targeting）と呼ぶ．一般にターゲティングは，物理化学的あるいは生物学的に，標的部位に親和性を有する物質を薬物運搬体（**キャリアー**）として用い，薬物を包含するキャリアーの体内動態特性を薬物送達に利用しようとする方法である．

　ターゲティングの目的としては，病巣あるいは体内の標的部位への選択的な薬物送達，標的部位以外への薬物分布による副作用発現の回避，薬物失活の原因となる体内部位への移行や蓄積の抑制，計画された濃度–時間パターンに基づく作用部位への薬物送達，送達効率の改善による投与薬物総量の低減などがあげられる．

　循環血流中に入った高分子や微粒子性の薬物キャリアーは，生体の異物処理機構で分解され，生体内挙動が決定される．このように生体が自然な状態で備えている機能を受身に利用する試みを，**受動的ターゲティング**（passive targeting）と呼ぶ．一方，薬物キャリアーとして，標的部位を認識するモノクローナル抗体や糖タンパク質などを結合させ，積極的に特別の工夫をすることで標的指向化を図るアプローチを，**能動的ターゲティング**（active targeting）と呼ぶ．能動的ターゲティングには，抗体薬の分子標的薬や糖修飾アルブミンを利用した臨床応用例がある．

　副作用を発現する部位やその他の治療上望ましくない部位への薬物移行を回避するために，これらの部位へ移行しない性質を薬物に付与する試みを，逆ターゲティング（inverse targeting）と呼ぶこともある．また図3.1に示すように，ターゲティングの対象となるレベルは，臓器（病巣部位），細胞，および細胞内オルガネラに分類できる．

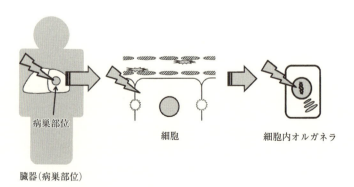

図3.1　ターゲティングの対象となるレベル

　最近活発に開発されている**分子標的薬**は，がんの増殖や転移に必要な分子や関節リウマチなどの

炎症に関与する分子を特異的に阻害して，疾病を治療することを目的としている．分子標的薬は，イマチニブ（グリベック®）やゲフィチニブ（イレッサ®）などの低分子化合物とトラスツズマブ（ハーセプチン®）やリツキシマブ（リツキサン®）などの**抗体医薬**と呼ばれるモノクローナル抗体に分類される．がん治療においては，正常細胞と比べて特徴的ながんの増殖進展に関わる分子機構，いわゆるシグナル伝達を標的にするため，正常細胞も傷害してしまう従来型の抗がん薬とは異なり，分子標的薬はがん細胞だけに作用する．したがって，分子標的薬を用いた薬物治療では，特異性の高いターゲティングを達成し，副作用の大きな軽減が期待できる．

ターゲティングの方法としては，磁力や熱などの外部エネルギーを用いる物理的方法，プロドラッグなど化学修飾による化学的方法，さらにはレセプターや抗体による認識機構を利用する生物学的方法がある．ターゲティング達成のための方法論とその実例を表3.1に整理した．一般には，薬物キャリアーがターゲティング達成のためによく利用されている．

表3.1 ターゲティング達成のための方法と実例

方　法	実　例
局所投与	腫瘍組織への直接注入，動脈内注入，化学塞栓療法
標的部位の生体反応の利用	プロドラッグ，昇圧化学療法，オスモティックオープニング
薬物キャリアーの利用	分子性キャリアー，微粒子性キャリアー，生物由来のキャリアー
薬物体内挙動の外部からの制御	磁性誘導，温度による薬物放出制御，レーザー光や超音波の照射

3.3.2 薬物キャリアーによるターゲティング

薬物キャリアーを用いたターゲティングの考え方を，図3.2に模式的に示した．そのままの形では標的部位への移行性が低く，また副作用を発現したり生体内環境で不活化したりする薬物に対して，標的部位に何らかの親和性を有する物質を薬物キャリアーとして用い，その体内分布パターンに薬物を乗せることによりターゲティングが達成される．

薬物の分布に最も大きな影響を与えるのは，毛細血管壁の透過性であり，分子量，電荷，脂溶性などの物理化学的性質と毛細血管の構造により規定される．したがって，キャリアーで薬物を修飾し，物理化学的性質を変化させることで，薬物の分布特性を制御できる．しかし，最終的に作用部位に働くのは薬物分子であるので，目的の標的部位に到達した後，薬物はキャリアーより効率よく

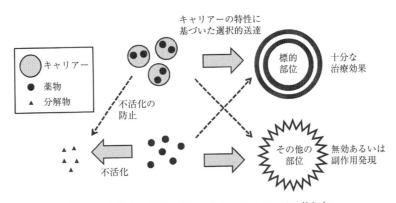

図3.2　薬物キャリアーを用いたターゲティングの考え方

表3.2 ターゲティングに用いられる薬物キャリアーの代表例

キャリアー物質の分類		代表例
分子性キャリアー	低分子物質	脂溶性低分子（プロドラッグ）
	高分子物質	天然高分子（アルブミン，デキストラン）
		合成高分子（ポリアミノ酸，ポリエチレングリコール，エステル化スチレン-マレイン酸交互共重合体）
微粒子性キャリアー	脂質微粒子	リポソーム，エマルション，リピッドマイクロスフェアー
	高分子マトリックス微粒子	天然高分子（アルブミン，ゼラチン，デンプン，キチン，キトサン）からなるマイクロカプセル
		合成高分子（エチルセルロース，酢酸フタル酸セルロース，ポリ乳酸・グリコール酸共重合体，ポリアクリルシアノアクリレート）からなるマイクロカプセル
生物由来のキャリアー	細胞	赤血球，白血球，ウイルス（レトロウイルス，アデノウイルス，アデノ随伴ウイルス）
	リポタンパク質	カイロミクロン，低密度リポタンパク質（LDL）
	生体高分子	モノクローナル抗体，レクチン
	ホルモン	ペプチドホルモン，成長因子

放出される必要がある．

　薬物キャリアーの代表例を表3.2に整理して示している．分子生物学の大きな進展とともに，数多くの分子標的薬が開発され，特に抗体医薬は特異性のきわめて高いターゲティングが達成できる薬物キャリアーとしても期待されている．分子性キャリアーを薬物に結合させて輸送する場合，途中で分解されない限り，最終の標的まで選択的に送達できるが，送達できる薬物量には限界がある．一方，微粒子性キャリアーを利用する場合は，薬物の大量輸送が可能である．このため，微粒子性キャリアー（図3.3）の製品化が進展している．しかし，薬物がキャリアーから放出された後は，薬物単独での移動を余儀なくされる欠点がある．

　高分子物質や微粒子性キャリアーの機能としての必要条件は，十分な薬物の保持，目的とする部位への到達，目的部位での薬物放出性，抗原性がなく速やかな分解性，生体適合性などである．また，キャリアー粒子の大きさや表面状態は，体内分布に大きな影響を与える．肝臓や脾臓の血管内皮細胞は間隙が広く，高分子物質やナノサイズの微粒子が容易に組織に到達できる．これらの臓器には，貪食細胞（肝臓ではクッパー細胞という）が存在し，異物を活発に取り込み（貪食作用），**細網内皮系組織**（reticuloendothelial system：RES）と呼ばれている．RESによる異物の取り込みは高効率かつ迅速であるため，RES以外の組織に薬物を送達させたい場合は，RESによる取り込みの回避が必須となる．粒子サイズを$0.2\,\mu\mathrm{m}$以下に調製したり，**ポリエチレングリコール**（polyethylene glycol：PEG）などで微粒子表面を改質したりすることでRESへの取り込みを低減できる．

　腫瘍組織への薬物ターゲティングは，DDSの重要な課題である．腫瘍組織では，新生血管の異常な増生，血管透過性の著明な亢進，リンパ系による排除の欠如などの特徴が見られる．高分子物質や微粒子性キャリアーのいずれも正常組織では血管外へほとんど移行しないが，腫瘍組織の血管透過性は高く，リンパ回収系も欠如しているため蓄積しやすい（図3.4）．このような腫瘍組織における高分子物質や微粒子性キャリアーの蓄積効果を，**EPR**（enhanced permeability and

3.3 ターゲティング（標的指向化）

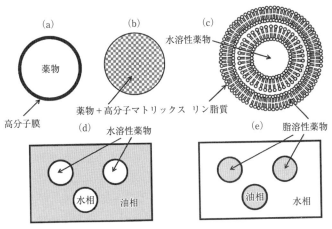

図3.3 代表的な微粒子性キャリアーの模式図
(a) リザーバー型マイクロカプセル，(b) マトリックス型マイクロカプセル，
(c) リポソーム，(d) W/O型エマルション，(e) O/W型エマルション．

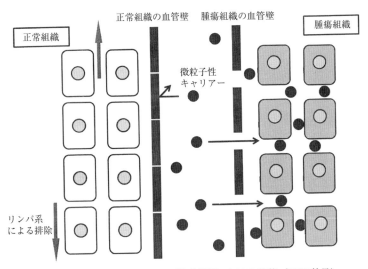

図3.4 微粒子性キャリアーの腫瘍組織における蓄積（EPR効果）

retention）効果と呼んでいる．

3.3.3 投与部位ごとの代表的なターゲティング技術・特性
a. 注射による投与

　静脈注射などの注射の場合には，一般には，標的部位に何らかの親和性を有する物質を運搬体（**薬物キャリアー**）に用い，キャリアーの生体内挙動パターンに目的とする薬物を乗せることによって，ターゲティングは達成される．さらには，磁気，熱（熱感受性リポソーム），レーザー光，超音波など，生体の外部からの物理的な力により，標的での薬物挙動を外部から制御する試みも可能であり，研究が進行している．また，腫瘍部位でのみ血流を上昇させ選択的に抗がん薬を腫瘍組織に送り込む昇圧化学療法や，血液脳関門を浸透圧ショックで開かせるオスモティックオープニン

グのように，外部からの刺激に対する生体側の特異的な反応を利用する方法がある．

b. 局所投与

　広義にターゲティングを考えた場合，最も簡便な方法は，病巣に対する薬物の局所への直接投与である．最近では，内視鏡，カテーテルおよび超音波診断装置の利用など種々の医療技術を用いて，生体内の様々な部位に薬物を直接投与することが可能となっている．たとえば，エコーガイド下穿刺術を利用した腫瘍への直接注入や選択的動脈カテーテルによる動脈内注入がある．

　腫瘍組織への動脈内注入法は，臨床において汎用されている局所投与法の1つである．しかし，通常の薬物溶液を注入しても，一般に薬物の腫瘍組織に対する接触時間は短いので，大きな効果は期待できない．このような問題点を解決する手段として，抗がん薬を平均粒子径約 $200\,\mu m$ のマイクロカプセルやゼラチンスポンジに封入して，腫瘍の栄養動脈に注入する**化学塞栓療法**が考案され，優れた臨床効果が得られている．塞栓による血流遮断は，支配下組織を傷害するとともに抗がん薬の局所滞留時間を延長させ，優れた抗腫瘍効果が発揮される．

c. 経口投与

　経口投与では，**プロドラッグ化**により標的にのみ選択的に作用する物質を用いるターゲティングの手法がある．消化管からプロドラッグが吸収された後に，標的部位の生体反応を利用して，選択的に親薬物に復元されるものである．プロドラッグについては，3.5節で詳述する．

3.3.4　ターゲティング技術を適用した代表的な医薬品

a. プロドラッグ

　標的部位において選択的に親薬物に復元されるプロドラッグを利用することで，薬物の選択的作用が得られる．たとえば，臓器あるいは細胞間に認められる酵素レベルの違いを利用すれば，標的指向化が可能となる．標的指向性プロドラッグには図3.5に示す例があり，アシクロビルおよびドキシフルリジンは，それぞれウイルス感染細胞および腫瘍細胞で選択的に活性化される．

b. 脂肪微粒子

　脂肪微粒子であるリピッドマイクロスフェア（lipid microsphere）は，ダイズ油をレシチンで乳化したO/W型エマルション（図3.3(e)）で，従来は脂肪輸液として用いられてきたリポ化製剤である．リピッドマイクロスフェアは，静脈注射後，炎症部位，血管損傷部位および動脈硬化部位に集積する性質を有している．このような性質を利用して，プロスタグランジン E_1 を含有させたリピッドマイクロスフェア製剤（パルクス®注，リプル®注）が，閉塞性血管や虚血の病変部位へのターゲティングに臨床応用されている．この他，ステロイド剤（リメタゾン®，パルミチン酸デキサメタゾン）や非ステロイド性抗炎症薬（ロピオン®，フルルビプロフェンアキセチル）にも実用化されている．

c. リポソーム

　リポソーム（liposome）は，リン脂質の二重膜で構成される微少な閉鎖小胞で，内部に水層を有する微粒子性キャリアーである（図3.3(c)）．図3.6に示すように，リポソームは多重層と一枚膜の形態に分類され，脂溶性薬物を膜内の疎水性部分に，水溶性薬物を内水相に包含できる．

　リポソームは物性の変更が容易で，生体との適合性が高いなどの利点があり，薬物キャリアーとして有用である．日本ではアムホテリシンBやドキソルビシンを封入したリポソーム製剤が臨床で実用化されている．さらに，高度な薬物キャリアーとして，種々の機能性リポソームが開発され

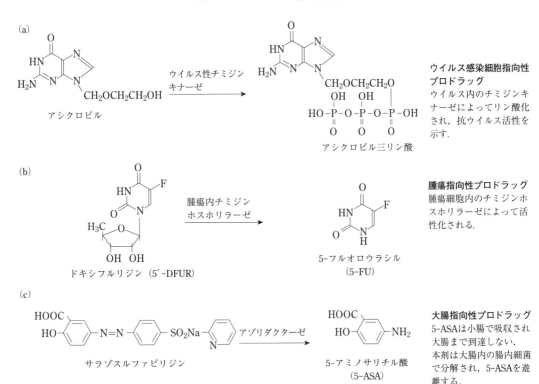

図 3.5 種々の標的指向性プロドラッグ

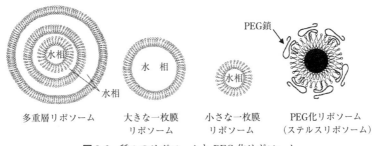

図 3.6 種々のリポソームと PEG 化リポソーム

ている．温度感受性リポソームは，ジパルミトイルホスファチジルコリン（相転移温度が 41℃）のような飽和脂質からなるリポソームである．相転移温度以上で膜の透過性が高まり内封薬物を放出するため，局部的に加熱して癌細胞を死滅させる温熱療法ハイパーサーミアとの併用で相乗的な効果が発揮される．

1）アムビゾーム®　アムビゾーム®は，リン脂質とコレステロールからなる脂質二重膜に抗真菌薬アムホテリシン B を内封した一枚膜のリポソームで，日本で最初に認可された．アムビゾーム®の平均粒子径は 100 nm 以下であるため，RES に取り込まれにくく，リポソームとして血中で安定に存在し，正常組織ではほとんど血管から漏出しない．それに対し感染部位では血管透過性が亢進しており，リポソームが感染部位の真菌細胞まで到達して，抗真菌活性を示すものと考えられている．

2) ドキシル® リポソームの表面をポリエチレングリコール（PEG）で修飾し水和層バリヤーを形成させたステルスリポソーム（図3.6）を用いると，RESによる取り込みを回避し，長時間の血中滞留が可能である（図3.7）．さらに，リポソームのEPR効果により腫瘍組織への集積性の向上も期待できる．PEG化リポソームで抗がん薬ドキソルビシンを内封した**ドキシル®**は，カポジ肉腫と卵巣がんの治療薬として日本で認可されている．腫瘍内への移行性と滞留性が高められ（図3.7），心臓への分布を低下させて心毒性が軽減されている．

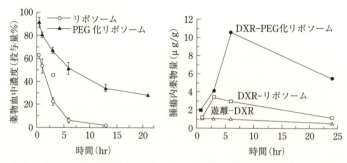

図3.7 ドキソルビシン含有PEG化リポソームの静脈注射後の薬物血中濃度と腫瘍内濃度

d. 高分子ミセル

高分子ミセルは，一般的に親水性連鎖と疎水性連鎖からなるブロック共重合体を水中で会合させて形成される．外殻に親水性連鎖，内核に疎水性連鎖を配向した超分子会合体で，そのサイズは一般に10～100 nmである．薬物や遺伝子などの生理活性物質を内核に内包できるため，ナノサイズのリザーバーとして利用されている．抗がん薬であるパクリタキセルの高分子ミセルについては，各種のがん治療に対する臨床試験が展開されている．

e. 高分子化医薬

高分子物質では，毛細血管壁透過が分子サイズによって大きく制限を受け，しかも血管壁の性状が臓器や病巣において大きく異なることから，特徴的な臓器分布パターンが得られる．この性質を利用してターゲティングが可能となるため，薬物を高分子物質で修飾する高分子化医薬の開発が活発に行われている．薬物が高分子から遊離して効果を発揮するので，高分子化プロドラッグとも呼ばれている．

図3.8では，高分子化プロドラッグの模式的な構造を示す．生体分解性高分子のポリマー鎖に標的部位に高分子を送達する部位特異的な基を付加したり，取り込まれやすい基をつけたりする．さらに，スペーサーを介してポリマー鎖と薬物を共有結合させて，標的組織での特異的な酵素によってのみ薬物との結合が切断される

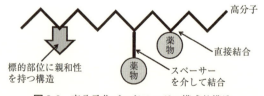

図3.8 高分子化プロドラッグの模式的構造

ようにすることも可能である．高分子に薬物を結合しているので体内からの消失が遅く，リンパ指向性が高まるので受動的ターゲティングに利用されている．

1) ジノスタチンスチマラマー修飾タンパク質薬 高分子化医薬による受動的ターゲティングの代表的な臨床応用例としては，**スマンクス®**（SMANCS）があげられる．タンパク質の抗がん薬

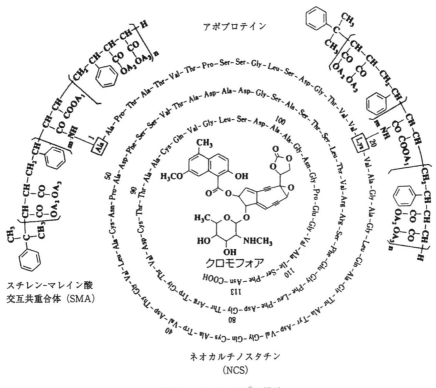

図 3.9 スマンクス®の構造

であるネオカルチノスタチンにスチレン・無水マレイン酸交互共重合体（ジノスタチンスチマラマー）を結合させた高分子化医薬をスマンクス®と呼ぶ（図 3.9）．ネオカルチノスタチンは水溶性であるが，高分子化修飾により脂溶性が大きく増大するため，油性造影剤であるリピオドール（ヨード化ケシ油脂肪酸エチルエステル）に懸濁することが可能となる．動注後リピオドールは，腫瘍組織の特性である EPR 効果によって，腫瘍組織内に滞留する．そこで，スマンクス®をリピオドールに懸濁させたものを，肝臓の動脈内に注入する治療により，肝臓がんに対して高い効果が得られる．

2）ポリエチレングリコール修飾タンパク質薬　標的が血管内に存在する場合や，生体内半減期が著しく短い薬物を生体内に長時間保持し持続的な効果を得たい場合には，消失を抑えて血液循環プール内に薬物を局在化させることが必要となる．サイトカインや酵素などのバイオテクノロジー医薬品は，プロテアーゼによる分解や腎排泄を受けやすく生体内半減期が短いため，十分な効果が期待できない．このような問題を解決するために，**ポリエチレングリコール**（polyethylene glycol：PEG）やデキストラン（dextran）などの高い生体適合性を有する高分子キャリアーで，タンパク分子を化学修飾するアプローチが用いられている．薬物表面の水和や分子量増加に伴う肝臓による取り込みと腎糸球体ろ過の抑制，溶解度の向上，プロテアーゼの攻撃に対する立体障害による安定化，抗原性の低下などの効果が期待できる．PEG 修飾したアデノシンデアミナーゼは，先天的にこの酵素が欠損することにより起こる免疫不全症の治療薬として，米国において認可されている．この疾患を対象にした遺伝子治療の際にも併用されている．

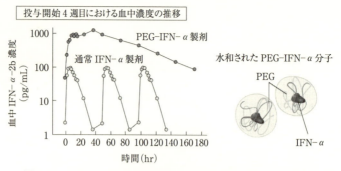

図 3.10 PEG-IFN-α の立体構造イメージ図と注射後の血中濃度

ペグインターフェロンは，日本で最初に実用化した PEG タンパク質薬である．ペグインターフェロンであるペグイントロン® (Pegylated interferon-α2b) は，C 型慢性肝炎治療薬のインターフェロン-α (IFN-α) に，分子量約 12,000 のメトキシポリエチレングリコールを共有結合させたものである．図 3.10 に示すように，長鎖の PEG によって IFN-α の分子全体が包まれており，通常の IFN-α 製剤と比べて，投与開始 1 週間後においても高い血中濃度を示す．週 1 回の投与で効果が持続するため，患者の負担軽減につながっており，抗ウイルス薬リバビリンとの併用で，ペグインターフェロンは第一選択薬となっている．同様な製剤であるペガシス® (Pegylated interferon-α2a) は，IFN-α を分子量約 40,000 の分枝型 PEG 1 分子で化学修飾した化合物である．

その他の PEG 修飾製剤として，抗腫瘍壊死因子-α (TNF-α) 抗体の Fab (Fc 領域を削除することで低分子化) を PEG 化したシムジア® (関節リウマチ)，エリスロポエチンベータを PEG 化したミルセラ® (腎性貧血)，および顆粒球コロニー形成刺激因子に対して PEG 化したジーラスタ®（好中球減少症）が承認されている．

3) 糖鎖修飾タンパク質薬 肝臓の肝実質細胞には，ガラクトースを認識する受容体 (アシアロ糖タンパクレセプター) が豊富に存在しており，これを利用した糖鎖修飾タンパク質薬により能動的ターゲティングが可能である．ガラクトースで修飾したヒト血清アルブミンに，ガンマ線を発する ^{99m}Tc を結合したアシアロシンチ® は，肝機能を診断する放射性医薬品である．これは，肝機能低下時にアシアロ糖タンパクレセプターが減少することを利用したものである．

4) 抗体薬物複合体 分子標的薬であるモノクローナル抗体に，抗がん薬や毒素を結合させて，がん細胞表面のがん関連抗原に特異的に標的化する抗体薬物複合体 (Antibody-Drug Conjugate：ADC) の臨床での実用化が急速に進展している．ADC によりがん細胞に殺細胞効果が発揮される模式図を図 3.11 に示している．

日本で初めて承認された ADC であるイブリツモマブ・チウキセタン (ゼヴァリン®) は，CD20 抗原に対するマウス抗体で，^{111}In または ^{90}Y を結合させたものである．CD20 抗原は，B 細胞が分化成熟していく段階の中で，増殖活性が高い時期に細胞表面に発現する分化抗原の 1 つである．ガンマ線を発する ^{111}In の抗体薬はイメージングを目的に用いられ，異常集積が認められなければ，ベータ線を放出する ^{90}Y 抗体薬を用いた治療が行われる．ゲムツズマブオゾガマイシン (マイロターグ®) は，骨髄性白血病細胞表面に特異的な CD33 抗原に対するヒト化抗体に，抗腫瘍性抗生物質であるカリケアマイシンの誘導体を結合させたものである．

最近では，キメラ抗体ブレンツキシマブに微小管阻害薬モノメチルアウリスタチン E を結合さ

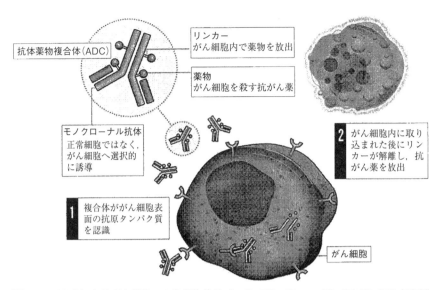

図 3.11 ADC によるがん細胞への殺細胞効果（Ledford H.：*Nature*, 476：380-381, 2011 を改変）

せたアドセトリス®，ヒト化抗体トラスツズマブ（ハーセプチン®）にチューブリン重合阻害薬エムタンシンを結合させたカドサイラ®が日本でも承認された．

3.3.5 遺伝子治療における DDS
a. 遺伝子治療の現状

近年の分子生物学の発展に伴い，疾病の発症および進行メカニズムの遺伝子レベルでの解明が進んでいる．治療効果を有する生理活性物質をコードする遺伝子による治療，すなわち**遺伝子治療**（gene therapy）は，様々な難治性疾患の画期的な治療法として期待されている．遺伝子治療とは，欠損している生理活性物質の遺伝子 DNA やプラスミド DNA を導入したり，異常な遺伝子を置換したりする根本的な治療方法である（図 3.12）．疾病の原因となる特定の遺伝子発現を抑制する目的で，その遺伝子の DNA あるいは mRNA に相補的な配列を持つアンチセンスなどの核酸により，異常なタンパク質の産生を阻害する手法も遺伝子治療の一種である（図 3.12）．

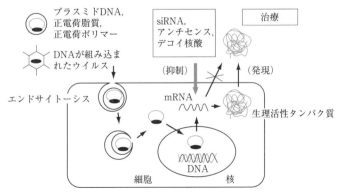

図 3.12 遺伝子導入および遺伝子発現抑制による遺伝子治療

3 DDS（Drug Delivery System：薬物送達システム）

表3.3 遺伝子治療の歴史

1990 年	米国で世界初のアデノシンデアミナーゼ（ADA）欠損症患者への遺伝子治療が開始された.
1995 年	北海道大学で ADA 欠損症患者への国内初の遺伝子治療が始まった.
1998 年	アンチセンスの Vitravene®（Fomivirsen）が米国でサイトメガロウイルス性網膜炎に対して承認された.
1999 年	米国でアデノウイルスベクターの投与による異常免疫反応で死亡事故が発生した.
2002 年	フランスでレトロウイルスベクターによる遺伝子の染色体挿入が原因で，臨床試験中の患者が白血病を発症した.
2004 年	アプタマーの Macugen®（Pegaptanib）が米国で加齢性黄斑変性症に対して承認された．日本では 2008 年に承認された.
2008 年	日本でコラテジェン®（HGF プラスミド DNA）が，2008 年 3 月に閉塞性動脈硬化症に対する遺伝子治療薬として承認申請された．しかし 2010 年に承認申請は取り下げられた.
2008 年	米国で ADVEXIN®（がん抑制遺伝子 p53-アデノウイルス）が，2008 年 8 月に再発・難治性の頭頸部扁平上皮がんに対する遺伝子治療薬として承認申請された．しかし同年 9 月に申請は却下された.
2012 年	リポタンパク分解酵素をコードしたアデノウイルスベクター Glybera® を用いた *in vivo* 遺伝子治療が，脂質代謝異常の遺伝病患者を対象として欧州で承認された.
2013 年	家族性高脂血症薬であるアンチセンスの Kynamro®（Mipomersen）が米国で承認された.

　遺伝子治療のこれまでの歴史を表3.3 に整理している．世界で初めて実施された遺伝子治療として，先天性のアデノシンデアミナーゼ（ADA）欠損症患者への ADA 遺伝子の導入が 1990 年に米国で実施された．日本においては，北海道大学で 1995 年に初めて ADA 欠損症の患者に対して遺伝子治療が実施された．しかし，遺伝子導入のベクター（運搬体）に用いたアデノウイルスによる副作用が原因で，患者の死亡事故が 1999 年に起こった．さらに 2002 年には，遺伝子治療中の患者に白血病の発症が見られ，遺伝子治療の安全性に大きな疑問が投げかけられた.

　その後日本では，閉塞性動脈硬化症に対して血管新生効果がある肝細胞増殖因子（hepatocyte growth factor：HGF）の遺伝子治療薬が 2008 年に承認申請された．治験数の不足により，その 2 年後に承認申請は取り下げられたものの，Phase Ⅲ の臨床試験が現在展開されている．2012 年には，リポタンパク分解酵素をコードしたアデノウイルスベクター Glybera® を用いた *in vivo* 遺伝子治療が脂質代謝異常の遺伝病患者を対象として欧州で承認され，世界で初めて遺伝子治療が臨床で実用化された.

　一方，核酸医薬では，**アンチセンス**（antisense）と**アプタマー**（aptamer）がすでに認可され実用化されている．アンチセンスは疾病の原因遺伝子の mRNA と相補的な配列を導入し，異常なタンパク質の発現を抑制する．アプタマーは一本鎖の RNA，DNA からなる核酸抗体であり，標的タンパク質に結合しその機能を阻害する．その他に，病気の原因となる遺伝子の mRNA を選択的に切断する siRNA（small interfering RNA）や，疾患に影響を及ぼす転写因子の機能を阻害するデコイ（decoy）などの核酸医薬が注目されている.

　2016 年までに，世界では欧米を中心に遺伝子治療の臨床試験が約 2,400 件進行している（表3.4）[1]．日本では臨床試験の数は増えてきているものの，世界全体の 1.7%（42 件）である．これまでに実施されている遺伝子治療の約 3 分の 2 は，がん治療に対するプロトコールである（表3.4）．導入される遺伝子としては，がん抑制遺伝子（p53），がん特異的表面抗原遺伝子（CD20 など），サイトカイン遺伝子（インターフェロン，インターロイキンなど），自殺遺伝子（チミジンキ

ナーゼ）が代表的なものである．

　遺伝子治療の臨床試験において，第Ⅲ相まで進んでいるプロトコールは約4%とわずかであり[1]，遺伝子治療は標準的な治療法として確立し，普及するまでには至っていないのが現状である．遺伝子を送達するベクター自体の毒性など，解決すべき安全性の問題が多い．

表3.4　遺伝子治療の臨床試験の対象疾患と使用遺伝子（2016年までのデータ）

対象疾患	全件：2409件	使用遺伝子	全件：2409件
がん	1554件（64.5%）	抗原遺伝子	465（19.3%）
単一遺伝性疾患	248（10.3%）	サイトカイン遺伝子	376（15.6%）
感染症	181（7.5%）	欠損遺伝子	200（8.3%）
心血管系疾患	178（7.4%）	がん抑制遺伝子	190（7.9%）
神経疾患	43（1.8%）	増殖因子遺伝子	171（7.1%）
眼疾患	34（1.4%）	自殺遺伝子	171（7.1%）
その他	171（7.1%）	その他	836（34.7%）

The Journal of Gene Medicine（http://www.wiley.com/legacy/wileychi/genmed/clinical/）より．

b. 遺伝子治療へのDDSの応用

　遺伝子治療には，採取した患者の細胞に遺伝子導入を行い，機能を回復した細胞を再び患者に戻す ex vivo 法と，**ベクター**（vector）に導入した遺伝子を直接体内に投与する in vivo 法の大きく分けて2種類がある（図3.13）．通常の医薬品と同様に，遺伝子を患者に直接投与することで治療が実現できるため，in vivo 法による遺伝子治療の方法論の確立が強く望まれている．投与された遺伝子には，生体内分解，臓器分布，細胞内取り込みなど克服すべき生体内動態の課題が多い．したがって，導入する遺伝子は体内で効率よく安定して発現することが要求されるため，DDSの観点から遺伝子を標的部位に確実に運ぶためのベクターが必要となる．

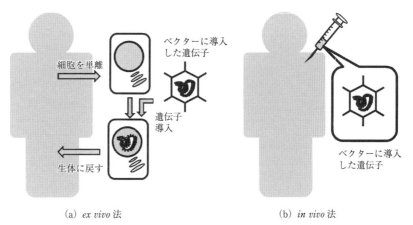

(a) ex vivo 法　　　　　　　(b) in vivo 法
図3.13　ex vivo 法（a）と in vivo 法（b）による遺伝子治療

　遺伝子導入に用いられるベクターは，ウイルスベクターと非ウイルスベクターの2種類に大きく分類でき，それぞれ長所と短所がある（表3.5）．その中でも，アデノウイルスとレトロウイルスベクターがこれまでによく利用されている．アデノウイルスベクターは感染効率が高いものの，染

3　DDS（Drug Delivery System：薬物送達システム）

表 3.5　遺伝子治療に用いられるベクターの特徴

大分類	ベクター	長　　　所	短　　　所	全プロトコールに対する%※
ウイルス	アデノウイルス	感染効率が高い 非分裂細胞にも感染	染色体に取り込まれない 発現が一過的 毒性，免疫原性が強い	21%
	レトロウイルス	染色体に取り込まれる 抗原性が低い ベクター産生方法が確立	感染，発現効率が低い 分裂細胞にしか感染しない ランダムな挿入による安全性に問題	18.6%
	アデノ随伴ウイルス	染色体に取り込まれる 非分裂細胞にも適用可 病原性がない	目的遺伝子のサイズに制限 ベクター産生方法が複雑 安全性に問題	7.2%
非ウイルス	プラスミド DNA	コストがかからない 病原性がない	発現が一過的	17.2%
	カチオン性リポソーム	細胞毒性が低い 大量調製が容易	導入，発現効率が低い	4.8%

※：The Journal of Gene Medicine（http://www.wiley.com/legacy/wileychi/genmed/clinical/）より．

色体に取り込まれないため発現が一過的で，毒性および免疫原性が強い．レトロウイルスベクターは，増殖細胞の染色体に目的遺伝子が組み込まれ，長期の発現が期待できる．しかし，宿主細胞の染色体に遺伝子がランダムに挿入され，発がんの危険性がある．

　表 3.5 に示すように，遺伝子発現効率の良いウイルスベクターが繁用されている．しかし安全性や反復投与が困難であるなどの理由により，プラスミド DNA を基本とする非ウイルスベクターを用いた方法が有望視されている．また，ポリアニオンの DNA と静電的相互作用に基づき複合体を形成するカチオン性キャリアーであるカチオニックリポソームは，培養細胞への *in vitro* 遺伝子導入によく用いられている．カチオニックリポソームは調製・加工が容易なことから，*in vivo* 遺伝子治療への応用の可能性が検討されている．その他の期待される遺伝子導入の手法としては，高容量のプラスミド DNA を静脈注射するハイドロダイナミクス法や，電気パルスを用いた物理刺激によるエレクトロポレーション法がある．

　ヒトの DNA を解読するヒトゲノム解析計画が完了し，患者の疾患関連遺伝子や薬物代謝酵素に対する遺伝子診断が可能となってきた．遺伝子情報を出発点とする新しい治療法は，先天性の遺伝病，がんやエイズなどの難治性疾患の克服や患者個別の治療を可能とし，医療の本質を大きく転換できると期待され，テーラーメイド医療と呼ばれている．遺伝子医薬品については，精密な細胞内動態制御，発現効率や安全性の向上などが重点的な課題である．これまでに認可されている核酸医薬（表 3.3）については，アンチセンスの Vitravene®（Fomivirsen）や *ApoB*100 を標的とした家族性高脂血症薬 Kynamro®（Mipomersen）ではホスホロチオエイト型の構造，アプタマーの Macugen®（Pegaptanib）では PEG を結合させることにより，生体内での安定性を向上させている．このような DDS 技術の遺伝子治療への実用化研究が，今まで以上に注目を集めると考えられる．

3.4 吸 収 改 善

SBO E5(3)④1	吸収改善の概要と意義について説明できる.
2	投与部位ごとに代表的な吸収改善技術を列挙し，その特性について説明できる.
3	吸収改善技術を適用した代表的な医薬品を列挙できる.

3.4.1 吸収改善の概要・意義

　生体表面を投与経路に利用した薬物治療においては，投与された薬物は，最初に消化管や皮膚などの障壁を効率良く通過しなければならない．しかし薬物によっては，その物理化学的性質によって吸収障壁となる生体膜を透過できず，通過の途中で分解されてしまい，生体内には到達できないものが多数存在する．そこでDDS開発の立場から，このような難吸収性薬物を効率良く吸収させる試みが進められている.

　薬物を吸収促進するには，吸収障壁となる上皮細胞の厚さや形状など各粘膜の特性を熟知しておく必要がある．薬物の生体膜透過を促進させるには，物理的，化学的，生物学的方法がある．多くの薬物は，脂質二重膜で構成される生体膜に溶解拡散して吸収されるため，油水分配率の高い化合物の吸収は良好である．したがって，極性の高い化合物を疎水性にするための化学修飾が必要で，疎水基のエステル化などを行うプロドラッグの手法がきわめて効果的であり（詳細は3.5節参照），オセルタミビルリン酸塩（タミフル®）など消化管吸収製剤で多くの実績がある.

3.4.2 投与部位ごとの代表的な吸収改善技術・特性

a. 経口投与

　小腸粘膜の薬物透過性は，界面活性剤などの添加剤で改善できるが，小腸粘膜に対する高い障害性のため，製剤添加物としてはほとんど使用できない．さらに経口投与の場合は，胃腸管腔内の移行のため，吸収促進剤が薬物吸収部位で希釈されてしまう．したがって，プロドラッグ化の手法が最も有効である（詳細は3.5節参照）.

　ペプチドやタンパク質は経口投与後，胃酸および小腸粘膜や肝臓に存在する酵素による分解を受けやすいことが知られている．そこで，このような薬物の分解防止を目的として，タンパク質分解酵素阻害剤を利用する方法と剤形修飾を施す方法が研究されている．タンパク質分解酵素阻害剤の具体例としては，アプロチニン，大豆トリプシンインヒビター，バシトラシンなどがあり，いずれも吸収経路に存在する分解酵素の反応を阻害する.

b. 直 腸

　坐剤による直腸への適用では，拡散による薬物や添加物の広がりも少なく，さらに分泌液も少ない．したがって，薬物吸収粘膜に高い濃度で添加物を作用することができるため，直腸においてカプリン酸ナトリウムなどの薬物吸収促進剤による高い効果が得られる.

c. 皮 膚

　皮膚は表面から表皮，真皮，皮下組織に分けられ，汗腺や毛穴の付属器官が表皮から真皮まで貫いて存在している．表皮の最も外側には，角質層と呼ばれる厚さ約 $20\,\mu\mathrm{m}$ の薄い層が存在する．角質細胞は扁平な死細胞からなり，物質の透過性がきわめて低く，水分の蒸発や異物の侵入を防ぐバリヤー機能を担っている.

　図3.14に示すように，角質層は角質細胞と間隙の部分の2層からなり，角質細胞の実質を経由す

るルートと角質細胞の間隙を通過するルートの2つに薬物透過は大別できる．角質細胞は親水性のケラチンで満たされており，細胞を介する薬物透過ルートは親水性が薬物の透過に寄与すると考えられている．疎水性薬物はセラミドを多く含有する角質細胞間隙を経由して透過すると考えられる．

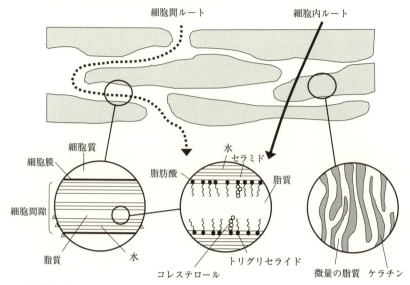

図3.14 角質層の構造と薬物の角質層透過経路（B.W. Barry et al.：*J. Controlled Release*, **6**：85, 1987）

このように，皮膚の最外層に角質層というバリヤー層が存在するため，他の粘膜と比較して皮膚からの薬物吸収性はきわめて低い．したがって，ほとんどの薬物の皮膚透過性は低いため，改善する必要がある．皮膚への適用においては，化学的（プロドラッグ）あるいはイオントフォレシスなどの物理的な吸収促進法がある．

3.4.3 吸収改善技術を適用した代表的な医薬品
a. 腸溶性コーティング
薬物が胃酸によって分解されるのを防止するため，腸溶性コーティングを施した製剤が利用されている．たとえば，プロトンポンプ阻害薬であるランソプラゾールのカプセル剤には，腸溶性コーティングが施された顆粒が入っている．
b. プロドラッグ
薬物の脂溶性を高めるために化学修飾を施してプロドラッグ化し，消化管や皮膚の角質層の透過性を改善することができる（詳細は3.5節参照）．実用化例として，消化管吸収を改善するバカンピシリン塩酸塩やオセルタミビルリン酸塩，経皮浸透性を高めるプレドニゾロンファルネシル酸エステルやベタメタゾン吉草酸エステルがあげられる．
c. 吸収促進剤
本来吸収されない薬物を効率良く吸収させるため，吸収障壁に作用しその性質を変化させることによって，薬物の透過性を改善する吸収促進剤を開発する試みが種々の投与部位に対して行われている．吸収促進剤による難吸収性薬物の吸収促進のメカニズムは，一般的には，上皮細胞の膜流動性の増大（細胞内ルート）や細胞間隙の開口（細胞間隙ルート）が考えられている（図3.15）．吸

収促進剤はそれ自身には薬理作用がないことが望ましく，主薬や製剤添加物と相互作用しないことが条件となる．また粘膜への作用が障害を引き起こすものであってはならない．

直腸への適用では，アンピシリン（アンピレクト®）やセフチゾキシム（エポセリン®）の坐剤には，吸収促進剤としてカプリン酸ナトリウムが添加されている．カプリン酸ナトリウムにより，細胞内のカルシウムレベルが上昇し，細胞骨格系の収縮が活性化される．そこで，細胞間隙ルートが一時的に開口し（図3.15），薬物吸収が促進される．皮膚への適用では，局所刺激性や毒性などの問題をクリアした吸収促進剤が利用されている．エストラジオールの経皮吸収促進のために，エタノールの添加が実用化されている．エタノールは角質層に可逆的に作用して，薬物の透過性を改善する．

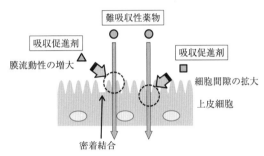

図3.15 吸収促進剤による生体膜透過促進のメカニズム

d．物理的吸収促進法

物理的な吸収促進法の1つであるイオントフォレシス（iontophoresis）とは，皮膚に電位差を与え，極性の高いイオン型薬物の角質層の移行速度を増大させるために開発されたデバイスである（図3.16）．皮膚に刺激を与えない程度の直流を間欠的に流すことにより，インスリンなどのペプチド性薬物の経皮吸収が著しく改善された報告がある．イオントフォレシスはすでに米国では，リ

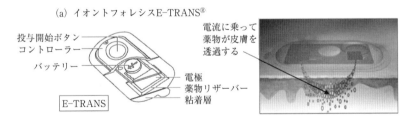

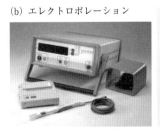
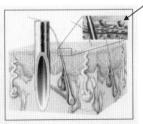

図3.16 イオントフォレシスとエレクトロポレーションによる経皮吸収促進

ドカイン製剤（Iontocaine®）で利用されている．手術後に自己調節できる鎮痛薬としてフェンタニル製剤も開発されている．

一方，高電圧パルスを短時間照射することによって表皮の脂質膜の流動性を高めたり，微細な穴を開けたりして薬物を透過させるエレクトロポレーション（図3.16）がよく研究されている．DNAワクチンなどの遺伝子の細胞内導入への応用が期待されている．

参考文献
1) Gene therapy clinical trial worldwide provided by the Journal of Gene Medicine. http://www.wiley.com/legacy/wileychi/genmed/clinical/

3.5 プロドラッグ

SBO E5(3)①2　代表的なDDS技術を列挙し，説明できる．
　　E4(1)④4　プロドラッグと活性代謝物について，例を挙げて説明できる．
　　C4(3)②2　プロドラッグなどの薬物動態を考慮した医薬品の化学構造について説明できる．

3.5.1 プロドラッグの概要・意義

プロドラッグ（prodrug）は，薬物分子を化学修飾することにより薬剤学的な課題（製剤特性・薬物動態）を解決するよう設計された誘導体であり，それ自身は薬効を示さず，体内で元の薬物分子（親薬物）に復元されて薬効を発揮する．プロドラッグの概念図を図3.17に示す．プロドラッグ化の目的として，安定性や吸収性の改善，作用の持続化，組織指向性の付与，副作用の軽減などがあげられる（表3.6）．プロドラッグ化では，修飾基の特性により，溶解性，吸収性，体内分布や親薬物への復元速度などを制御可能であるが，体内で遊離する修飾基の安全性を考慮する必要があり，また，遊離した修飾基が薬理作用を持たないことが望ましい．なお，プロドラッグ化の目的は1つとは限らず，多段階の代謝を経て親薬物に復元されるよう設計し，複数の目的を達成する高度なプロドラッグも存在する．

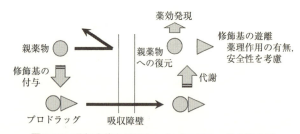

図3.17　吸収改善を目的としたプロドラッグの概念図

3.5.2 代表的なプロドラッグ
a. 吸収改善を目的としたプロドラッグ

薬物の水溶性について，水溶性が高いと膜透過性が低いために消化管より吸収されにくく，一方で薬物が吸収されるためには一度溶解する必要があるため，薬物の水溶性は適度に調節される必要がある．水溶性の薬物に脂溶性の修飾基を付加することがよく行われ，現在市販されているプロド

3.5 プロドラッグ

表3.6 プロドラッグ化の目的と代表例

	目的	プロドラッグ	親薬物
製剤特性の改良	水溶性増大	クロラムフェニコールコハク酸エステルナトリウム ヒドロコルチゾンコハク酸エステルナトリウム デキサメタゾンリン酸エステルナトリウム ホスフルコナゾール ホスアプレピタント イリノテカン塩酸塩	クロラムフェニコール ヒドロコルチゾン デキサメタゾン フルコナゾール アプレピタント SN-38
生体内挙動の改善	吸収改善	バカンピシリン塩酸塩 セフカペンピボキシル塩酸塩 セフジトレンピボキシル セフォチアムヘキセチル塩酸塩 プルリフロキサシン オセルタミビルリン酸塩 ラニナミビルオクタン酸エステル バラシクロビル塩酸塩 エナラプリルマレイン酸塩 カンデサルタンシレキセチル オルメサルタンメドキソミル フルスルチアミン塩酸塩	アンピシリン セフカペン セフジトレン セフォチアム ウリフロキサシン Ro64-0802 ラニナミビル アシクロビル エナラプリラート カンデサルタン オルメサルタン チアミン
	作用持続化	アラセプリル テガフール，カルモフール* ハロペリドールデカン酸エステル	カプトプリル 5-フルオロウラシル ハロペリドール
		テストステロンエナント酸エステル， テストステロンプロピオン酸エステル	テストステロン
	作用持続化，個人差の改善による安全性の向上	リスデキサンフェタミンメシル酸塩	d-アンフェタミン
	吸収改善，肝臓における選択的復元	シンバスタチン	オープンアシド体
	皮膚浸透性の改善，炎症細胞内における選択的復元	プレドニゾロンファルネシル酸エステル	プレドニゾロン
	吸収改善，脳移行性の増大	レボドパ	ドパミン
	大腸への選択的送達	サラゾスルファピリジン	5-アミノサリチル酸
	ウイルス感染細胞での選択的作用発現	アシクロビル	三リン酸化体
	腫瘍組織での選択的作用発現	ドキシフルリジン，カペシタビン	5-フルオロウラシル
	胃酸による失活抑制	エリスロマイシンエチルコハク酸エステル エリスロマイシンステアリン酸塩**	エリスロマイシン
生体内反応の修飾	苦味減少	クロラムフェニコールパルミチン酸エステル*	クロラムフェニコール
	消化管への副作用の軽減	アセメタシン，インドメタシンファルネシル ロキソプロフェンナトリウム スリンダク アンピロキシカム	インドメタシン trans-OH体 スルフィド体 ピロキシカム

*：現在は販売中止．**：親薬物の塩であり，厳密にはプロドラッグではない．

ラッグ製剤の多くで利用されている．

　薬物の活性にカルボキシル基が必要な場合も多いが，カルボキシル基のpK_aは一般に中性より低く，吸収が行われる小腸のpH（中性）においてはイオン型となり，水溶性が高まるために吸収されにくくなる傾向がある．カルボキシル基に関しては，エステル化を行うことで脂溶性を高め，生体内に存在するエステラーゼを利用して親薬物へ復元するよう設計できる．例として，抗インフルエンザウイルス薬である**オセルタミビルリン酸塩**があげられる．脂溶性プロドラッグでは生物学的利用能（バイオアベイラビリティ）の向上が期待され，オセルタミビルリン酸塩のラットにおけるバイオアベイラビリティは親薬物への復元も含めて35％で，親薬物の4％に比べて著しく改善されている．一方，吸入抗インフルエンザ薬である**ラニナミビルオクタン酸エステル**は，肺胞上皮細胞による吸収を改善しており，上皮細胞内において水溶性のラニナミビルに復元されて細胞内に長期間留まる．吸収改善を目的としたプロドラッグの構造式を図3.18に示す．

　また，高コレステロール血症治療薬の**シンバスタチン**は，吸収された後，肝臓へ分布し，肝臓中でラクトン環の開環が起こり，HMG-CoA還元酵素を阻害するプロドラッグである（図3.19）．経皮吸収型ステロイドである**プレドニゾロンファルネシル酸エステル**はプレドニゾロンのプロドラッグで，全身循環を介することなく深部炎症組織に到達し，炎症細胞内において選択的にプレドニゾロンに代謝されるため，通常の外用ステロイドと異なり関節リウマチに適用される（図3.20）．

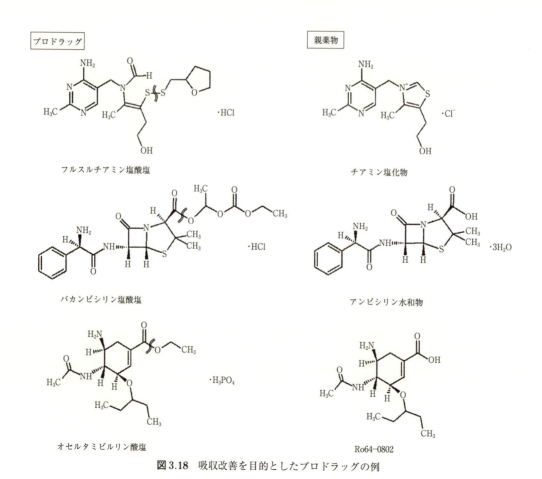

図3.18　吸収改善を目的としたプロドラッグの例

細胞膜に発現する特殊輸送系を利用する方法もある．そのような特殊輸送系としては，小腸上皮細胞に存在するペプチドトランスポーター（PEPT1）があり，プロドラッグの例としてアシクロビルをバリンで修飾した**バラシクロビル塩酸塩**があげられる．なお，PEPT1の基質特異性は低く，バラシクロビルにはペプチド結合がない．特殊輸送系の他の例としては，アミノ酸トランスポーターにより輸送される**レボドパ**（L-ドーパ）があげられる．

b. ターゲティングを目的としたプロドラッグ

治療標的組織/細胞において親薬物へと変換されるプロドラッグ設計を施せば，ターゲティングが実現できる（図3.21）．

抗ウイルス薬である**アシクロビル**の活性体は三リン酸化体であるが，最初の段階である一リン酸化体は，ウイルス感染細胞において誘導されるチミジンキナーゼにより生成されるため，ウイルス感染細胞を選択的に死滅させる．

ドパミンは血液脳関門を通過しないが，プロドラッグである**レボドパ**は，小腸上皮細胞および脳血管内皮細胞に発現するL-型アミノ酸トランスポーター（LAT）により輸送され，脳に移行した後，芳香族L-アミノ酸脱炭酸酵素によりドパミンに復元される．なお，吸収されたレボドパの大部分は小腸などに存在する芳香族L-アミノ酸脱炭酸酵素によりドパミンとなるため，効果を得るためには大量のレボドパを内服する必要がある．

c. 作用持続化を目的としたプロドラッグ

プロドラッグから親薬物への復元を遅延することで作用持続化を図ることもできる．テストステロンの作用持続化を目的としたプロドラッグに，**テストステロンプロピオン酸エステル**，**テストステロンエナント酸エステル**がある．これらの油性注射液を筋注することで，徐々に加水分解されて

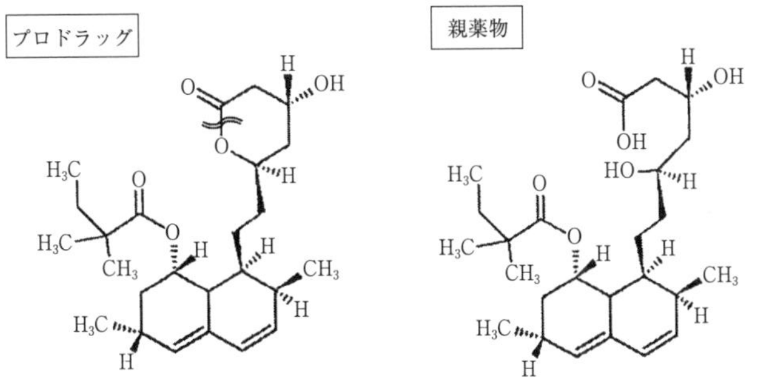

シンバスタチン　　オープンアシド体

図3.19　シンバスタチンと活性代謝物の構造

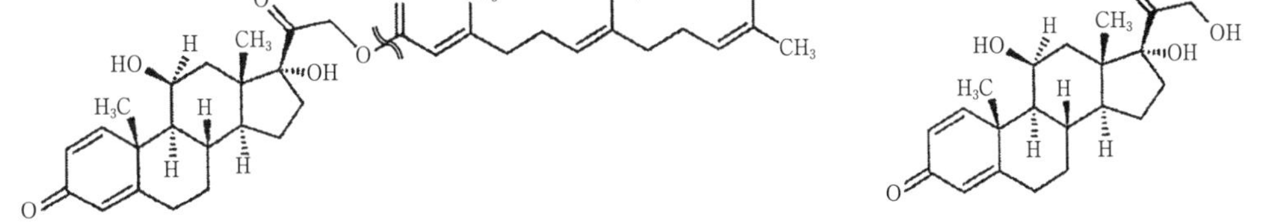

プレドニゾロンファルネシル酸エステル　　プレドニゾロン

図3.20　プレドニゾロンファルネシル酸エステル

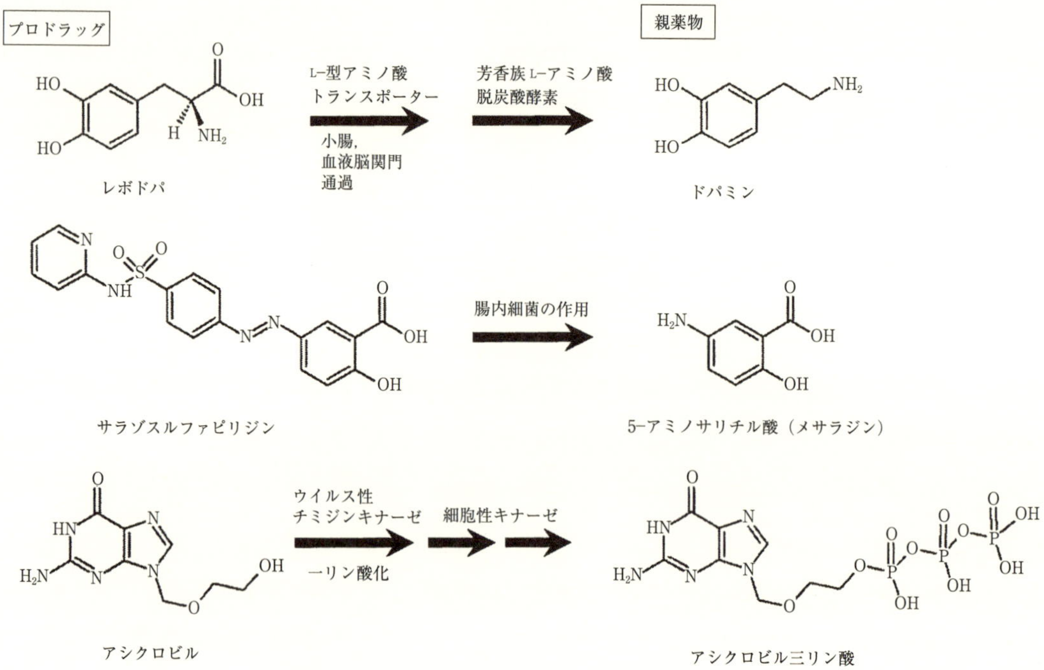

図 3.21　ターゲティングを目的としたプロドラッグ

テストステロンが遊離し，作用が持続する.

　5-フルオロウラシル（5-FU）は，通常，肝臓においてジヒドロピリミジンデヒドロゲナーゼにより速やかに代謝され，活性を失う. **テガフール**（図3.22）は生体内で徐々に 5-FU に代謝され，抗腫瘍効果が持続する. 抗腫瘍活性の持続化を目的としたプロドラッグは他に，シタラビンのプロドラッグである**エノシタビン**（図3.22）などがある.

　アンジオテンシン変換酵素（ACE）阻害剤である**アラセプリル**はカプトプリルのプロドラッグで，作用時間の延長を目的としており，降圧作用の発現も緩徐である. アラセプリルは体内に吸収後，脱アセチル化されデアセチルアラセプリルとなり，次いでフェニルアラニンがはずれ，カプトプリルとなる. カプトプリルは1日3回の服用が必要であるが，アラセプリルは1〜2回の服用で済む. その他の ACE 阻害剤について，表3.7にまとめた.

d. 副作用の軽減を目的としたプロドラッグ

　プロドラッグ化により，副作用の軽減を図ることも可能である. 非ステロイド性抗炎症剤（NSAIDs）はシクロオキシゲナーゼを阻害することでプロスタグランジンの生成を抑制するが，プロスタグランジンは消化管粘膜保護作用があるため，NSAIDs は消化管障害の発現頻度が高い. この消化管障害の副作用軽減を目的として，体内に吸収されるまで作用を発現しないようにした種々のプロドラッグが開発されている（図3.23）.

e. 高度なプロドラッグ

　カペシタビンは，体内へ吸収後，3段階の代謝を経て活性代謝物 5-FU になる（図3.24）. つまり，肝臓などのカルボキシエステラーゼにより 5'-DFCR に代謝され，次いでシチジンデアミナーゼによりドキシフルリジン（5'-DFUR）へ変換後，腫瘍組織に高濃度で存在するピリミジンヌクレ

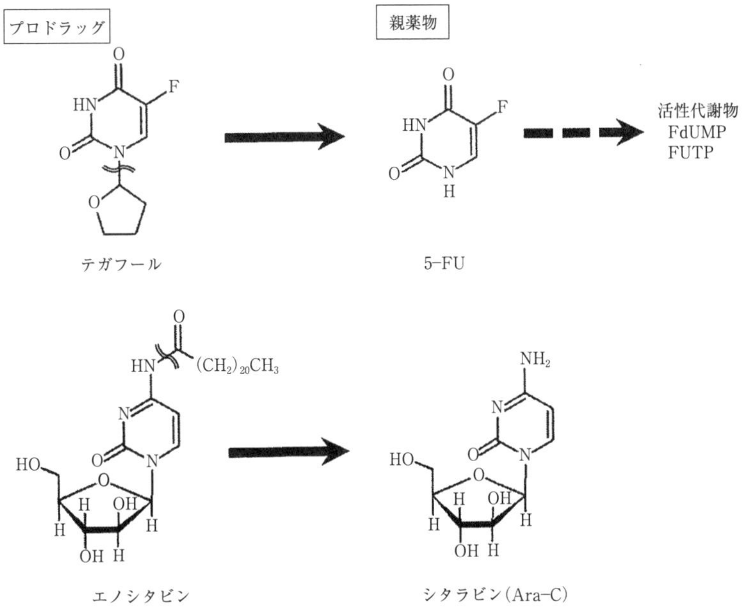

3.5 プロドラッグ

プロドラッグ → 親薬物 → 活性代謝物 FdUMP FUTP

テガフール   5-FU

エノシタビン   シタラビン（Ara-C）

図 3.22 作用持続化を目的としたプロドラッグ

表 3.7 アンジオテンシン変換酵素阻害剤の特徴

ACE 阻害剤	活性代謝物	プロドラッグ化の目的	服用回数（／日）	半減期（活性代謝物，健常成人）
カプトプリル	—	—	3 回	0.4 時間
リシノプリル	—	—	1 回	13 時間
アラセプリル	カプトプリル	作用持続時間延長	1〜2 回	3.5 時間
エナラプリルマレイン酸塩	エナラプリラート	吸収改善	1 回	12 時間
イミダプリル塩酸塩	イミダプリラート	吸収改善	1 回	15 時間
テモカプリル塩酸塩	テモカプリラート	吸収改善	1 回	14〜22 時間
キナプリル塩酸塩	キナプリラート	吸収改善	1 回	20 時間

オシドホスホリラーゼにより 5-FU へ変換される．こうして，全身の曝露を最小限に抑え，腫瘍選択的に 5-FU を送達できる．

C 型肝炎治療薬である**ソホスブビル**は，ProTide（PROdrug nuleoTIDE）技術を応用して創製されたプロドラッグである（図 3.25）．ソホスブビルは肝細胞内で変換され，活性代謝物である三リン酸化体になる．様々なヌクレオシドアナログが開発されてきたが，一リン酸化体への変換が遅いために効率が悪かった．そこで，ソホスブビルでは，あらかじめリン酸が付与されており，さらにリン酸基の負電荷を打ち消すことで細胞移行性を高めている．ProTide 技術は，今後，抗ウイルス薬のみならず，抗悪性腫瘍薬にも応用されるものと期待されている．

f. その他のプロドラッグ

水溶性の改善を目的として，難溶性薬物にコハク酸修飾やリン酸修飾がなされる（図 3.26）．水溶性を改善したプロドラッグとして，**ヒドロコルチゾンコハク酸エステルナトリウム**，**クロラム**

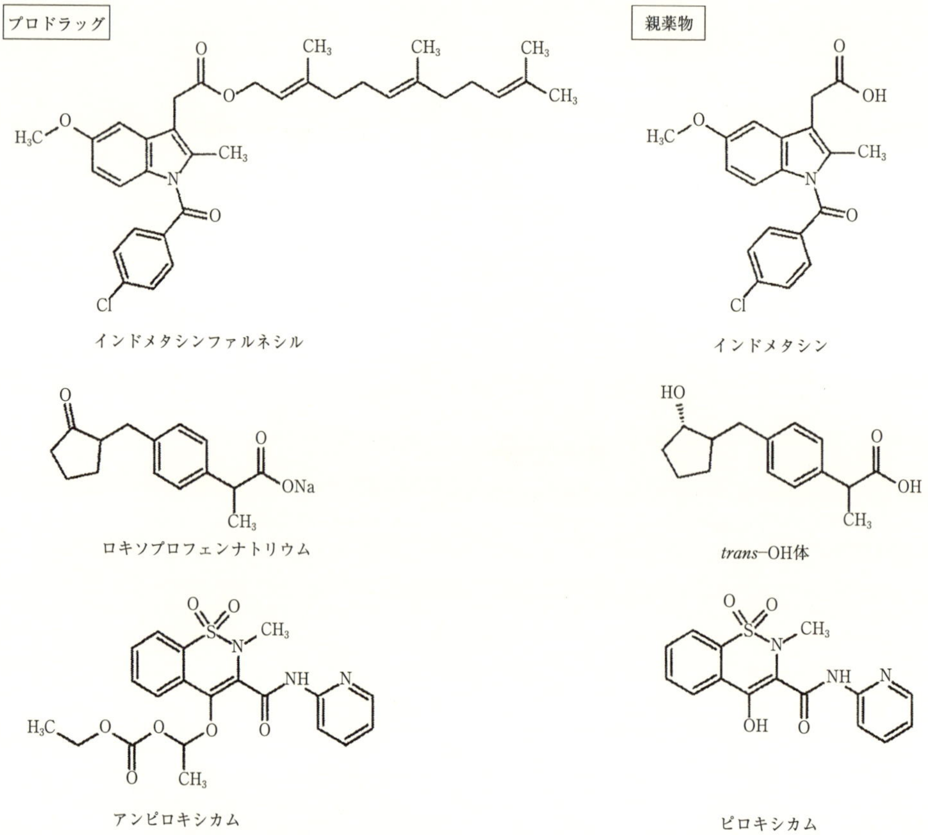

194　　3　DDS（Drug Delivery System：薬物送達システム）

プロドラッグ

親薬物

インドメタシンファルネシル

インドメタシン

ロキソプロフェンナトリウム

trans−OH体

アンピロキシカム

ピロキシカム

図3.23　胃腸障害の軽減を目的とした NSAIDs のプロドラッグ

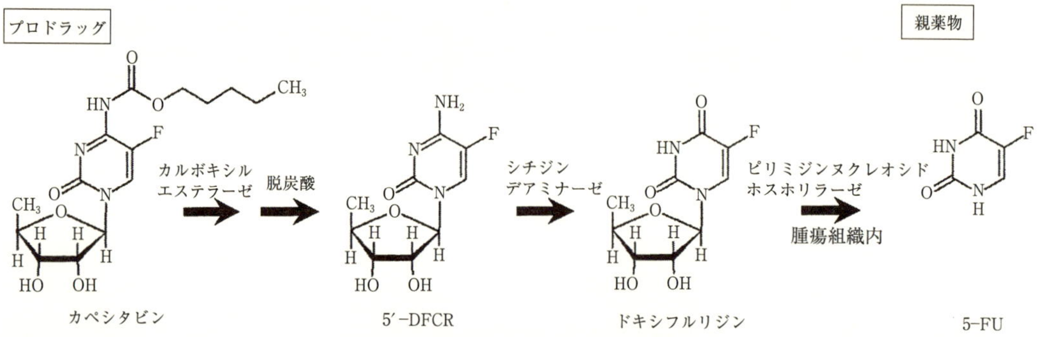

プロドラッグ

親薬物

カルボキシル
エステラーゼ　　脱炭酸

シチジン
デアミナーゼ

ピリミジンヌクレオシド
ホスホリラーゼ

腫瘍組織内

カペシタビン

5′−DFCR

ドキシフルリジン

5−FU

図3.24　カペシタビンの活性化機構

フェニコールコハク酸エステルナトリウム，デキサメタゾンリン酸エステルナトリウムなどがあり，注射剤として使用される．また，固形製剤の経口投与時の吸収性について，吸収されるためには一度，溶解する必要があるため，難溶性の薬物は製剤的な工夫を要する．抗 HIV 化学療法剤であるアンプレナビルは難溶性薬物で，溶媒として大量のビタミン E を含んだカプセル剤だったが，1 日当たりの服用剤数が多く問題であった．そこで，アンプレナビルの水溶性を改善したプロドラッグであるホスアンプレナビルカルシウムが開発され，服用剤数を低減した．HIV 感染症では

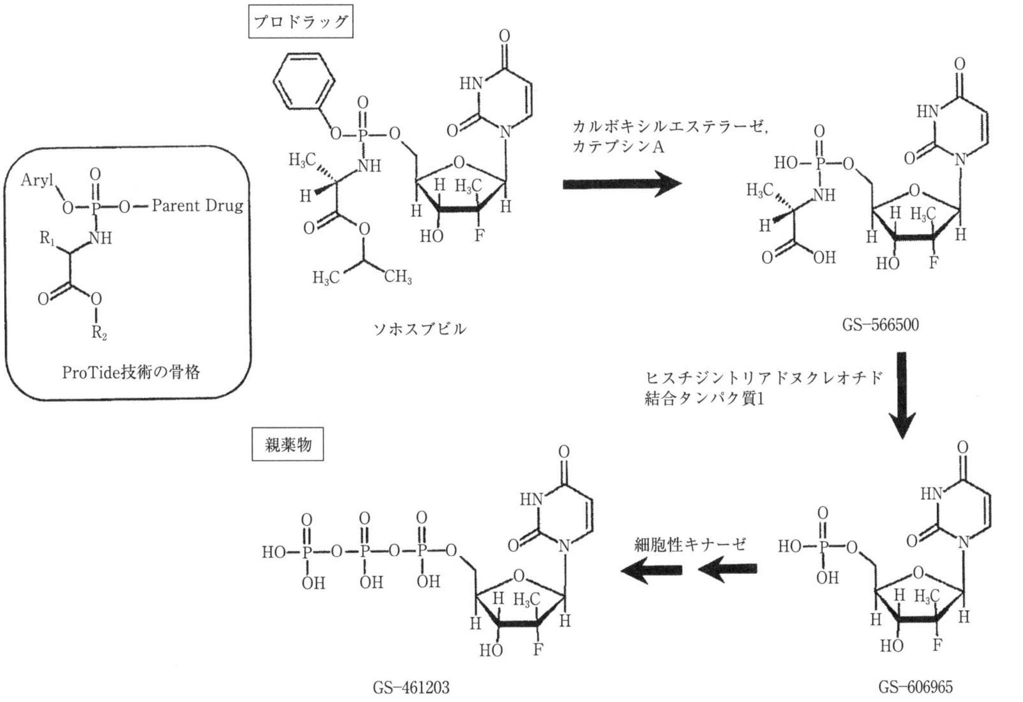

3.5 プロドラッグ 195

プロドラッグ

ProTide技術の骨格

ソホスブビル

カルボキシルエステラーゼ,
カテプシンA

GS-566500

ヒスチジントリアドヌクレオチド
結合タンパク質1

親薬物

GS-461203

細胞性キナーゼ

GS-606965

図 3.25 ソホスブビルの活性化機構

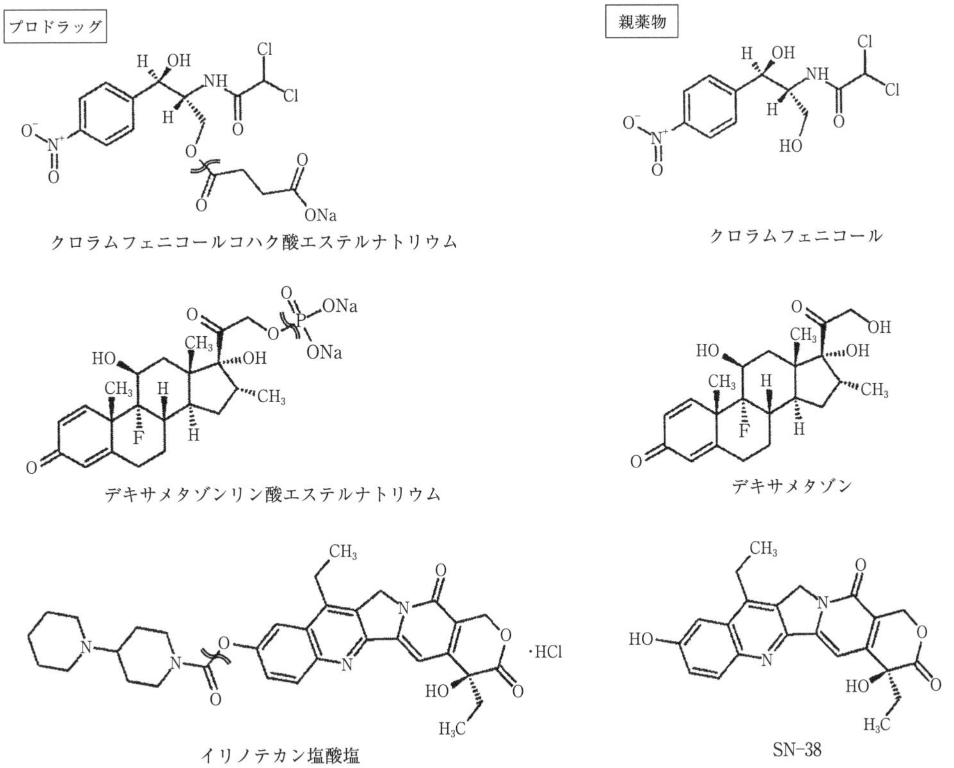

プロドラッグ

クロラムフェニコールコハク酸エステルナトリウム

親薬物

クロラムフェニコール

デキサメタゾンリン酸エステルナトリウム

デキサメタゾン

イリノテカン塩酸塩

SN-38

図 3.26 水溶性を改善したプロドラッグ

196 3 DDS（Drug Delivery System：薬物送達システム）

多剤併用療法が行われるため，1剤当たりの服用剤数が低減されるメリットは大きく，患者の利便性が向上した．他にも，幅広い悪性腫瘍に用いられる**イリノテカン塩酸塩**（図3.26）も水溶性の改善を目的としたプロドラッグである．イリノテカンは，植物アルカロイドであるカンプトテシンより半合成された．カンプトテシンは重い副作用が問題であった．そこでカンプトテシンの誘導体SN-38が合成され，抗腫瘍活性は高く，副作用も抑えられた．しかしながら，カンプトテシンもSN-38も難水溶性であり，アルカリ溶液には溶けるが抗腫瘍活性に必要なラクトン環が開環してしまう．そこで，イリノテカンが合成され，塩酸塩とすることで酸性側における溶解性を増大させた．イリノテカンは点滴静注後，肝臓やその他の組織においてカルボキシエステラーゼによって代謝され，比較的速やかにSN-38に復元される．

安定性の改善を目的としたプロドラッグもある．エリスロマイシンは胃の酸性条件下，速やかに分解される．そこで，エリスロマイシンをステアリン酸塩やエチルコハク酸エステルとし，酸性条件下における溶解を防ぎ，加水分解の機会を減らすことで，安定化できる．

抗血小板薬であるクロピドグレル硫酸塩やプラスグレル塩酸塩は吸収後，活性代謝物に変換され作用を発揮する（図3.27）．クロピドグレルはまずCYP2C19による代謝を受け，その後さらにCYPによる代謝を経て活性代謝物に変換されるため，CYP2C19の遺伝多型の影響を大きく受ける．これに対しプラスグレルの最初の代謝はエステラーゼによるもので，クロピドグレルに比してより

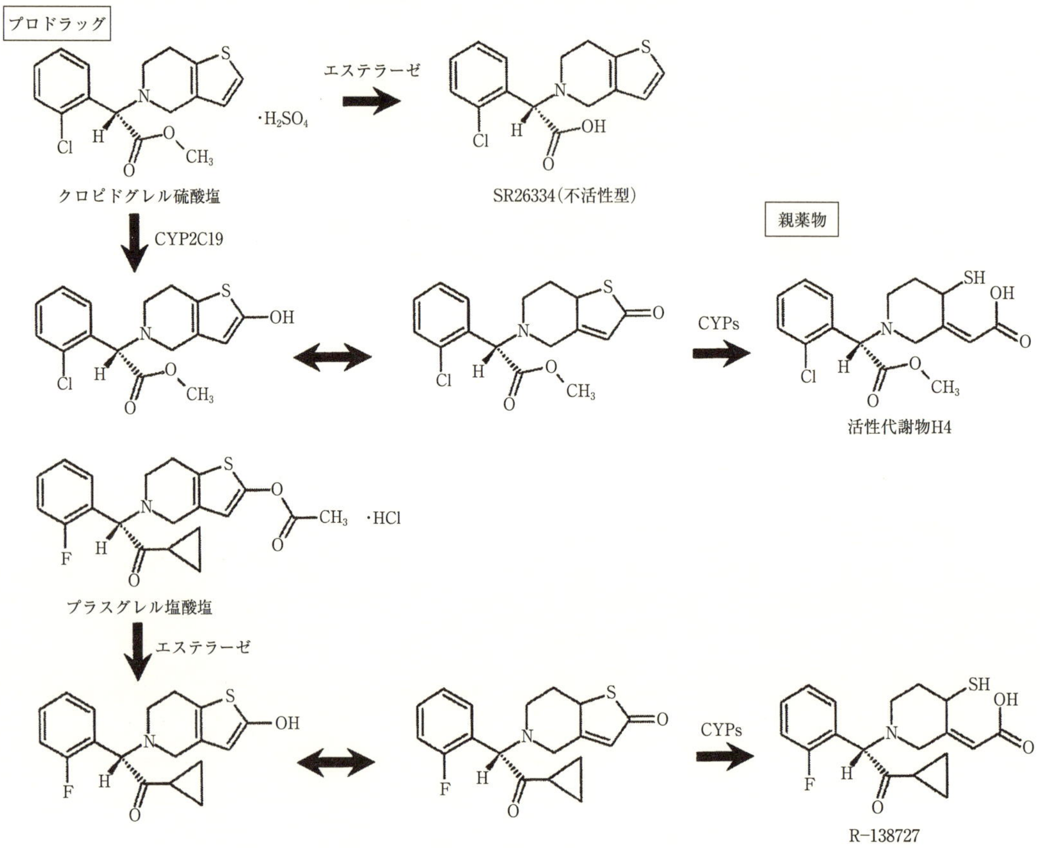

図3.27 クロピドグレル硫酸塩とプラスグレル塩酸塩の活性化機構

速やかに，より確実に効果を発揮する．

　免疫抑制剤であるアザチオプリンはプロドラッグであり，吸収された後，肝臓などに存在するグルタチオン S-トランスフェラーゼによって親薬物である 6-メルカプトプリン（6-MP）に代謝され，さらに活性代謝物である 6-チオグアノシンリン酸化物へと変換を受け，リンパ球の増殖抑制効果を発揮する．アザチオプリンのプロドラッグ化の目的は明確ではないが，6-MP と比較してバイオアベイラビリティが改善するようである．

g. アンテドラッグ

　アンテドラッグ（またはソフトドラッグ）は，局所で強い薬効を発揮した後，全身への移行時に代謝により活性が低下（または失活）することで副作用を軽減した誘導体で，プロドラッグとは逆の概念である．ステロイドは免疫抑制や副腎分泌機能低下など全身性の副作用が多いため，アンテドラッグとして種々のステロイド誘導体が開発されており，たとえばプレドニゾロン吉草酸エステル酢酸エステル，ベタメタゾン酪酸エステルプロピオン酸エステルなどの外用ステロイドがある．これらが全身へ移行する際には，より作用の弱いプレドニゾロンやヒドロキシプレドニゾロン，ベタメタゾンやヒドロキシベタメタゾンなどに代謝され，全身性の副作用が軽減される．

　またアンテドラッグとは異なるが，吸入ステロイドとして用いられるブデソニドは特有の動態学的特性を有し，気道組織に吸収された後，一部は不活性型の脂肪酸エステルに変換され，気道組織に保持される．エステル体はリパーゼの作用により徐々に活性体であるブデソニドに再変換され，作用が持続する．

演 習 問 題

問 3.1　脂質二分子膜からなる微粒子性キャリアーはどれか．1 つ選べ．

(第 97 回薬剤師国家試験より)

　　A　リピッドマイクロスフェア　　B　リポソーム　　C　高分子ミセル
　　E　ポリエチレングリコール　　E　シクロデキストリン

問 3.2　ターゲティングを利用した DDS に関して，誤っている記述はどれか．1 つ選べ．

　　A　モノクローナル抗体に，抗がん薬や毒素を結合させて標的化する抗体薬物複合体の臨床での実用化が進展している．

　　B　標的細胞内に特異的に発現する酵素で親薬物に変換されるプロドラッグを用いることで，標的細胞での薬物の選択的作用が得られる．

　　C　ネオカルチノスタチンをスチレン―マレイン酸交互共重合体に結合させた化合物は，ネオカルチノスタチンの分子量と水溶性を高めた高分子化医薬である．

　　D　ドキソルビシンの注射用リポソーム製剤ドキシル®では，リポソームはポリエチレングリコールでコーティングされている．

　　E　ポリエチレングリコールで化学修飾したインターフェロンの注射剤は，主薬の作用時間延長を目的としたものである．

問 3.3　アルプロスタジル注射液（リピッドマイクロスフェア製剤）の特徴に関する記述のうち，正しいのはどれか．2 つ選べ．

(第 102 回薬剤師国家試験より)

　　A　リン脂質の二重膜構造からなる閉鎖小胞で，脂溶性のアルプロスタジルはリン脂質二重膜の疎水部に封入されている．

　　B　植物性油をレシチンで乳化した O/W 型エマルションであり，脂溶性のアルプロスタジルは油滴内に封入されている．

　　C　血中滞留性の向上を目的として，粒子表面がポリエチレングリコールで修飾されている．

　　D　炎症部位へ薬物を能動的に送達するために，粒子表面が炎症細胞を認識する抗体で修飾されてい

る.

E 受動的ターゲティングにより炎症部位へ薬物が送達される.

問 3.4 EPR（Enhanced Permeability and Retention）効果の説明として，正しいのはどれか．1つ選べ.

（第 101 回薬剤師国家試験より）

A 腫瘍組織で活性の高い酵素によって薬物が代謝活性化を受け，腫瘍組織特異的に効果が発現する.

B 腫瘍組織特異的なトランスポーターの利用により，薬物の腫瘍組織への移行性と滞留性が向上する.

C 薬物を含む微粒子がマクロファージに貪食され，薬物が長時間血液中に滞留する.

D アンギオテンシンⅡの併用投与により，腫瘍組織の血管透過性が選択的に上昇し，薬物の移行性が向上する.

E 腫瘍組織では，通常組織と比較して毛細血管の透過性が亢進し，リンパ管が未発達なので，薬物を含む微粒子の腫瘍組織への移行性と滞留性が向上する.

問 3.5 遺伝子医薬品のデリバリーに用いられる主なベクターをあげて，それぞれの長所と短所を説明せよ.

問 3.6 薬物の経皮吸収に関して，正しい記述はどれか．2つ選べ.

A 皮膚の最外層に付属器官というバリヤー層が存在するため，他の粘膜と比較して皮膚からの薬物吸収性はきわめて低い.

B エタノールは，薬物経皮吸収の促進剤として用いられている.

C 皮膚組織には代謝酵素が存在しないため，経皮吸収改善を目的としたプロドラッグ化は有効ではない.

D 皮膚に電位差を与え，極性の高いイオン型薬物の角質層の移行速度を増大させるために開発されたデバイスをイオントフォレシスと呼ぶ.

問 3.7 下記の中でプロドラッグを1つ選べ.

A リシノプリル B バルサルタン C ピタバスタチンカルシウム

D フルルビプロフェン E バカンピシリン塩酸塩

問 3.8 フルオロウラシルのプロドラッグはどれか．2つ選べ.

A テガフール B カペシタビン C エノシタビン

D オキサリプラチン E イリノテカン F ガンシクロビル

問 3.9 エリスロマイシンエチルコハク酸エステルのプロドラッグ化の目的として，正しいのはどれか．1つ選べ.

A 大腸への選択的送達

B 膜透過性の改善による吸収増大

C 初回通過効果の回避

D ウイルス感染細胞における選択的活性化

E 胃内での分解の抑制によるバイオアベイラビリティの向上

F 消化管障害の抑制

問 3.10 消化管障害の軽減を目的としたプロドラッグはどれか．1つ選べ.

A インドメタシン B プレドニゾロンファルネシル酸エステル

C ホスフルコナゾール D アンピロキシカム E アセチルサリチル酸

問 3.11 プロドラッグとプロドラッグ化の目的として正しいものはどれか．2つ選べ.

プロドラッグ	目　的
A. テモカプリル塩酸塩	作用持続化
B. ハロペリドールデカン酸エステル	経皮吸収性の向上
C. オセルタミビルリン酸塩	ウイルス感染細胞における選択的活性化
D. ホスアンプレナビルカルシウム	水溶性の改善
E. ソホスブビル	膜透過性の改善

3.5 プロドラッグ   199

問 3.12 プロドラッグに関する次の記述のうち，正しいものはどれか．1つ選べ．
- A 承認されている ACE 阻害剤は，カプトプリル以外すべてプロドラッグである．
- B スタチンは分子量が大きく，プロドラッグ化による吸収改善効果が望みにくいため，スタチンにはプロドラッグがない．
- C 酸性条件下における溶解性を減少させても胃における分解を抑制できない．
- D 活性代謝物は常に1つである．
- E 標的細胞内で特異的に発現する酵素により活性化されるプロドラッグの例として，アシクロビルがあげられる．

［解答と解説］

3.1 B 正：リポソームは，脂質二重膜からなる閉鎖小胞であり，水溶性および脂溶性いずれの薬物も含有することができる．

3.2 C 正：ネオカルチノスタチンをスチレン―マレイン酸交互共重合体に結合させた化合物は，ネオカルチノスタチンの分子量と脂溶性を高めた高分子化医薬である．

3.3 B，E
  ［解説］A：リポソームの説明である．
         C：PEG 化リポソームの説明である．
         D：正．抗体による修飾は施されていない．

3.4 E
  ［解説］A：ドキソルビシンのターゲティングを目的としたプロドラッグの例である．
         C：貪食されることで血中滞留性は減少する．
         D：昇圧化学療法のことである．

3.5 アデノウイルスベクター：感染効率が高いものの，染色体に取り込まれないため発現が一過的で，毒性および免疫原性が強い．
  プラスミド DNA：製造コストが安く，病原性がない利点があるものの，発現が一過的である．
  カチオニックリポソーム：調製・加工が容易で，細胞毒性が低いが，遺伝子導入および発現効率が低い．

3.6 B，D
  ［解説］A：皮膚の最外層には角質層というバリヤー層が存在するため，他の粘膜と比較して皮膚からの薬物吸収性はきわめて低い．
         C：皮膚組織には代謝酵素が存在するため，経皮吸収改善を目的としたプロドラッグ化は有効である．代表例として，ベタメタゾン吉草酸エステルがあげられる．

3.7 E 正：他の選択肢の薬物は，すべて薬理活性がある．

3.8 A，B
  ［解説］イリノテカン：活性代謝物＝SN-38
         エノシタビン：活性代謝物＝シタラビン
         オキサリプラチン：活性代謝物＝ジアクオダハプラチン
         ガンシクロビル：活性代謝物＝三リン酸化体

3.9 E 正：エリスロマイシン，エリスロマイシンエチルコハク酸エステル，エリスロマイシンステアリン酸塩は水に溶けにくいが，エリスロマイシンは塩基であり，胃内の酸性条件下では溶解しやすく，分解を受けやすい．

3.10 D 正：アンピロキシカムはピロキシカムのプロドラッグで，体内に吸収されるまで活性を持たず，胃局所で高濃度に分布することが避けられる．
  ［解説］インドメタシン：非ステロイド性抗炎症剤で，自身に薬理作用があり，消化管障害が問題．
         プレドニゾロンファルネシル酸エステル：経皮吸収改善を目的としたステロイドのプロドラッグ．

ホスフルコナゾール：水溶性を高めた抗真菌薬のプロドラッグ．

アセチルサリチル酸：非ステロイド性抗炎症剤で，サリチル酸よりは消化管障害が低減されているが，プロドラッグではなく，薬理作用がある．

3.11 D，E

［解説］テモカプリル塩酸塩：吸収改善

ハロペリドールデカン酸エステル：作用持続化

オセルタミビルリン酸塩：吸収改善

3.12 E

［解説］A：リシノプリルもプロドラッグではない．

B：シンバスタチンはプロドラッグである．

C：溶解しなければ，分解を受けにくい．

D：活性代謝物が複数ある薬物も多い．

索　引

欧　文

BCS（Biopharmaceutical Classification System）　81, 159
BET 式　28
caking　43
DDS　159
DLVO 理論　40
EPR（enhanced permeability and retention）効果　174
Fick の第一法則　17
Fick の第二法則　17
Henderson-Hasselbalch の式　21
Higuchi 式　143, 169
Hixson-Crowell の式　20
HLB 基数　32, 33
HLB 値　35
hydrophile-lipophile balance　35
Noyes-Whitney の式　19, 141
o/w 型乳剤　41
Ocusert　167
OROS　144, 170
oxidation　65
P・PK　153
PK-PD　153
Progestasert　168
PTP（press through package）包装　123
SP（strip package）包装　123
Span 系　36
thixotropy　43
TPP　81
TTS　144
Tween 系　36
w/o 型乳剤　41
Washburn の式　31
xenogel　43

あ　行

アシクロビル　191
アスピリン　69
アデノウイルスベクター　182
アデノシンデアミナーゼ　182
アプタマー　182, 184
アムビゾーム　177
アレニウス Arrehenius 式　67

アレニウスプロット　67
アンジオテンシン変換酵素（ACE）阻害剤　192
安息角　5
アンチセンス　182, 184
安定性試験　68, 148
アンテドラッグ　197
アントノフ Antonoff の規則　27
アンピシリン　71

イオン強度　70
イオン形分率　22
イオン性界面活性剤　33
イオントフォレシス　187
異性化　65, 66
遺伝子治療　181
1 次反応　59, 60
胃内浮遊性　166
一般酸塩基触媒反応　69, 70
医薬品の品質保証　58
陰イオン性界面活性剤　33
引力　40

ウイルスベクター　183
ウォッシュバーン Washburn 式　6

エストラジオール　147
エチレン・酢酸ビニル共重合体　144
エルダー Elder の仮説　7
円環法　26
エンドトキシン試験法　133
エンドトキシン　94

押し出し造粒法　114
オセルタミビルリン酸塩　190
温度　66, 71

か　行

会合コロイド　39
外相　41
回転粘度計　50
回転バスケット法　129
界面活性剤　24, 32
界面張力　25, 27
解離平衡　21

化学塞栓療法　176
化学反応速度論　58
可逆反応　63
角質層　185
拡張係数　29
拡張ぬれ　31
撹拌造粒法　114
苛酷試験　148
かさ密度　4
加水分解　61, 65
活性化エネルギー　66, 67
加速試験　68, 148
滑沢剤　109
カードテンションメーター　51
カプセル剤　90
可溶化　37
可溶化作用　35
可溶性塩　23
顆粒剤　91, 119
カールフィッシャー法　133
感圧接着性テープ　144
還元粘度　53
眼軟膏剤の金属性異物試験法　136
乾燥ゲル　43
含量均一性試験　124, 147

擬 1 次反応　61
希釈法　42
気密容器　122
キャッピング　89
キャリアー　172
吸湿性　6
吸収改善　188
吸収促進剤　186
90% 信頼区間法　154
吸着等温式　28
吸入剤　98
　　——の空気力学的粒度測定法　140
　　——の送達量均一性試験法　140
凝固点降下　15
キレート形成　72
擬 0 次反応　60

空隙率　5
クリーミング　42

クリーム剤　103, 121

経口徐放性製剤　163
傾斜式ボールタック試験法　151
経皮吸収型製剤　167
経皮治療システム　144, 168
ケーキング　43
結合剤　108
結晶多形　8, 10, 23, 142
血中薬物濃度 - 時間曲線下面積
　　（AUC）　153
懸濁液　60
懸濁化剤　111
懸濁剤　43
　　──の安定性　43
顕微鏡法　2

コアセルベーション　41, 54
コアセルベート　54
合一　43
光化学分解　65, 66
口腔内崩壊錠　142, 165
高周波電導度　37
合成高分子　58
光線力学療法　162
抗体医薬　173
抗体薬物複合体　180
後発医薬品の生物学的同等性
　　試験ガイドライン　154
高分子　52
高分子化医薬　178
高分子ミセル　178
鉱油試験法　136
コソルベント　24
固体分散体　23
コデイン塩酸塩　69
コーティング　117
コーティング基剤　171
コーティング剤　109
コールターカウンター法　4
コロイド分散系　38, 39
混合　113
混合溶媒　23

さ 行

サーカディアンリズム　165
剤形　80
最高血中薬物濃度　153
最大濃度　64
細網内皮系組織　174
坐剤　101
作用持続化　191
酸化　65, 66

散剤　92
散乱法　4

色素法　42
シクロデキストリン包接化合物　72
実在溶液　13
湿潤　38
湿潤作用　35
湿度　71
質量偏差試験　124, 127, 147
質量モル濃度　12
重合　65, 66
充填性　5
収着 - 脱着等温線測定法　133
受動的ターゲティング　162
準塑性流動　46
準粘性流動　47
消化管粘膜付着性　166
浄化作用　35
蒸気圧降下　14
錠剤　88, 119
錠剤硬度　132
硝酸エステル塩　34
食塩価法（食塩等量法）　94
徐放化製剤の分類　145
消泡作用　35
徐放性製剤　118, 141
シリンダー法　149
シンク条件　20, 141
シングルユニットシステム　144
親水基　32
浸漬ぬれ　31
浸透圧　16, 37, 143
浸透圧測定法　136
浸透圧ポンプ　170
真密度　4
親油基　32

水素イオン指数　68
水分活性測定法　133
水溶性基剤　120
水和物　8, 142
スティッキング　89
ストークス Stokes の式　42
スパンスル　164
スプレッドメーター　51
スペイスタブ型　144
スマンクス　178
スルホン酸塩　34

正吸着　29
製剤化　80
製剤均一性試験　147

製剤均一性試験法　124
製剤設計　141
製剤総則　83
製剤の粒度の試験法　132
生体内分解性高分子　58
静電的反発力　40
生物学的同等性試験　151
生物学的利用率　159
生分解性ポリマー　171
赤外吸収スペクトル法　11
ゼータ電位　40
石けん　33
接触角　6, 30
絶対粘度　45
遷移状態　66
洗浄力　37
先発医薬品　140

相対粘度　45
相転移　9
造粒　114
束一的性質　14
速放性製剤　140
塑性流動（ビンガム流動）　46
粗大分散系　38, 39

た 行

大腸送達性製剤　140
大腸デリバリー　165
ターゲットプロダクトプロファイル
　　（TPP）　81
ターゲティング　161, 172, 173, 191
ダイラタント流動　47
打錠　115
打錠障害　89, 117, 118
タップ密度　4
縦型拡散セル法　149
多分子層吸着　27, 28
弾性　44
タンパク質分解酵素阻害剤　185
単分子層吸着　27, 28

チキソトロピー　43, 47
中間的試験　148
注射剤　93
　　──の採取容量試験法　136
注射用ガラス容器試験法　136
長期保存試験　68, 148
稠度試験法　140
腸溶性　140
腸溶性基剤　171
腸溶性コーティング　186
腸溶性製剤　118, 161, 166

索　　引　　　　203

直打法　88
沈降法　3

ツロブテロール塩酸塩　168

テガフール　192
滴重法　26
デュロテップ MT パッチ　147
デュロテップパッチ　147
展延性試験法　140
点眼剤　99
電気伝導度法　42
電気二重層　40
転相　42
転動造粒法　115
天然高分子　56
貼付剤　104

糖鎖修飾タンパク質薬　180
到達時間　64
等張化剤　111
等張容積法（容積価法）　12, 154
動的光散乱法　4
動粘度　45
当量電導度　37
ドキシル　178
特殊酸塩基触媒　65
特殊酸塩基触媒反応　68
ドラッグデリバリーシステム
　　140, 147

な　行

内相　41
軟膏剤　103, 119
難溶性塩形成　72

ニコチネル TTS　147
2 次反応　59
日米欧三極医薬品規制ハーモナイ
　　ゼーション国際会議　154
ニトロプルシドナトリウム　60
日本薬局方　83
乳化　38
乳化剤　41, 42, 111
乳剤　41
　——の安定性　42
ニュートン流動　46

ぬれ　30
ぬれ性　6

熱分析法　11
粘弾性　48

粘着性　151
粘着力　151
粘着力試験法　138, 151

能動的ターゲティング　162

は　行

バインディング　89
破壊　43
発熱性物質試験法　134
パドルオーバーディスク法　149
パドル法　129
半減期　59, 60, 62
半合成高分子　57
反応次数　59
反応速度　59
反応速度定数　59

非イオン性界面活性剤　24, 34
非ウイルスベクター　183
光　71
光安定性試験　148
非晶質　10, 23
非ステロイド性抗炎症剤　192
非ニュートン流体　46
皮膚に適用する製剤の放出試験
　　137
比表面積法　3
氷点降下法（凝固点降下法）　94
表面張力　24, 25, 27, 30, 37
ピール粘着力試験法　151
ビンガム流動（塑性流動）　46
頻度因子　67

ファーマコキネティクス（PK）
　　153
ファーマコダイナミックス（PD）
　　153
フェンタニル　168
フォークトの 2 要素モデル　48
負吸着　29
複合体　72
複合体形成　72
複合反応　63
副作用の軽減　192
賦形剤　108
付着ぬれ　31
沸点上昇　15
不溶性異物検査法　135
不溶性微粒子試験法　135
プラスチック製医薬品容器試験法
　　137
フランドルテープ　147

ふるい分け法　3
プレフォーミュレーション研究　80
不連続相　41
フロースルーセル法　129
プロドラッグ
　　23, 176, 185, 186, 188
プロドラッグ化　71
プローブタック試験法　151
分解速度 -pH プロファイル　69
分級　113
粉砕　112
破砕造粒法　115
分散　38
分散系　38
分散コロイド　39
分散相　41
分散媒　41
分子形分率　22
分子コロイド　39
分子標的薬　172
分子分散系　38, 39
粉体　1
粉末 X 線回折法　10
噴霧乾燥造粒法　115

平均粒子径　1
平衡反応　63
ペグインターフェロン　180
ベクター　183
ヘタシリン　71
ヘンリーの法則　13

崩壊剤　108
崩壊試験液　129
崩壊試験法　127
放出開始時間制御型製剤　165
放出時間制御型製剤　161
放出制御型製剤　140
包接体形成　72
飽和濃度　61
ホクナリンテープ　147
保存剤　111
ポリエチレングリコール　174, 179

ま　行

マクスウェルの 2 要素モデル　48
膜透過係数　169
膜透過制御（リザーバー）型　142
膜透過速度　18
摩損度試験法　132
マトリクス型　142, 169
マトリクス基剤　171
マルチプルユニットシステム　144

見かけ密度　4
密度　37
密封容器　122
密閉容器　122
ミリステープ　147

無菌化　93
無菌試験法　135
無晶形　142
無水物　23, 142

メカノケミカル効果　112

毛細管上昇法　26
毛細管粘度計　50
モル分率　12

や　行

薬物キャリアー　173, 175
薬物送達システム　159
薬物の安定性　58
薬物放出制御　160
ヤング Young の式　6, 30

有効期間　62

誘電率（溶媒効果）　66, 70
輸液用ゴム栓試験法　137
油脂性基剤　120

陽イオン性界面活性剤　34
溶解速度　19
溶解度　18, 61
溶解補助剤　24, 110
溶出試験　129, 154
容積価法（等張容積法）　95
溶存酸素　71
溶媒効果（誘電率）　66, 70
溶媒和物　8, 10, 142
容量モル濃度　12

ら　行

ライセート試薬　134
ライフサイクルマネジメント　82
ラウールの法則　13
ラミネーション　89
ラングミュア式　28

リザーバー型　169
理想溶液　13
律速段階　65

立方根則　20
リピッドマイクロスフェア　176
リポソーム　176
粒子　1
粒度　1
流動性　5
流動層造粒法　115
粒度測定法　1, 132
リュープリン　167
両性界面活性剤　34
臨界相対湿度　7
臨界ミセル濃度　36
リン酸緩衝液　70
臨床的同等性　151

0 次反応　59
レギュラトリーサイエンス　151
レーザー回折　4
レボドパ　191
連続相　41
連続反応　63, 64

ローリングボールタック試験法
　　151

編著者略歴

寺 田 勝 英（てらだ・かつひで）
1951 年　静岡県に生まれる
1977 年　千葉大学大学院薬学研究科修士課程修了
現　在　高崎健康福祉大学薬学部教授
　　　　東邦大学名誉教授
　　　　薬学博士

内 田 享 弘（うちだ・たかひろ）
1957 年　福岡県に生まれる
1988 年　九州大学大学院薬学専攻後期博士課程修了
現　在　武庫川女子大学薬学部教授
　　　　薬学博士

薬学テキストシリーズ
物理薬剤学・製剤学
定価はカバーに表示

2018 年 4 月 10 日　初版第 1 刷

編著者	寺 田 勝 英	
	内 田 享 弘	
発行者	朝 倉 誠 造	
発行所	株式会社 朝 倉 書 店	

東京都新宿区新小川町 6-29
郵便番号　１６２-８７０７
電　話　03（3260）0141
ＦＡＸ　03（3260）0180
http://www.asakura.co.jp

〈検印省略〉

Ⓒ 2018 〈無断複写・転載を禁ず〉

精文堂印刷・渡辺製本

ISBN 978-4-254-36268-8　C 3347

Printed in Japan

JCOPY　＜（社）出版者著作権管理機構 委託出版物＞

本書の無断複写は著作権法上での例外を除き禁じられています．複写される場合は，
そのつど事前に，（社）出版者著作権管理機構（電話 03-3513-6969，FAX03-3513-
6979，e-mail: info@jcopy.or.jp）の許諾を得てください．

前北里大 山科正平・群馬健科大 高田邦昭責任編集
牛木辰男・臼倉治郎・岡部繁男・高松哲郎・寺川　進・
藤本豊士編

ライフサイエンス 顕微鏡学ハンドブック

31094-8 C3047　　　　B 5 判 344頁 本体14000円

ライフサイエンスの現場では，新しい顕微鏡装置の導入により新しい研究の視点が生まれ，そこからさらにまた大きな学問領域が展開される。本書は，ライフサイエンス領域において活用されている様々な顕微鏡装置，周辺機器，および標本作成技術について，集大成し，近未来的な発展図をも展望する。読者は，生命科学領域の研究機関，食品，医薬品，バイオ関連企業の研究者および大学院生，並びに顕微鏡および関連装置のメーカーにおいて開発に当たる研究者，技術者まで。

日本放射化学会編

放 射 化 学 の 事 典

14098-9 C3543　　　　A 5 判 376頁 本体9200円

放射性元素や核種は我々の身の周りに普遍的に存在するばかりか，近代の科学や技術の進歩と密接に関わる。最近の医療は放射性核種の存在なしには実現しないし，生命科学，地球科学，宇宙科学等の基礎科学にとって放射化学は最も基本的な概念である。本書はキーワード約180項目を1～4頁で解説した読む事典。〔内容〕放射化学の基礎／放射線計測／人工放射性元素／原子核プローブ・ホットアトム化学／分析法／環境放射能／原子力／宇宙・地球化学／他

医学統計学研究センター 丹後俊郎・
元阪大 上坂浩之編

臨床試験ハンドブック
—デザインと統計解析—

32214-9 C3047　　　　A 5 判 772頁 本体26000円

ヒトを対象とした臨床研究としての臨床試験のあり方，生命倫理を十分考慮し，かつ，科学的に妥当なデザインと統計解析の方法論について，現在までに蓄積されてきた研究成果を事例とともに解説。〔内容〕種類／試験実施計画書／無作為割付の方法と数理／目標症例数の設計／登録と割付／被験者の登録／統計解析計画書／無作為化比較試験／典型的な治療・予防領域／臨床薬理試験／グループ逐次デザイン／非劣性・同等性試験／薬効評価／不完全データ解析／メタアナリシス／他

慶大 笠原　忠・慶大 木津純子・慶大 諏訪俊男編

新しい 薬 学 事 典

34029-7 C3547　　　　B 5 判 488頁 本体14000円

基礎薬学，臨床薬学全般，医療現場，医薬品開発など幅広い分野から，薬学生，薬学教育者，薬学研究者をはじめとして，薬の業務に携わるすべての人々のために役立つテーマをわかりやすく解説し，各テーマに関わる用語を豊富に収録したキーワード事典。単なる用語解説にとどまらず，筋道をたてて項目解説を読むことができるよう配慮され，薬学のテーマをその背景から系統的，論理的に理解するために最適。〔内容〕基礎薬学／医療薬学／医薬品開発／薬事法規等／薬学教育と倫理

元阪大 上坂浩之著
医学統計学シリーズ 6
医薬開発のための 臨床試験の計画と解析
12756-0 C3341　　　　A 5 判 276頁 本体4800円

医薬品の開発の実際から倫理，法規制，ガイドラインまで包括的に解説。〔内容〕試験計画／無作為化対照試験／解析計画と結果の報告／用量反応関係／臨床薬理試験／臨床用量の試験デザイン用量反応試験／無作為化並行試験／非劣性試験／他

前明治薬大 緒方宏泰編集
医薬品開発ツールとしての 母集団 PK-PD 解析
—入門からモデリング&シミュレーション—
34026-6 C3047　　　　B 5 判 208頁 本体3800円

母集団PK-PD解析の手引き書。医薬品の薬物動態学，薬力学の解析を混合効果モデルにより行う。最も汎用されているNONMEMを使用し演習課題に取り組みながら，複雑な構造を有する混合効果モデルの概念を把握し，解析できるよう構成。

東京福祉大 澤口彰子他著

人体のしくみとはたらき

33008-3 C3047　　　　B 5 判 164頁 本体2500円

福祉・介護系学生のための解剖生理テキスト。わかりやすい図に基づく丁寧な解説で，人体の機能を理解する。〔内容〕人体の機能／骨格系／筋系／消化器系／呼吸器系／生殖系／内分泌系／神経系／小児のからだ／生体の恒常性／他

杉崎紀子著　神﨑 史絵

か ら だ の し く み
—ナースの視点—

33009-0 C3047　　　　A 5 判 184頁 本体2200円

看護師を目指して学ぶ人のために，苦手とされやすい解剖生理，生化学を基本に身体のしくみとその変化について，わかりやすく解説。各テーマは，二色刷りのイラストとともに見開き2ページでまとめて理解しやすい構成とした。電子版あり

前日赤看護大 山崎　昶著
やさしい化学30講シリーズ1
溶 液 と 濃 度 30 講
14671-4　C3343　　　　A5判 176頁 本体2600円

化学，生命系学科において，今までわかりにくかったことが，本シリーズで納得・理解できる。〔内容〕溶液とは濃度とは／いろいろな濃度表現／モル，当量とは／溶液の調整／水素イオン濃度，pH／酸とアルカリ／Tea Time／他

前日赤看護大 山崎　昶著
やさしい化学30講シリーズ2
酸 化 と 還 元 30 講
14672-1　C3343　　　　A5判 164頁 本体2600円

大学でつまずきやすい化学の基礎をやさしく解説。各講末には楽しいコラムも掲載。〔内容〕「酸化」「還元」とは何か／電子のやりとり／酸化還元滴定／身近な酸化剤・還元剤／工業・化学・生命分野における酸化・還元反応／Tea Time／他

前日赤看護大 山崎　昶著
やさしい化学30講シリーズ3
酸 と 塩 基 30 講
14673-8　C3343　　　　A5判 152頁 本体2500円

大学でつまずきやすい化学の基礎をやさしく解説。各講末にはコラムも掲載。〔内容〕酸素・水素の発見／酸性食品とアルカリ性食品／アレニウスの酸と塩基の定義／ブレンステッド-ローリーの酸と塩基／ハメットの酸度関数／Tea Time／他

前日赤看護大 山崎　昶著
やさしい化学30講シリーズ4
赤 外 分 光 30 講
14674-5　C3343　　　　A5判 144頁 本体2500円

大学でつまずきやすい化学の基礎をやさしく解説。各講末には楽しいコラムも掲載。〔内容〕赤外線の分類／スペクトルの単位／赤外線分光・測定用の装置とガイド／ランベルト・ベールの法則／医学への利用／テラヘルツ分光学／黒体輻射／他

前お茶の水大 宮本惠子著
やさしい化学30講シリーズ5
化 学 英 語 30 講
――リーディング・文法・リスニング――
14675-2　C3343　　　　A5判 184頁 本体2400円

化学英語恐るるに足らず。演習を解きながら楽しく化学英語を学ぶ。化学英語特有の文法も解説。〔内容〕リーディング：語彙，レベル別英文読解，リスニング：発音，リピーティングとシャドーイングほか，文法：文型，冠詞，複合名詞ほか

浜松医大 渡邊泰秀・千葉大 安西尚彦・山形大 櫻田　香編
コメディカル
のための # 薬 理 学
（第3版）
33010-6　C3047　　　　B5判 260頁 本体3700円

薬剤師や看護師をめざす学生向けのテキスト。図表・イラストを多用して，初学者にもわかりやすい2色刷レイアウトで構成。演習問題と解説を充実させ，さらにエイジング，漢方薬，毒物，医薬品開発など最新の動向を盛り込んだ全面改訂版。

日本毒性学会教育委員会編
ト キ シ コ ロ ジ ー （第3版）
34031-0　C3077　　　　B5判 404頁 本体10000円

トキシコロジスト認定試験出題基準に準拠した標準テキスト。2009年版から全体的に刷新し，最新の知見を掲載。〔内容〕毒性学とは／毒性発現機序／化学物質の有害作用／毒性試験法／環境毒性／毒性オミクス／リスクマネージメント／他

秋山一男・大田　健・近藤直実編
メディカルスタッフ
から教職員まで # アレルギーのはなし
――予防・治療・自己管理――
30114-4　C3047　　　　A5判 168頁 本体2800円

患者からの質問・相談に日常的に対応する看護師・薬剤師，自治体相談窓口担当者，教職員や栄養士などに向けてアレルギー疾患を解説。アレルギーの仕組みと免疫／患者の訴えと診断方法／自己管理と病診連携／小児疾患と成人疾患

聖マリアンナ医大 中島秀喜著
感 染 症 の は な し
――新興・再興感染症と闘う――
30110-6　C3047　　　　A5判 200頁 本体2800円

エボラ出血熱やマールブルク熱などの新興・再興感染症から，エイズ，新型インフルエンザ，プリオン病，バイオテロまで，その原因ウイルスの発見の歴史から，症状・治療・予防まで，社会との関わりを密接に交えながら解説する。

カビ相談センター監修　カビ相談センター 髙鳥浩介・
大阪府公衆衛生研 久米田裕子編
カ ビ の は な し
――ミクロな隣人のサイエンス――
64042-7　C3077　　　　A5判 164頁 本体2800円

生活環境（衣食住）におけるカビの環境被害・健康被害等について，正確な知識を得られるよう平易に解説した，第一人者による初のカビの専門書。〔内容〕食・住・衣のカビ／被害（もの・環境・健康への害）／防ぐ／有用なカビ／共生／コラム

法政大 島野智之・北海道教育大 髙久　元編
ダ ニ の は な し
――人間との関わり――
64043-4　C3077　　　　A5判 192頁 本体3000円

人間生活の周辺に常にいるにもかかわらず，多くの人が正しい知識を持たないままに暮らしているダニ。本書はダニにかかわる多方面の専門家が，正しい情報や知識をわかりやすく，かつある程度網羅的に解説したダニの入門書である。

前富山大 上村　清編
蚊 の は な し
――病気との関わり――
64046-5　C3077　　　　A5判 160頁 本体2800円

古来から痒みで人間を悩ませ，時には恐ろしい病気を媒介することもある蚊。本書ではその蚊について，専門家が多方面から解説する。〔内容〕蚊とは／蚊の生態／身近にいる蚊の見分け方／病気をうつす蚊／蚊の防ぎ方／退治法／調査法／他

帝京大 中込和哉・摂南大 秋澤俊史編著 薬学テキストシリーズ **分 析 化 学 Ⅰ**（第2版） ―定量分析編― 36276-3　C3347　　　　Ｂ５判 152頁 本体4500円	定量分析を中心に，学部生のためにわかりやすく丁寧に解説した教科書。モデルコアカリキュラム準拠。〔内容〕分析の基礎：器具，データ処理，バリデーション／化学平衡／化学物質の定性分析・定量分析：定量分析，純度試験と重量分析
帝京大 中込和哉・摂南大 秋澤俊史編著 薬学テキストシリーズ **分 析 化 学 Ⅱ**（第2版） ―機器分析編― 36277-0　C3347　　　　Ｂ５判 224頁 本体4800円	機器分析を中心に，学部学生のためにわかりやすく丁寧に解説した教科書。モデルコアカリキュラム準拠。〔内容〕分光分析／NMRスペクトル測定／質量分析／X線分析／熱分析／クロマトグラフィー／臨床分析／免疫化学的測定法／他
長崎大 西田孝洋編著 薬学テキストシリーズ **生 物 薬 剤 学** 36267-1　C3347　　　　Ｂ５判 244頁 本体5200円	薬学教育モデルコアカリキュラムE4（薬の生体内運命）に準拠。図表と演習問題を盛り込み薬物動態分野のポイントを解説。〔内容〕生体膜透過／吸収／分布／代謝／排泄／薬物速度論／TDMと投与設計／薬物相互作用／薬物動態の変動要因
元名市大 渡辺 稔編著 薬学テキストシリーズ **薬 理 学** ―基礎から薬物治療学へ― 36261-9　C3347　　　　Ｂ５判 392頁 本体6800円	基本から簡潔にわかりやすく，コアカリにも対応させて解説。〔内容〕局所麻酔薬／末梢性筋弛緩薬／抗アレルギー薬／抗炎症薬／免疫抑制薬／神経系作用薬／循環器系作用薬／呼吸器系作用薬／血液関連疾患治療薬／消化器系作用薬／他
小佐野博史　山田安彦・青山隆夫編著 薬学テキストシリーズ **薬 物 治 療 学** 36264-0　C3347　　　　Ｂ５判 424頁 本体6800円	薬物治療を適正な医療への処方意図の解釈と位置づけ，実際的な理解を得られるよう解説した。各疾患ごとにその概略をまとめ，治療の目標，薬物治療の位置づけ，治療薬一般，おもな処方例，典型的な症例についてわかりやすく解説した。
小島周二・大久保恭仁編著 薬学テキストシリーズ **放射化学・放射性医薬品学** 36265-7　C3347　　　　Ｂ５判 264頁 本体4800円	コアカリに対応し基本事項を分かり易く解説した薬学部学生向けの教科書。〔内容〕原子核と放射能／放射線／放射性同位体元素の利用／放射性医薬品／インビボ放射性医薬品／インビトロ放射性医薬品／放射性医薬品の開発／放射線安全管理／他
望月眞弓・山田 浩編著 薬学テキストシリーズ **医薬品情報学 ―ワークブック―** 36266-4　C3347　　　　Ｂ５判 232頁 本体4500円	薬学系学生だけでなく，医薬品情報を実際に業務として扱っている病院や薬局薬剤師，製薬企業担当者の方々にも有用となるよう，ワークブック形式で実践的に編集。基本編と実践編に分け，例題と解答，事例提示による演習を取り入れて解説。
中村 洋編著　久保博昭・森 久和・大和 進・ 荒川秀俊・吉村吉博・黒澤隆夫・本間 浩他著 **生命科学における 分 析 化 学** 34021-1　C3047　　　　Ｂ５判 368頁 本体6400円	ほとんどの分析法を網羅し，モデル・コアカリキュラムにも対応した教科書。〔内容〕薬毒物分析法／プロテオーム解析法／物理的診断法／蛍光X線分析法／生物学的分析法／電気泳動法／熱分析法／原子スペクトル分析法／他
林 秀徳・渡辺泰裕編著　渡辺隆史・横田千津子・ 厚味厳一・小佐野博史・荻原政彦・江川祥子著 **薬学で学ぶ 病態生化学**（第2版） 34020-4　C3047　　　　Ｂ５判 280頁 本体5000円	コアカリに対応し基本事項を分かりやすく解説した薬学部学生向けの教科書。好評の前書をバイタルサインや臨床検査値などを充実させて改訂〔内容〕Ⅰ編 バイタルサイン・症候と代表疾患／Ⅱ編 臓器関連および代謝疾患の生化学と機能検査
石井秀美・杉浦隆之編著　山下 純・矢ノ下良平・ 緒方正裕・小椋康光・越智崇文・手塚雅勝著 **衛 生 薬 学**（第3版） 34030-3　C3047　　　　Ｂ５判 504頁 本体7000円	好評の教科書を改訂。法律の改正に対応し，最新の知見・データを盛り込む。モデル・コアカリキュラムに準拠し丁寧に解説。〔内容〕栄養素と健康／食品衛生／社会・集団と健康／疾病の予防／化学物質の生体への影響／生活環境と健康
小池勝夫・荻原政彦編著　谷 覚・阿部和穂・ 田中 光・伊藤芳久・大幡久之・平藤雅彦他著 **薬 理 学** 34018-1　C3047　　　　Ｂ５判 328頁 本体5200円	モデル・コアカリキュラムに対応し，やさしく，わかりやすく解説した教科書。〔内容〕自律神経系，中枢神経系，循環系，呼吸器系，消化器系，腎・泌尿器，子宮，血液・造血器官，皮膚，眼に作用する薬物／感染症，悪性腫瘍に用いる薬物／他
田沼靖一・林 秀徳・本島清人編著　安西偕二郎・ 伊藤文昭・板部洋之・豊田裕夫・大山邦男他著 **生 化 学** 34017-4　C3047　　　　Ｂ５判 272頁 本体5800円	薬学系1～2年生のために，薬学会で作成された薬学教育モデル・コアカリキュラムにも配慮してやさしく，わかりやすく解説した教科書。〔内容〕生体を構成する物質／酵素／代謝／細胞の組成と構造／遺伝情報／情報伝達系

上記価格（税別）は 2018 年 3 月現在